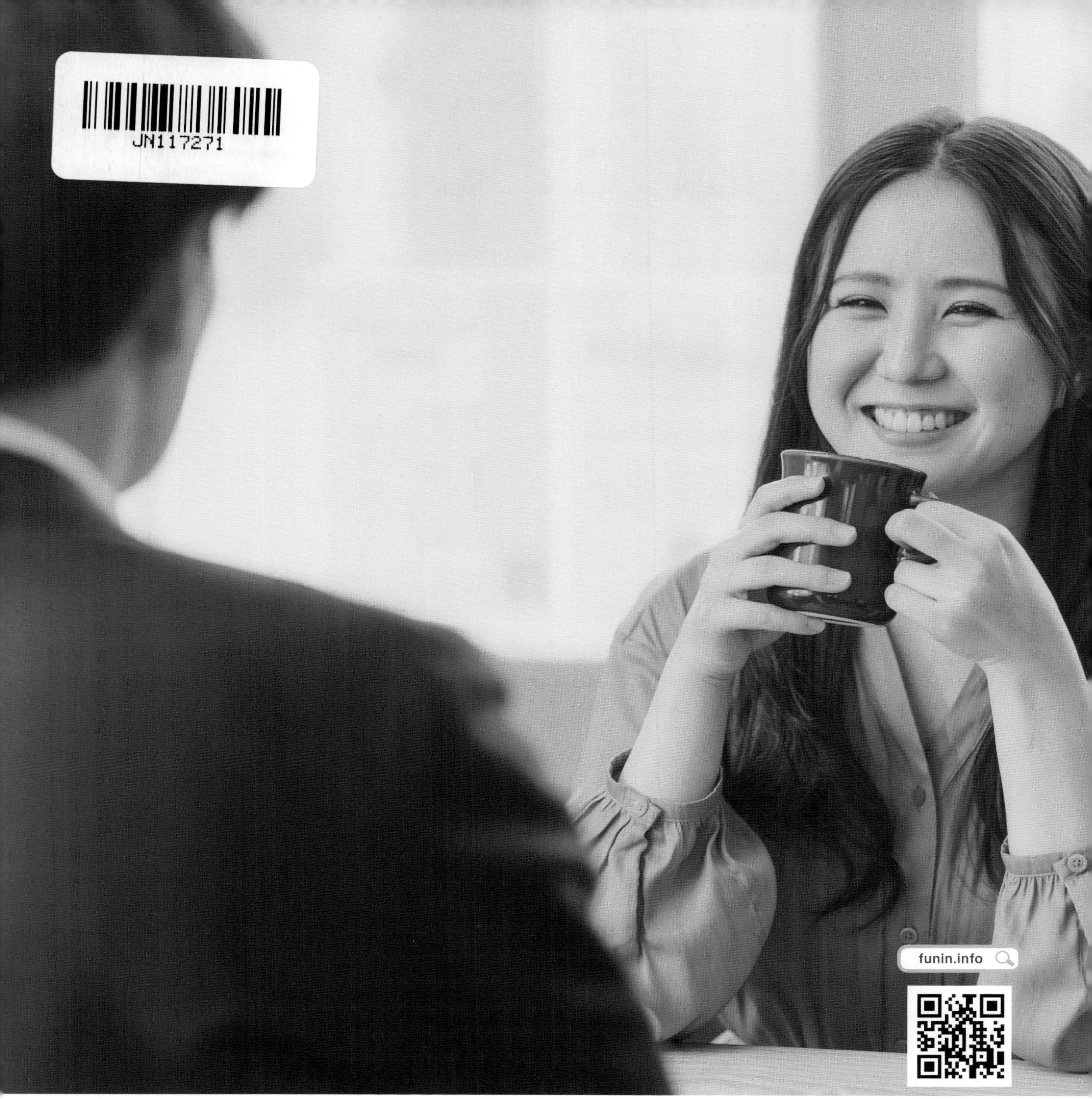

i-wish ママになりたい

パパ＆ママになりたい！そう願うご夫婦のために、私たちは不妊治療から妊娠、出産に関する情報を提供しています。

不妊治療を行う医療者と治療を受けるご夫婦の架け橋となるよう「i-wish ママになりたい」とポータルサイト・不妊治療情報センター・funin.info(www.funin.info) で、不妊に関すること、治療に関すること、病院に関することなど、さまざまな情報を提供し、また全国の ART 施設も一覧紹介しています。

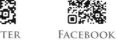

TWITTER　FACEBOOK　LINE

Twitter や Facebook、LINE からも情報発信しています。
ぜひ、お友達登録してくださいね。

vol.65 i-wish... ママになりたい

卵のこと・胚のこと・着床のこと

目次

企画・編集/不妊治療情報センター funin.info (CION corporation) スタッフ/谷高哲也、松島美紀、織原靖子、土屋恵子、飯田早恵、織戸康雄 他 イラスト/植木美江

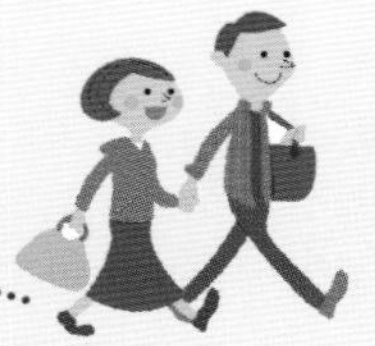

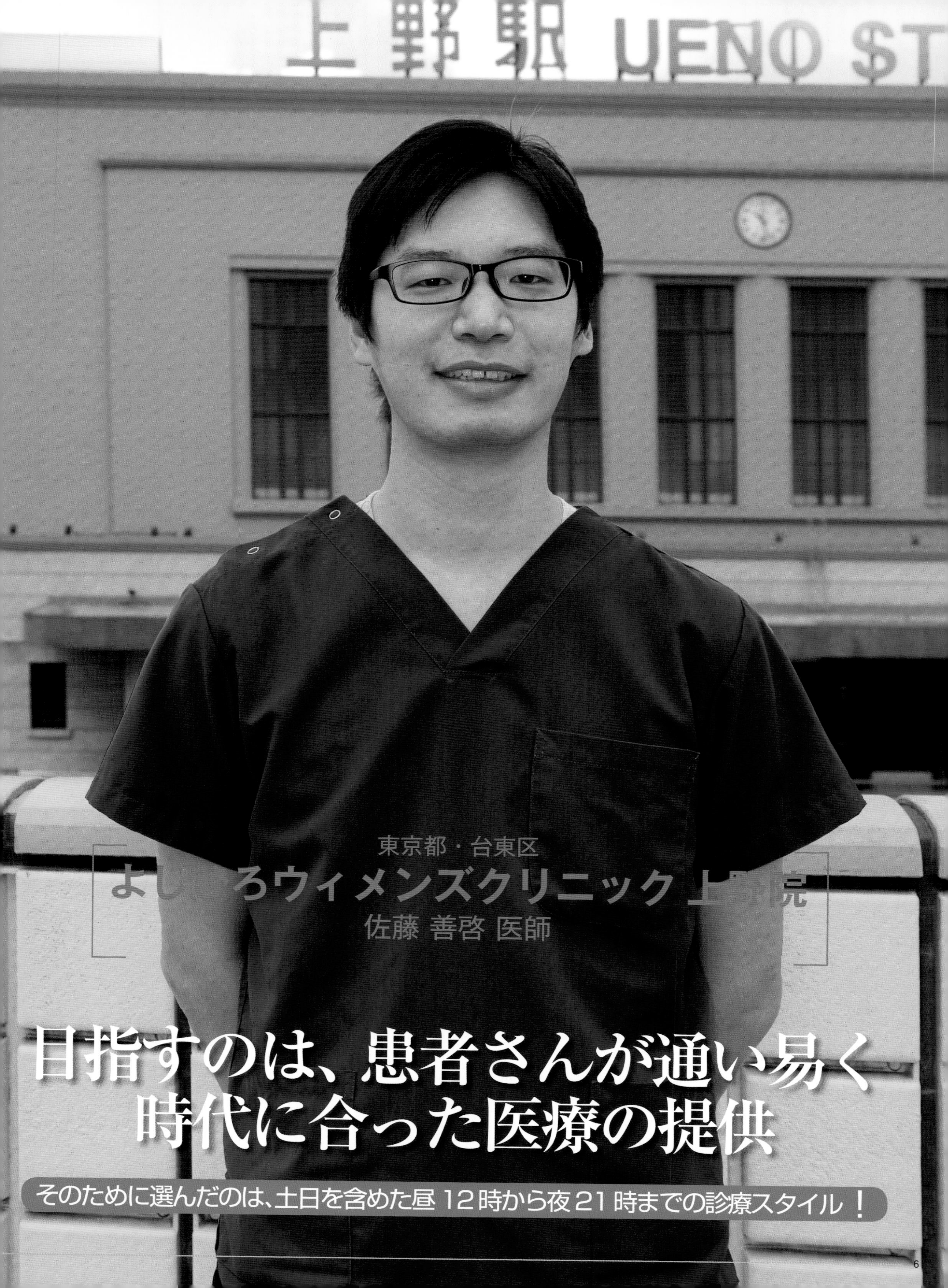

東京都・台東区

よしこころウィメンズクリニック 上野院

佐藤 善啓 医師

目指すのは、患者さんが通い易く時代に合った医療の提供

そのために選んだのは、土日を含めた昼 12 時から夜 21 時までの診療スタイル！

上野は、日本でも有数のターミナルステーション。芸術や文化に触れることができ、公園で憩い、アメ横で買物ができる多くの人々が集う楽しい街です。

　この街に開院して3年目を迎え、進展を見せているのが「よしひろウィメンズクリニック上野院」です。一体、先生はどのような人なのでしょう？

自らの辛い経験が明日への躍動に！

私が研修医として働き始め、一年が過ぎた頃、私は最愛の妻との間に命を授かりました。とても若いときのことで、驚いたことに一卵性双胎の女の子でした。

　妻は妊娠の初期から不安定な状態で入退院を繰り返していましたが、ある日、妊娠20週でお腹の違和感を感じて受診すると、流産の危機が迫っていること、そして日本の医療では救命対象になる週数が妊娠22週からで、それ以前に産まれてしまったら救命対象にはならないことや妊娠22週をギリギリ超えて生まれても救命が困難で、尚且つ救命できたとしても重い後遺症が残ると伝えられました。

　妻の場合、今にも出産になりそうな状況で、妊娠22週を超えてもとても厳しい現実が待っていることや、年齢的にはまだ若く次の妊娠を望める可能性が高いこと、母体も限界に近づいていること、そして生まれてきたとしても重い後遺症が残る確率が高いことなどから、医師に中絶を勧められました。

妻が選んだ道とさらなる経験

しかし、妻は授かった命を中絶という形で終える事を一切考えず、二人に会えること、二人を守ることを望み、妊娠22週まで踏ん張り、新しい命を慈しみました。

　そして、長女、次女ともに500gにも満たない小さな体で生まれてきましたが、長女は生後3日、次女はあともう少しで抱けるでしょうと言われた生後3カ月になろうとする時に急変して亡くなりました。

　愛する我が子が先に逝ってしまう事はとても悲しく、悔しいことですが、私と妻は二人の娘が私たちのもとに生まれてきてくれたこと、短い間でもお父さんとお母さんになれた時間を宝物と思い、娘たちに感謝しています。

　また、私は自分の命よりも、娘たちを守ろうとした妻を誇りに思っています。その後、月日が経ち、次の妊娠を望むも、なかなか妊娠に至らず、妊娠しても流産という経験をしました。

　妻にとっては、実母の病死に重なっての双子の出産、死別と、癒えない気持ちに、なかなか妊娠しない、流産になるというさらに辛い思いがこみ上げるばかりでした。

　私は、何とかしたいとすがる思いから、不育症の第一人者である杉ウィメンズクリニックの杉俊隆院長（慶應義塾大学の先輩でもある）と出会い、通っていた東大病院の産婦人科の先生やスタッフの方々にもお世話になって、妻は無事に三女を出産しました。

　そうした経緯から、不育症では杉ウィメンズクリニック、杉院長の下で研究をし、生殖医療では、池袋えざきレディースクリニックの江崎院長の下で、診療経験を積み、3年前に開院しました。

　今は、診療に経験値をプラスしています。

診療開始は昼から。夜は21時まで診療します。

現在、不妊治療をされている多くの方は、働きながら治療をされています。きっと仕事と通院の両立は大変だと思います。なかには妻と同じように、不育症の方もいることでしょう。

　私たちは、「患者さんに寄り添って治療するために、土日を含め、遅くまで診療をしよう。そして、不育症では、専門施設との連携をさらに深め、今まで成し得なかった体制での医療を提供しよう。それが、私たち夫婦の恩返しにもなる」と考えています。

　ですから働く女性も都合よく通院できるよう、診療は昼の12時から夜の21時まで行い、待ち時間も少なくなるよう体制を整え、場所も交通アクセスのよい人が集う街、上野での診療をこれからも充実させていきたいと思っています。

　職場の環境により、なかには仕事を退職されて治療に専念されたり、治療をしていること自体を周りに知られたくない方もいます。

　仕事もあきらめず、お子さんもあきらめない環境を、まず私たちが提供出来れば本望です。

　上野駅から数分のクリニック。私たちは、一人でも多くの患者様が、笑顔で出産までを迎えられるよう、頑張って診療に励んでいます。

Dr.Satoh Yoshihiro profile

よしひろウィメンズクリニック上野院
佐藤 善啓 院長

● 略歴
慶應義塾大学医学部卒業
初期臨床研修終了後、慶應義塾大学関連病院 永寿総合病院勤務
不育症の権威である杉俊隆先生に師事（杉ウイメンズクリニック不育症研究所に研究員として勤務）
杉ウイメンズクリニック不育症研究所が国立研究開発法人日本医療研究開発機構(AMED)成育疾患克服等次世代育成基盤研究事業「不育症の原因解明、予防治療に関する研究」に参加
池袋えざきレディースクリニック勤務
カナダトロントで開催された第61回国際血栓止血学会にて発表
第34回日本受精着床学会総会・学術講演会ワークショップに選出
第63回日本生殖医学会学術講演会・総会シンポジストに選出
よしひろウィメンズクリニック開業

● 資格
日本産科婦人科学会認定産婦人科専門医

● 所属学会
日本産科婦人科学会
日本生殖医学会
日本生殖免疫学会
日本受精着床学会

i-wish... ママになりたい

vol.65 特集

卵のこと・胚のこと・着床のこと

卵子は胚になり、着床して、やがて赤ちゃんが生まれる

赤ちゃんを授かりたいと願うふたりの前には、出産へと続く1本の道があります。その道のりには、卵と胚と着床もあります。

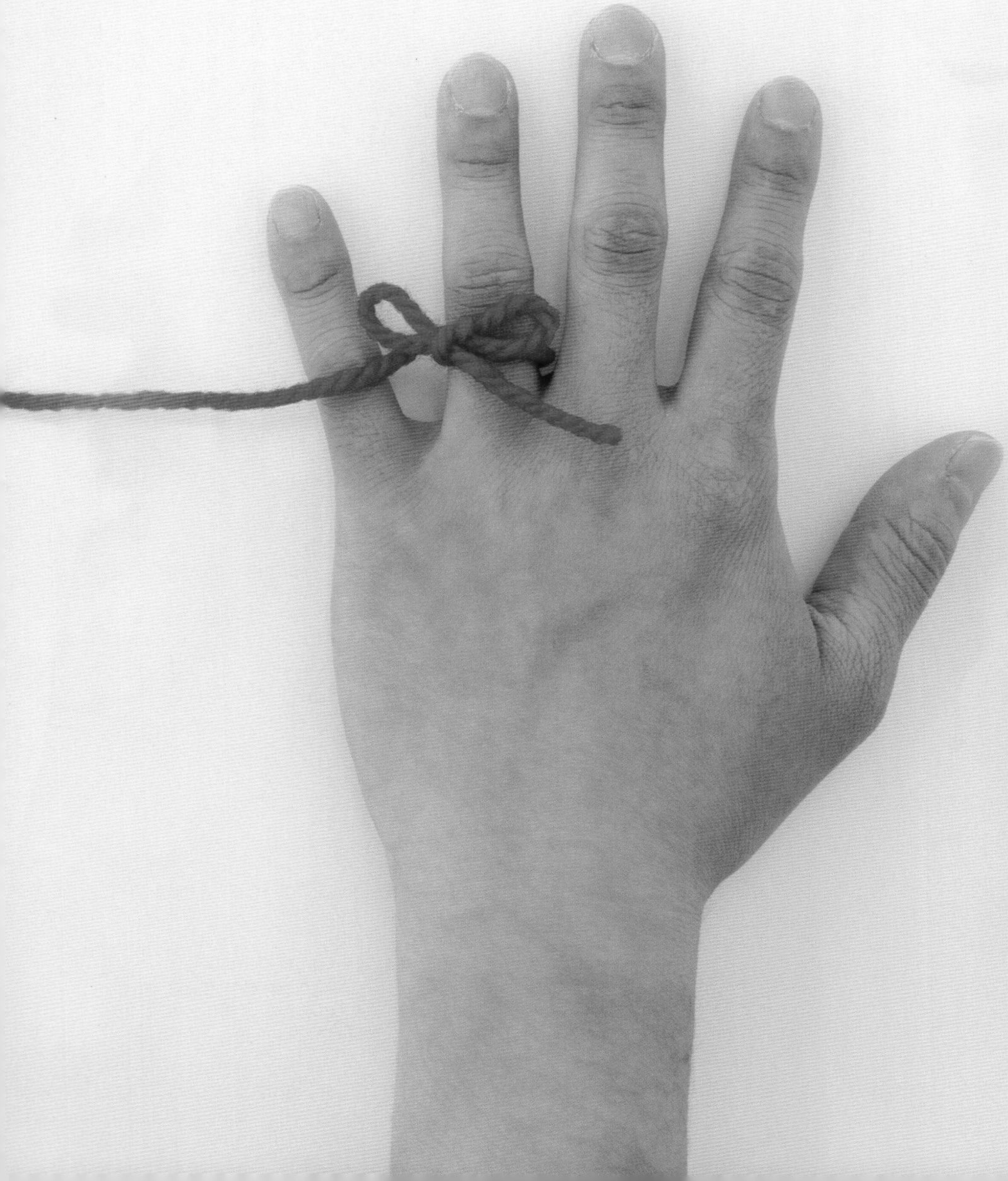

成熟した卵子が排卵され
胚が発育し
子宮へ着床する

「それぞれが順調で、何の問題もなく進んで行く」
と思って歩いていた道でも、不妊治療をしている
と、実はとても複雑で、難しいことだと気づかさ
れるかもしれません。

成熟した卵子が排卵され
胚が発育し
子宮へ胚が着床する
それがどのように複雑で、どのように難しいのか。
また、それをどのように医療が助けてくれるのか
を知って進んでいきましょう。

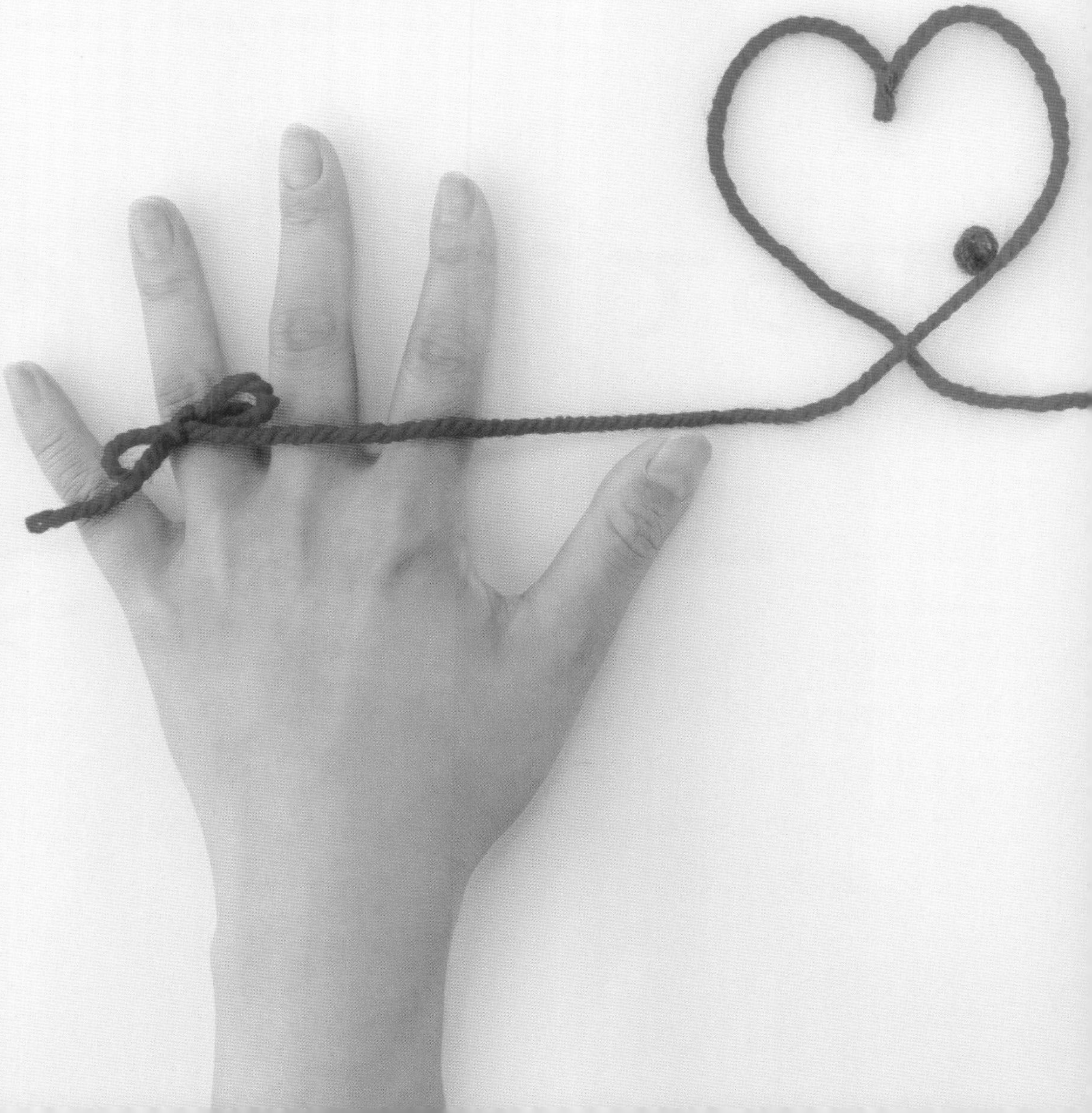

卵って？

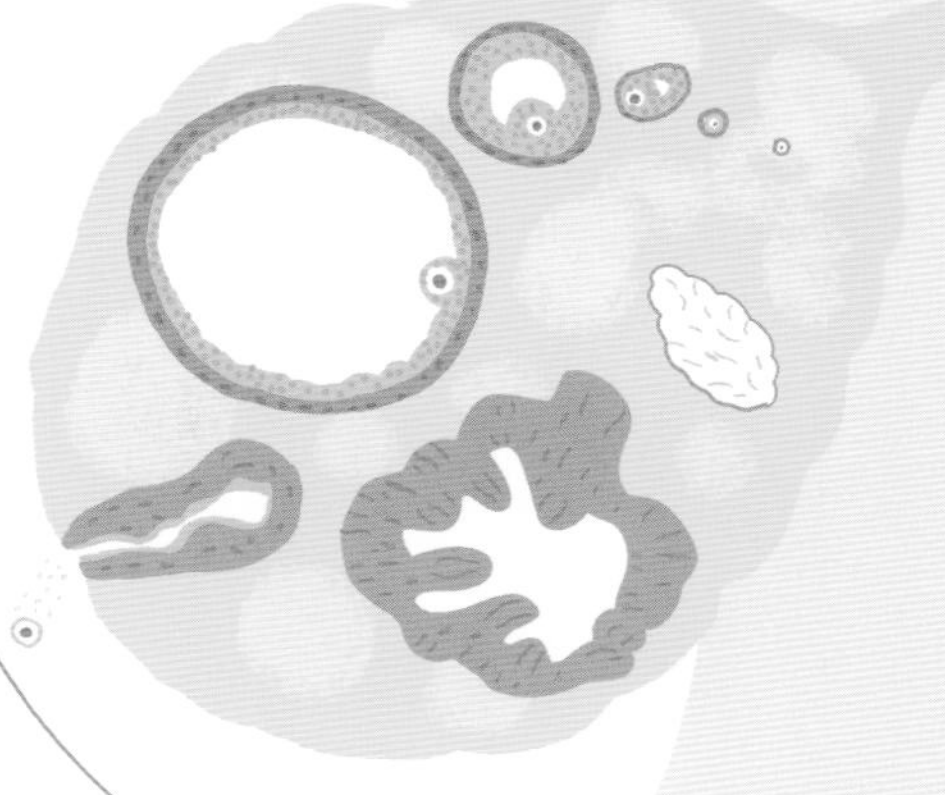

「たまご」と読みたくなりますが、「らん」と読みましょう。

卵巣にある卵胞のことを「卵」、排卵後は「卵子」と分けて呼ぶこともありますが、どちらも「卵」と呼ぶこともあります。

卵の特徴は、

① 胎児期につくられ、年齢を重ねる

② 数に限りがある

③ 月経のあるなしに関わらず自然に減少する

などがあげられます。

卵があること、またその質がいいことが妊娠を大きく左右します。

ここでは、卵の発育と成熟卵子、そして排卵誘発などについてお話します。

胚って？

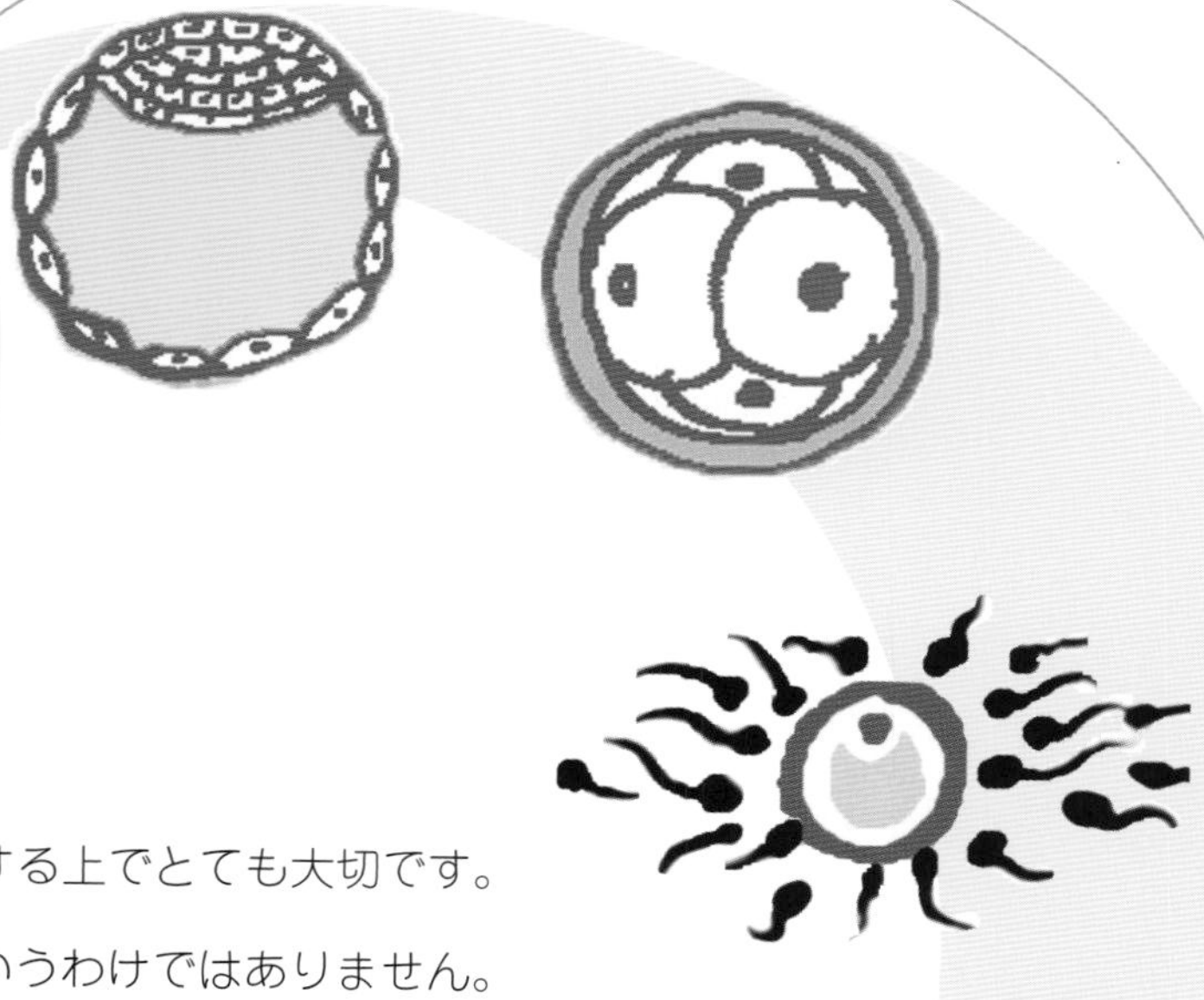

胚は、卵子と精子が出会い、受精をした細胞のことで、受精卵と呼ぶこともあります。

胚は、ふたりの遺伝子を受け継ぐ大事な細胞です。

受精から胚がどのように発育していくか、また、発育する過程で何が起こるかを知ることは、妊活をする上でとても大切です。

でも、受精すれば、すべての胚が順調に発育するというわけではありません。

そこに何が起こるのか、また、質のいい胚とは何かも知っておきましょう。

ここでは、受精のようすや胚の発育、また、体外受精にかかわる胚培養などについてお話します。

着床って？

着床は、胚が子宮にくっつき子宮内膜へ潜り込み、胎盤を形成していくことをいいます。なかには、「着床」と「妊娠」を同じことと思っている人もいるかもしれませんが、着床と妊娠には違いがあります。実は、この違いが妊娠の難しさを理解するために重要になってきます。そして、もう１つ、「生化学妊娠」と「臨床的妊娠」を知ることも大事な鍵となります。

ここでは、着床のようすと妊娠成立、また妊娠が成立しない理由などをお伝えするとともに、体外受精にかかわる胚移植や着床に関する検査などをお話します。

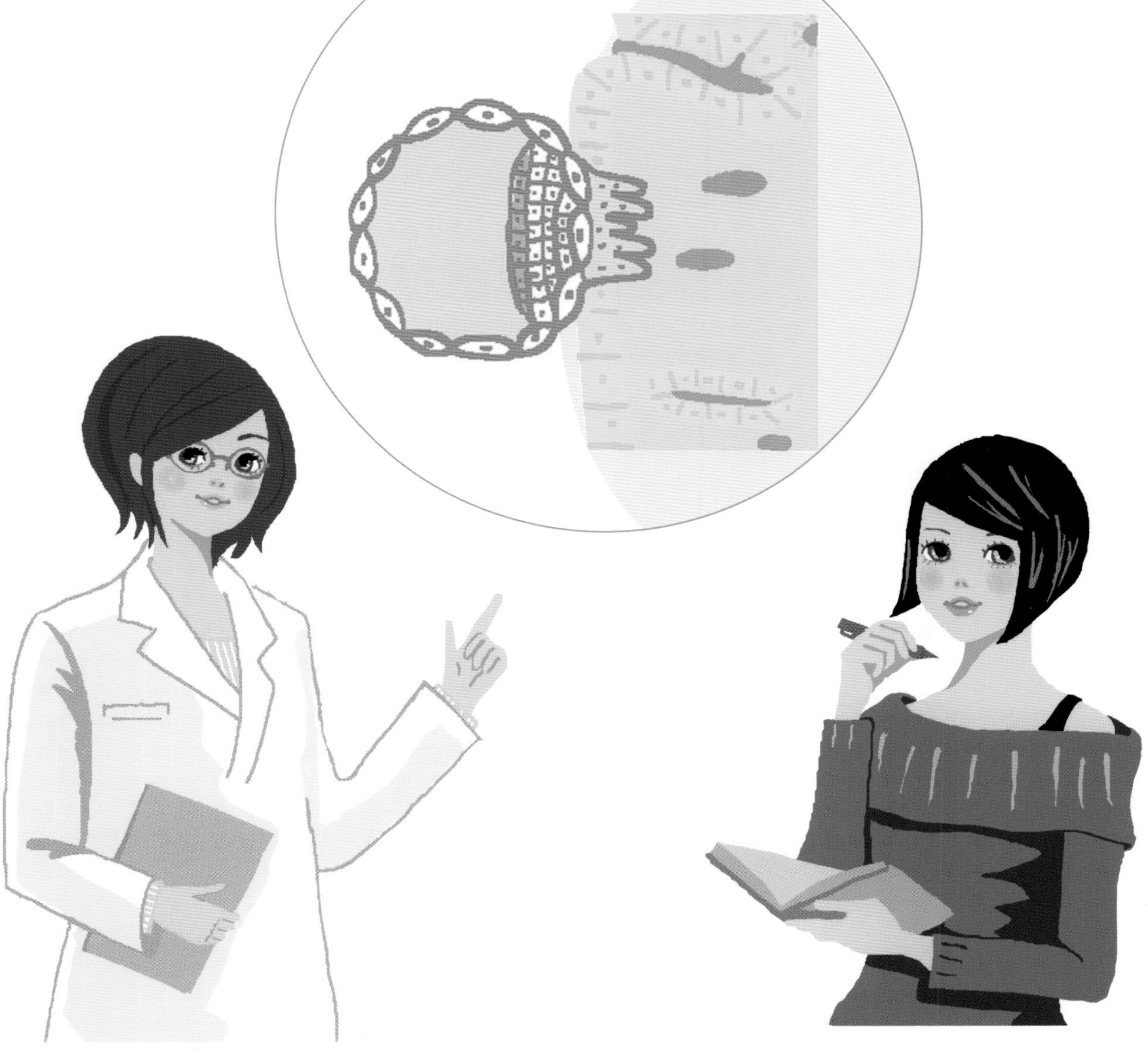

月経があれば排卵もあるんでしょ？

月経と排卵の関係

月経と排卵は、密接な関係にあります。基本的には、排卵があれば月経が訪れ、排卵が順調にあれば月経も順調に訪れます。その逆に、排卵がなければ月経は訪れません。排卵があったのに、月経がいつまで経っても訪れなければ、妊娠しているのかもしれません。

なかには排卵がなくても月経が訪れる周期もありますが、月経が停止し、これが続けば無排卵周期症として、治療が必要になります。この原因には、視床下部の問題、下垂体の問題、または卵巣の問題が考えられ、過度なストレスや行き過ぎたダイエットが引き金になることもあります。

月経のしくみ

月経周期は、25～38日の範囲であれば毎周期同じ日数でなくても問題はありません。

月経は、ホルモンが正常に分泌され、それに対して卵巣や卵胞、子宮が正常に反応して、働くことで起こり、ホルモン分泌の様子から、卵胞期、排卵期、黄体期、月経期の4つの時期にわけることができます。

① 卵胞期

● 卵巣で卵胞が成長する時期

月経周期のスタート時には、排卵周期に入った卵胞が、卵胞刺激ホルモン（FSH）によって成長を始めます。これらの卵胞の中から一番大きく、ホルモンに対して反応のよかった1つが発育を続け、ほかは退縮していきます。卵胞の発育に従って、卵巣は卵胞ホルモン（エストロゲン）を分泌し、これが子宮内膜を増殖させ、厚くさせていきます。

② 排卵期

● 卵子が排卵される時期

卵胞が十分に成長し、エストロゲン量が十分になると、卵巣は視床下部にそのことを知らせます（フィードバッ

排卵までのホルモン分泌の様子

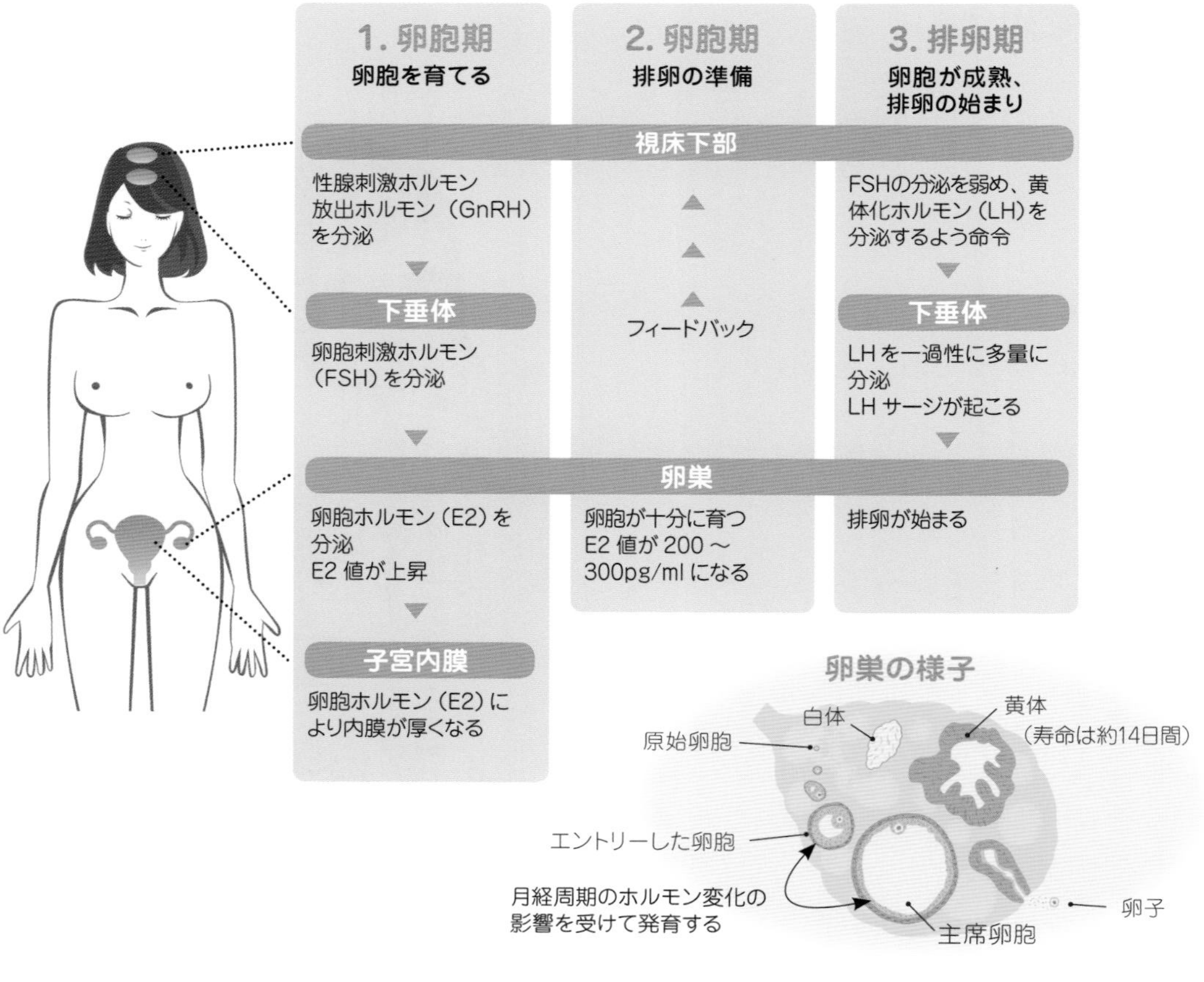

ク）。視床下部は、これを受けて下垂体にＦＳＨの分泌を減少させ、ＬＨを大量に分泌するよう命令します（ＬＨサージ）。このＬＨサージによって卵胞は成熟し、卵子が排卵するきっかけ（トリガー）になります。

③黄体期

●卵胞が黄体化し、子宮内膜をフカフカにする時期

卵巣に残った卵胞は、黄体へと変化して黄体ホルモン（プロゲステロン）を分泌するようになります。

エストロゲンによって厚くなった子宮内膜は、プロゲステロンにより着床しやすいよう環境が整えられていきます。プロゲステロンには、体温を上昇させる作用があるため、基礎体温は高温相になります。

④月経期

●子宮内膜が剥がれ体外に排出される時期

着床が成立した場合、黄体は妊娠黄体となり、ますます盛んにプロゲステロンを分泌し、胎盤がつくられるようになるまでの間、妊娠を継続させるために働きます。

そのため、妊娠後もしばらくは高温相が続きます。

しかし、着床しなかった場合は、黄体は約２週間でその役目を終え、プロゲステロンの分泌が止まります。プロゲステロンによって支えられていた子宮内膜は剥がれ、血液とともに体外に排出されます。これが月経です。そして、出血とともに新しい月経周期が始まります。

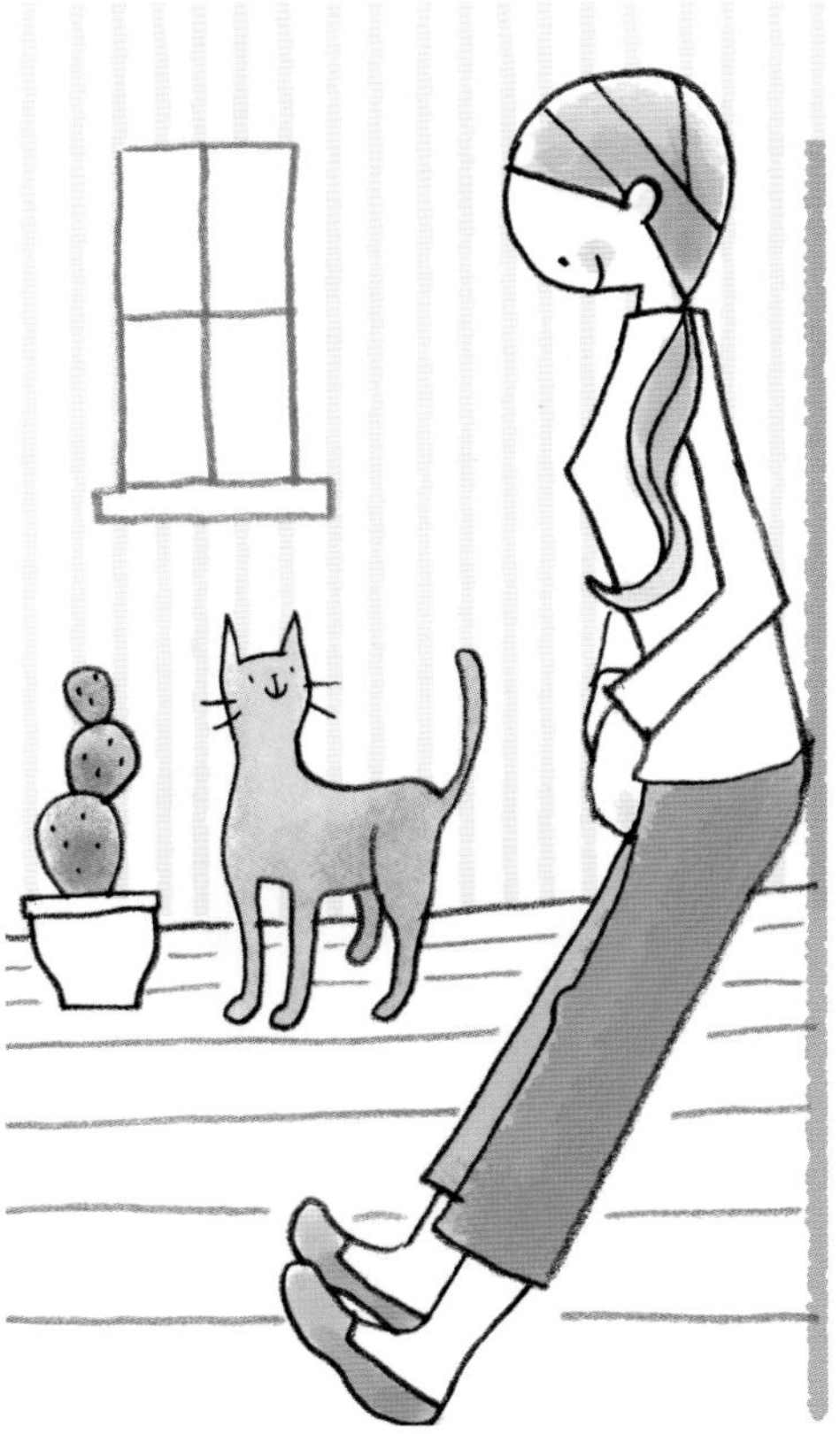

無排卵周期症の症状と原因

排卵は伴っていないが、月経のような出血がみられる

症状

月経は不順で、月経周期が 25 日よりも短かったり、逆に 40 日以上と長かったりする。

また、なかには月経の出血期間が８日以上と長く続く場合もある。

18 歳を過ぎても月経が起こらない場合を原発性無月経。これまで月経があったのに３カ月以上月経がみられない場合を続発性無月経という。

原因

● 視床下部の問題

視床下部の働きがない、または弱く、下垂体が分泌する卵胞刺激ホルモン（FSH）が少なかったり、LH サージが起こらなかったりすることから無排卵になり月経が停止する。

● 下垂体の問題

視床下部は下垂体に FSH を分泌するよう指令をだしても、下垂体が働かず FSH の分泌が少ない、または分泌されないことで無排卵になり月経が停止する。

● 卵巣の問題

性染色体に問題があったり、卵巣機能が低下し、反応が鈍いことから視床下部や下垂体が正常に働いていても卵巣が働かず無排卵になり月経が停止する。卵巣反応については、43 歳未満で閉経のような症状の現れる早発卵巣不全が原因となっていることもある。

● 多嚢胞性卵巣症候群（PCOS）

卵胞が十分に発育せず、発育途中のたくさんの卵胞があり排卵が起こらない、または排卵が難しい状態。FSH の分泌量は正常だが LH が高い、また男性ホルモンが高いなどの特徴がある。肥満や体毛が濃いなどの身体的な特徴が見られたり、インスリン高値の場合もある。

● 高プロラクチン血症

妊娠中や授乳中に活発に分泌されるプロラクチンは、次の妊娠が起こらないように排卵を抑制する作用がある。これが自律神経の乱れや脳の下垂体に腫瘍がある、またピルや降圧剤が関係してプロラクチン分泌量が増え、排卵障害や無排卵を起こす。

卵2

月経周期は安定している？安定していない？

月経周期と排卵の関係

月経周期は、出血があった日から次の月経が始まる前日までが1周期になり、25〜38日が正常範囲です。

よく28日型とか30日型などと耳にしますが、毎周期同じ日数でなくても、範囲内であれば問題ありません。

「前回は27日だったのに、今回は32日で、私は月経周期が安定していない」と気にする人がいますが、立派に安定しています。安心してください。

月経による出血は、黄体がプロゲステロン（黄体ホルモン）を分泌しなくなることから起こります。黄体の寿命は誰でも2週間程度で、黄体の寿命が尽き、プロゲステロンによって支えられていた子宮内膜が剥がれ落ちることで体外に排出され、出血が始まります。

月経周期の長さは、黄体の寿命が約2週間ということから、排卵までにかかった日数によって変化するといえます。なかには黄体期が10日程度と短い周期もあり、このような周期が続くと黄体機能不全症と診断されることがあります。黄体に問題があると捉えがちですが、卵胞の成熟度も関係していることがわかっています。

成熟した卵胞から卵子が排卵されれば、卵胞が黄体に変化しても十分なプロゲステロンを分泌できますが、卵胞の成熟度が足りなければ黄体は十分にプロゲステロンを分泌できず、黄体の寿命が早く尽きてしまうこともあります。このように黄体機能には、卵胞発育の成熟に深く関係していることがわかっています。

排卵はある？基礎体温をつけてみましょう

排卵を伴う月経周期だったかどうかを知る参考として基礎体温があります。

朝、目覚めて直ぐ、体を起こす前の舌下体温を婦人体温計で測定します。

それを3カ月ほど続け、折れ線グラフにして振り返ってみましょう。

折れ線グラフは、おおむね2相性になっていれば大丈夫です。何度以上でなければいけないとか、体温が上下変動する日や期間があっても大丈夫です。ただ注意が必要なのは、あまり変化のない1相性のグラフと、高温相が10日以下で月経が訪れ、出血がスタートしてしまう周期が続いて起こっている場合です。

基礎体温から、月経周期がどれくらいの周期で起こり、だいたい次の月経周期はいつ頃始まると予測できるか、また、排卵が伴う月経周期だったと考えられるかを振り返ることができます。

基礎体温は、排卵を境にしたホルモン変動を捉えることはできますが、本当に排卵が起こったか、またその日がいつなのかを特定することについては、多くを期待できません。

基礎体温は、体調や睡眠時間などに影響を受けやすく、医学的根拠に乏しいため参考程度と考えましょう。

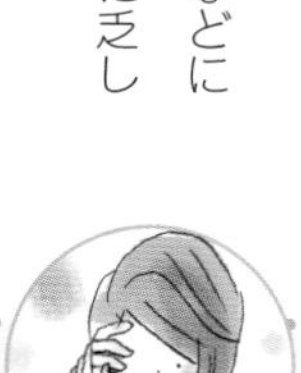

二度寝しちゃった！基礎体温はどうすればいい？

「二度寝をしちゃった！この日の基礎体温は、いつが正解？！」という質問を受けることがあります。基礎体温を測り始めると、いろいろなことが気になってくる人もいるでしょう。測れない日があったり、いつもと測定する条件が違っていたりしても、あまり真面目に考えすぎず「そういう日もある」くらいで大丈夫です。そうでなくても、夜中に目覚めてトイレに行ったり、お酒を一杯飲んだり、風邪をひいたりとさまざまなことに基礎体温は影響を受けます。ですから、二度寝も想定範囲と考えましょう。その日は、もう基礎体温をお休みしてもいいですし、１回目に起きた時に体温測定をしていたら、それを基礎体温とすれば大丈夫です。

基礎体温表を振り返ってわかること

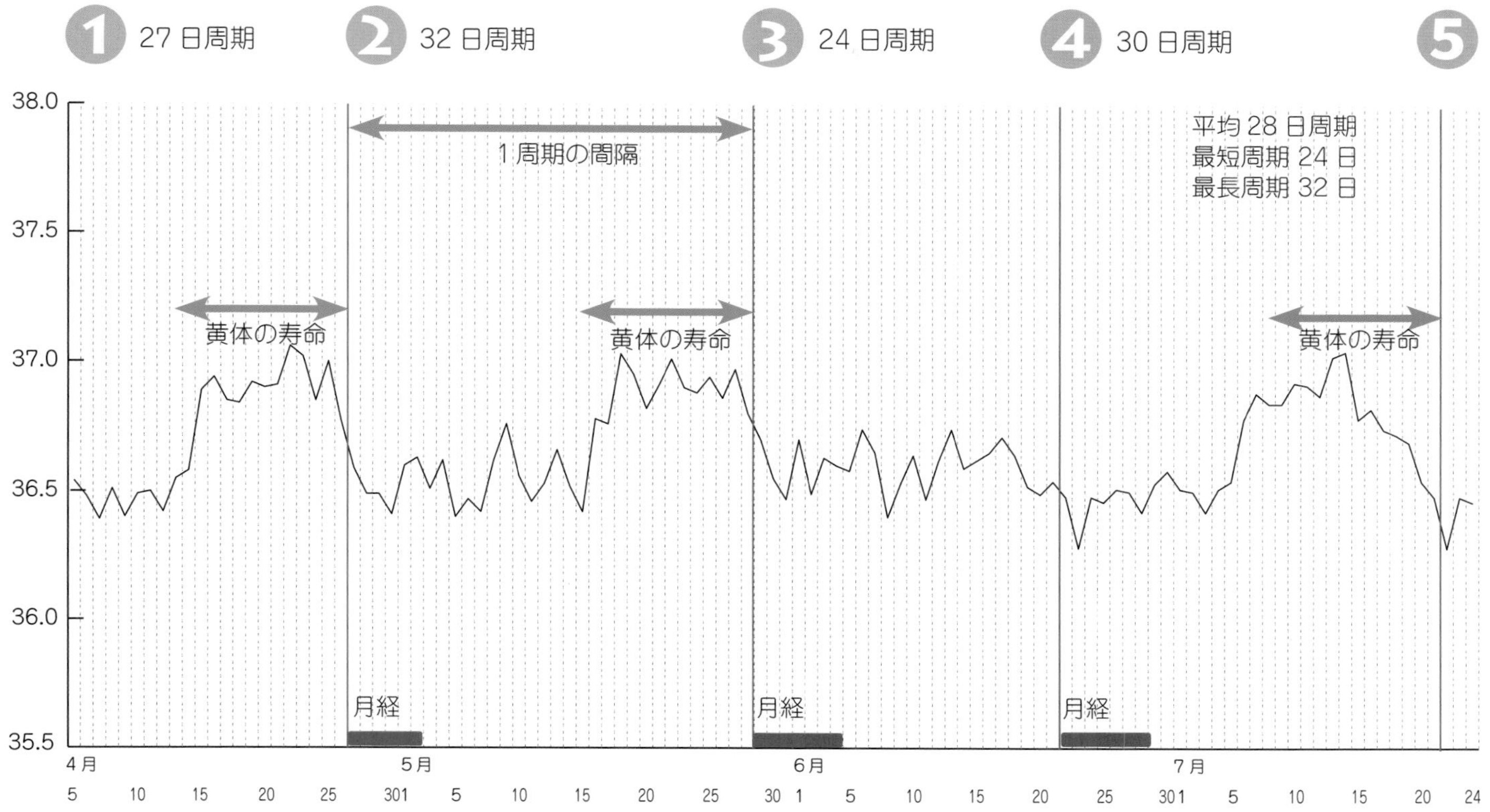

① の周期　基礎体温を測り始めた周期　2相性　排卵があった可能性あり

② の周期　2相性　排卵した可能性あり

③ の周期　排卵しなかった可能性　基礎体温に変化があまり見られずホルモンの分泌に問題があった可能性あり

④ の周期　2相性　排卵した可能性あり

⑤ の周期　8/17～19日くらいに月経になることが予測される

基礎体温表の見方

◎ 2相性になっている周期があれば大丈夫です。
◎ 2相性にならない周期もあります。
◎ 高温期の日数は黄体の寿命と関係しています。黄体の寿命は、どなたも2週間程度です。
◎ 月経周期は25～38日の間が正常範囲で、この範囲内に来ていれば毎周期一定の間隔でなくても問題ありません。
◎ 月経開始日は、基礎体温表に縦にラインを入れると周期を確認しやすくなります。上記の基礎体温表では赤線と赤線の間が1周期になります。

基礎体温の測り方とつけ方

◎ 基礎体温は婦人体温計を使用する。できれば実測、時間がない人は予測でもOK。
◎ 起床直後に舌下で測定する。
◎ 4時間以上睡眠をとった時の目覚めに測る。
◎ 体温測定を忘れても気にせずに、継続して測ること。
◎ 体調の変化や飲酒、性生活などは基礎体温表に記入する。
◎ 月経の出血期間や量、気になることなども記入する。

排卵される卵子と受精できる卵子は同じ?

発育する卵胞と閉鎖する卵胞

　卵子は、卵胞という袋に包まれています。卵巣の中には、多くの卵胞がありますが、中でも一番小さいものが原始卵胞で直径0・03㎜です。原始卵胞は、月経周期のホルモン分泌や変動に関係なく成長し、だいたい5㎜程度になると排卵周期に入ります。これがいわゆる新しい月経周期にエントリーされる卵胞です。

　しかし、卵巣にある全ての卵胞が順調に発育し、エントリーされて排卵に至るわけではありません。1回の月経周期にエントリーされる卵胞は、十数個から二十個程度で、排卵される1個の卵子が選ばれると、それ以外の卵胞は発育を止め、退縮し、やがて体に吸収されてしまいます。これらを閉鎖卵胞といいます。

　そもそも卵胞は胎児期の卵巣にすでにあり、一生分を蓄えて生まれ、それ以降卵胞の数が増えることはありません。その上、この蓄えも自然に減少してしまいます。生まれた時の卵胞数は約200万個といわれていますが、思春期頃には約70万個にまで減少します。月経が開始してからも、月経のあるなしに関わらず減少し、そのスピードは1カ月に1000個といわれています。

　一生のうちで排卵される卵子は400〜450個で、平均閉経年齢は約50歳です。その頃の卵巣には1000個程度の卵胞が残っていますが、これは卵巣機能の低下などから、ほとんど排卵には至りません。

あといくつ卵胞がある? AMH検査について

　では、実際に、今、どれくらいの卵胞が卵巣に残っているのかと気になるところでしょう。卵巣にある卵胞数は、妊娠にチャレンジできる期間を知る目安になり、それはAMH値からわかります。AMHは、発育途中にある卵胞の顆粒膜細胞から分泌されるホルモンで、この分泌量が多ければAMH値は高く、少なければAMH値は低くなります。このことからAMH値が高ければ、発育を始めていない卵胞数も多い（卵巣に残されている卵胞数が多い）と予測し、逆にAMH値が低ければ、発育を始めていない卵胞数も少ない（卵巣に残された卵胞数が少ない）と予測し、その値によっては閉経が近いことも示唆されます。

　いずれの年齢にも極めて低い、またゼロというケースもあることなどから、AMH値には年齢ごとの正常値はなく、年齢ごとの平均値などから年齢相応か、それよりも高いか低いかで卵巣年齢を診ます（グラフ1）。

　年齢を問わずAMH値が極めて低く、卵巣に残された卵胞数が少ないと予測される場合、子どもを授かりたいという希望があるのなら、早めに妊娠へチャレンジすることが大切です。

　ただ、AMH値は卵巣に残された卵胞数を予測することはできますが、卵子の質を知ることはできません。卵子の質については、年齢に深く関係しています。

　そのためAMH値が極めて低く、年齢が40歳前後であれば、卵胞数からも卵子の質からも、妊娠は非常に厳しいといえます。

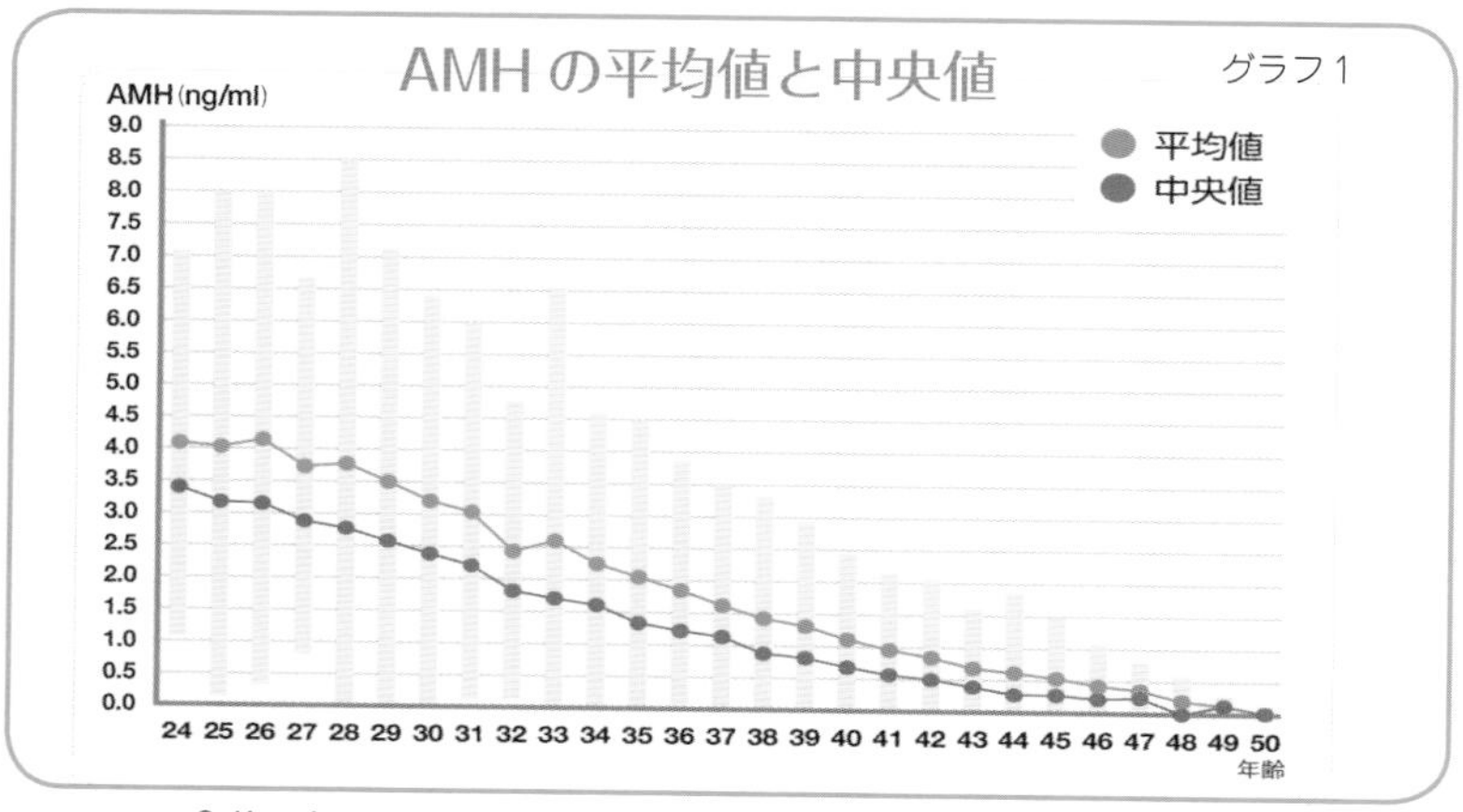

Seifer. Age-specific AMH values for U.S. clinics. Fertil Steril 2010.

受精できる卵子と赤ちゃんにつながる卵子

卵胞の大きさが約20㎜に発育し、エストロゲン値が250～300pg／mlくらい（1個あたり）になると排卵が間近になったことがわかります。

受精できる卵子のことを成熟卵子といいます。卵子には1個の核と1個の極体があって、核は細胞質の中にあり、極体は、卵子が減数分裂を起こした際に放出される細胞のことをいいます。

体外受精の場合、顕微鏡で観察して核が確認でき、なおかつ第一極体が認められない卵子、または核は確認できないものの第一極体が認められない卵子は、未成熟卵子と考えられます。

つまり成熟卵子は、顕微鏡で観察すると、第一極体が認められることが大きなポイントとなります。

ただし、すべての周期で排卵が起こるとは限らず、また、自然妊娠では、排卵された卵子が成熟卵子かどうかはわかりません。卵胞から卵子が排卵されず黄体化してしまったり、実際には排卵が起こっていなかったりする周期もあるでしょう。特に排卵障害のある人は卵胞の発育に時間がかかったり、十分に発育、成熟しなかったりすることもあります。このような排卵障害のある場合や体外受精治療周期の場合には、卵胞の発育を助けるために排卵誘発を行います。

では、赤ちゃんにつながる卵子とは何かといえば、染色体に問題がなく生命力があるなど、質の良い卵子のことをいいます。例えば、卵子の染色体の数に過不足がある場合、受精後の胚にも染色体の過不足が起こります。人の染色体は46本ですが、それよりも1本多かったり、少なかったりすれば高い確率で、胚の発育が止まる、着床しない、生化学妊娠や流産になることがわかっています。

また、受精にはたくさんのエネルギーが必要です。受精する精子のＤＮＡに傷がある場合、この傷は卵子が修復しながら受精が進んでいきますが、卵子のエネルギーが低いと、精子の傷の修復にエネルギーを消費し、受精が完了しなかったり受精しても胚の発育が悪かったり、途中で止まってしまうことにつながります。

卵子の質は年齢と関係があり、年齢が高くなると卵子には加齢による質の低下が起こりやすくなります。2014年にFertility and Sterilityに発表された論文に、年齢別の卵子の染色体異常率があります（グラフ2）。

個人差はありますが、30代後半から卵子の質の低下が見られるようになり、40代になると顕著に見られるようになります。

卵子の質の低下は妊娠を大きく左右し、30代後半からは妊娠率も下がり、流産が増えることにより、赤ちゃんを授かることが難しくなっていきます（グラフ3）。

年齢別 卵子の染色体異常率　グラフ2

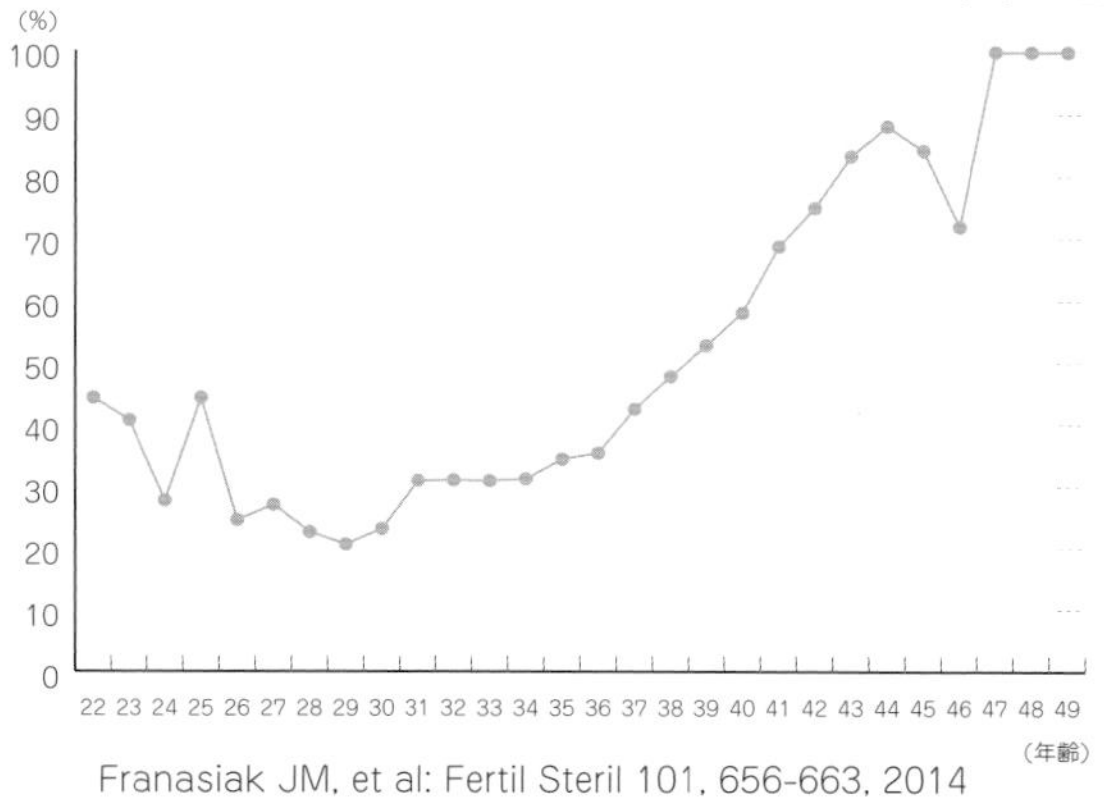

Franasiak JM, et al: Fertil Steril 101, 656-663, 2014

体外受精による年齢別妊娠率と流産率　グラフ3

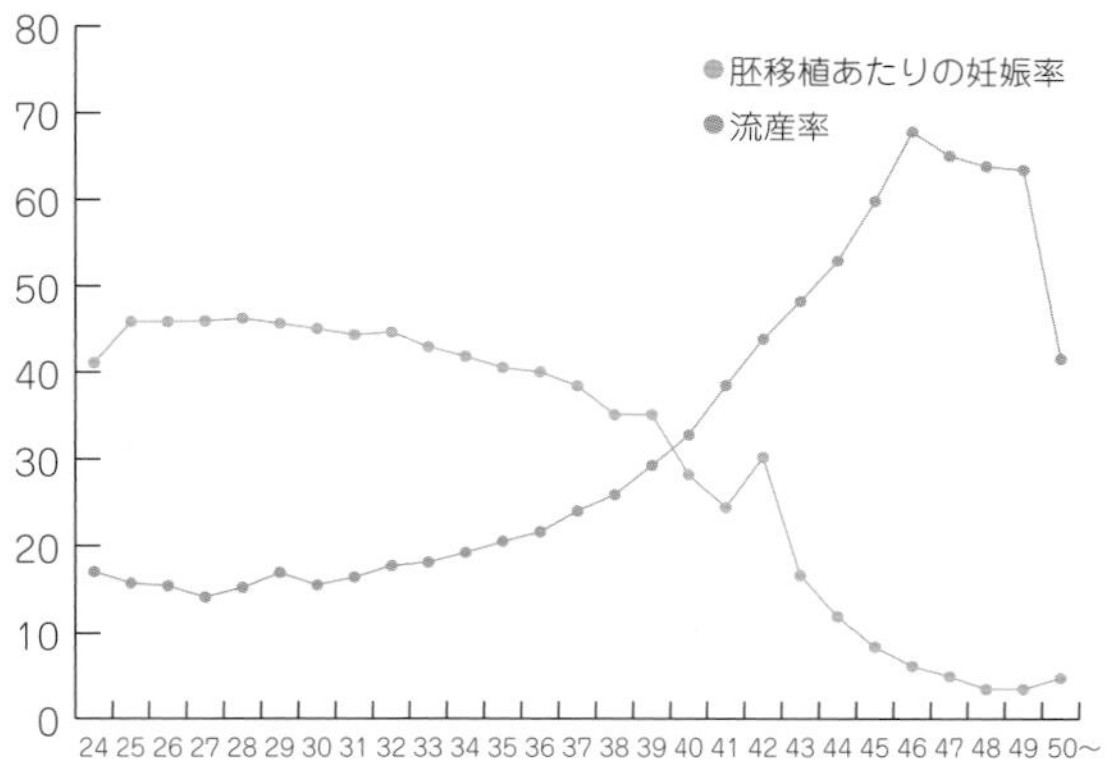

日本産科婦人科学会　2019ARTデータより

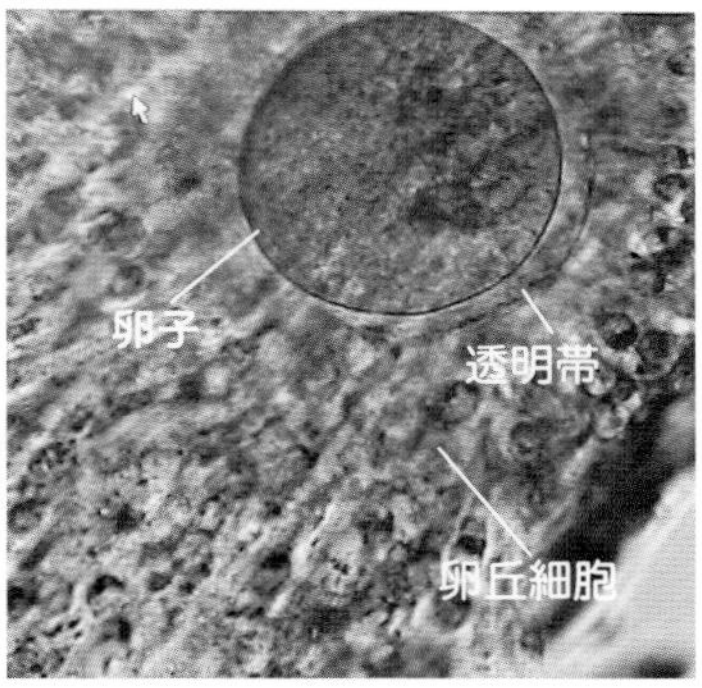

採卵したばかりの卵子。卵子の周りに卵丘細胞があります。

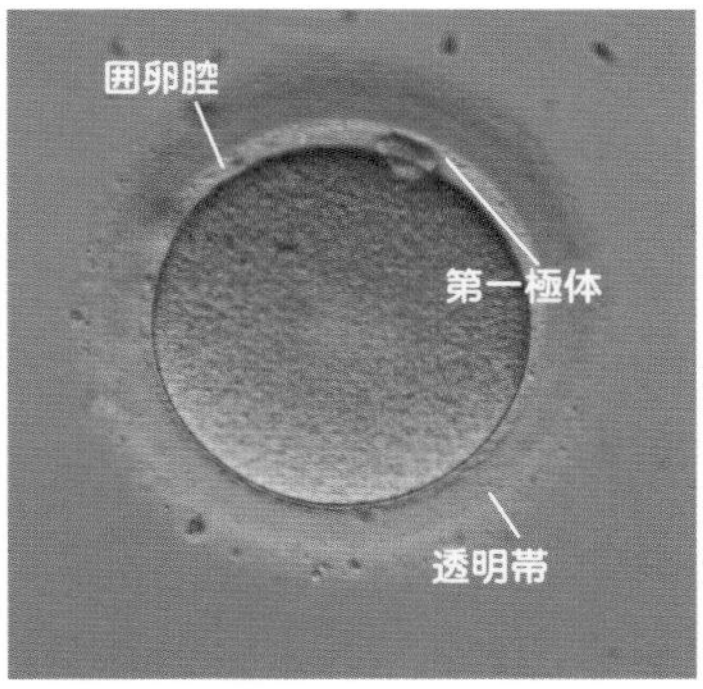

顕微授精をするときは、卵丘細胞を取り除きます。
これは成熟卵子で、第一極体があります。

卵
4

卵胞の発育を助ける方法は？

排卵誘発とその方法

排卵誘発は、排卵障害のある人はもちろんですが、不妊治療を受ける人に広く行います。特に体外受精では卵子がなければ治療を先に進めることができないため、排卵障害がなくても行うことがほとんどです。

その方法は、排卵誘発を行う周期のＦＳＨやＡＭＨの値、胞状卵胞の数などから、一人ひとりに合った方法が提案されます。治療施設や医師の治療方針によっては大筋の誘発方法が決まっていることもありますが、そうした場合でも個々のホルモン環境などによって薬の種類や量、使い方には違いがあります。

排卵誘発方法には、早期排卵を抑制する方法と排卵を抑制しない方法の大きく2つがあります。早期排卵を抑制する方法には、アンタゴニスト法、ショート法、ロング法、ＰＰＯＳ法などがあります。排卵を抑制しない方法には、低刺激周期法や自然周期法があります。

排卵誘発は1周期に1回、月経周期のスタートとともに開始する方法がほとんどですが、月経周期のいつからでも排卵誘発を開始できるランダムスタート法もあります。ケースによっては1周期に2回排卵誘発・採卵手術を行うこともあります。

では、それぞれの排卵誘発の方法とスケジュールを見ていきましょう。

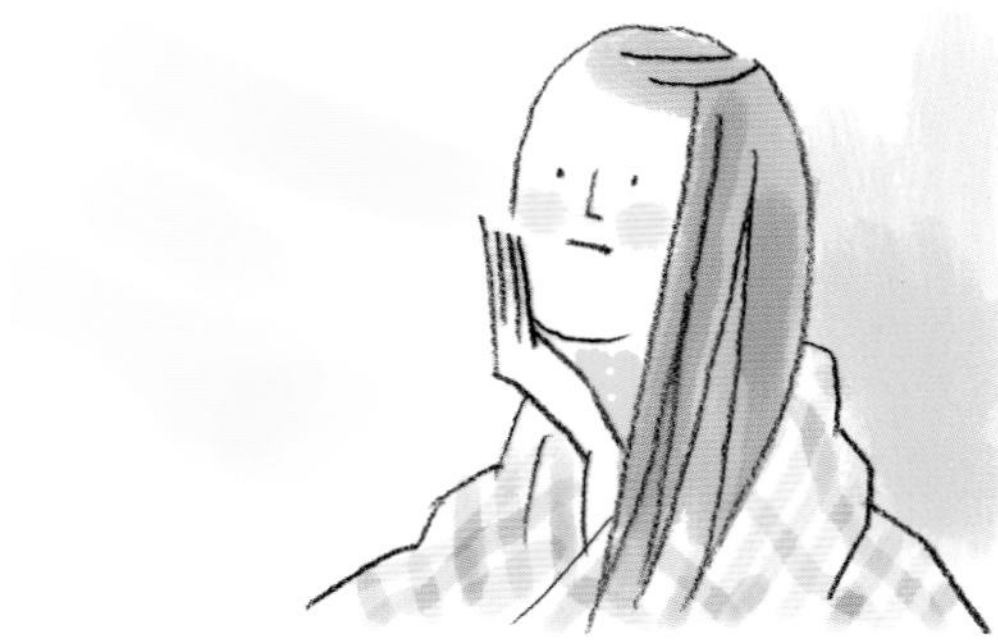

排卵誘発方法と使用する薬の例

早期排卵を抑制しない方法	自然周期法	卵胞発育	使用しない
		卵胞成熟	アゴニスト点鼻薬、hCG 注射
	低刺激周期法	卵胞発育	クロミフェン、レトロゾール
		卵胞成熟	アゴニスト点鼻薬、hCG 注射
早期排卵を抑制する方法	アンタゴニスト法	排卵抑制	アンタゴニスト
		卵胞発育	hMG、FSH 、recFSH
		卵胞成熟	アゴニスト点鼻薬、hCG 注射
	ショート法	排卵抑制	アゴニスト点鼻薬
		卵胞発育	hMG、FSH 、recFSH
		卵胞成熟	hCG 注射
	PPOS 法	排卵抑制	黄体ホルモン剤
		卵胞発育	hMG、FSH 、recFSH
		卵胞成熟	アゴニスト点鼻薬、hCG 注射
	ロング法	排卵抑制	アゴニスト点鼻薬
		卵胞発育	hMG、FSH 、recFSH
		卵胞成熟	hCG 注射
月経周期に関係なく行う方法	ランダムスタート法	自然周期、低刺激周期、アンタゴニスト法、ＰＰＯＳ法などで行われる	

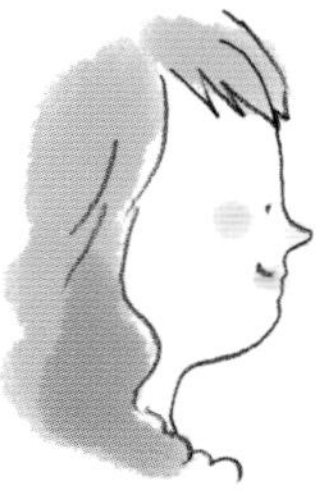

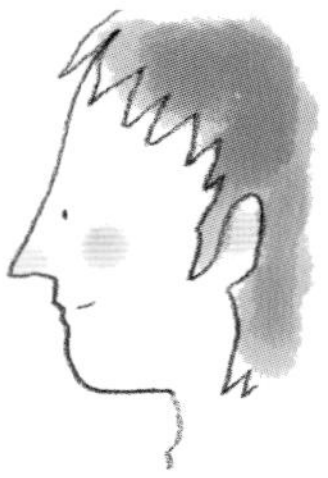

早期排卵を抑制しない方法

● 自然周期の場合（一例）

卵胞は、自身が分泌するホルモンで発育し、卵胞成熟のための薬のみを使う

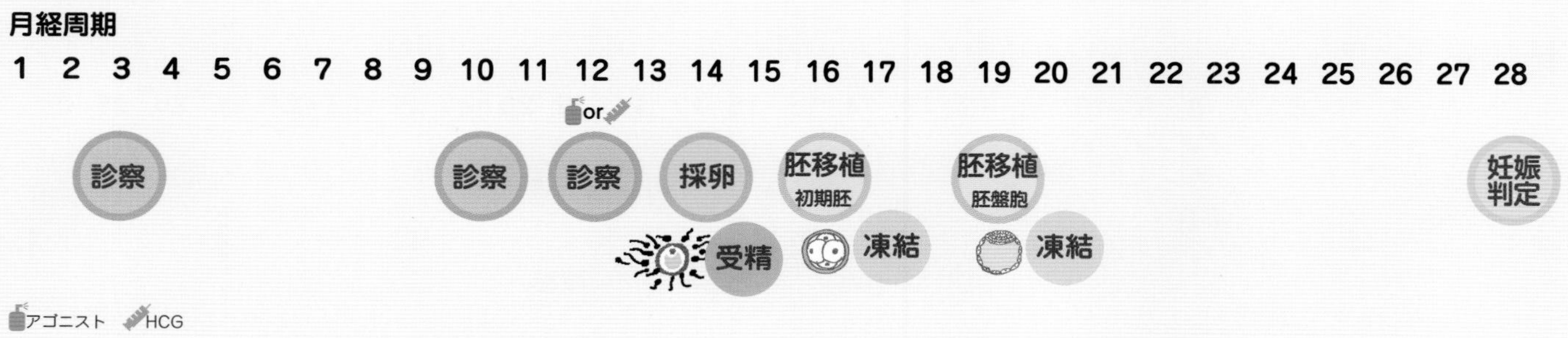

適応対象	特徴
● 多くの人に適応 ● 卵巣機能低下のある人（FSH 値が高い、AMH 値が低いなど） ● 月経周期初期の胞状卵胞の数が少ない など	● 体、卵巣に負担が少ない ● 採卵数は1個程度 ● 卵胞の発育によっては、診察回数が増えることもある など

● 低刺激周期法の場合（一例）

卵胞は、自身が分泌するホルモンで発育し、卵胞成熟のための薬のみを使う

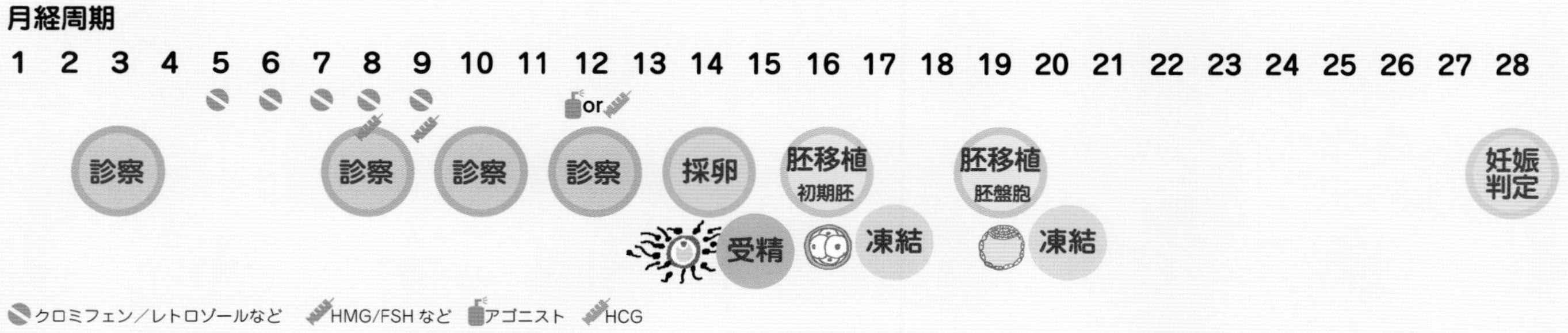

適応対象	特徴
● 多くの人に適応 ● 卵巣機能低下のある人（FSH 値が高い、AMH 値が低いなど） ● 月経周期初期の胞状卵胞の数が少ない ● 多嚢胞性卵巣症候群（PCOS）の人　など	● 体、卵巣に負担が少ない ● 採卵数は複数個 ● 卵胞の発育によっては、診察回数が増えることもある など

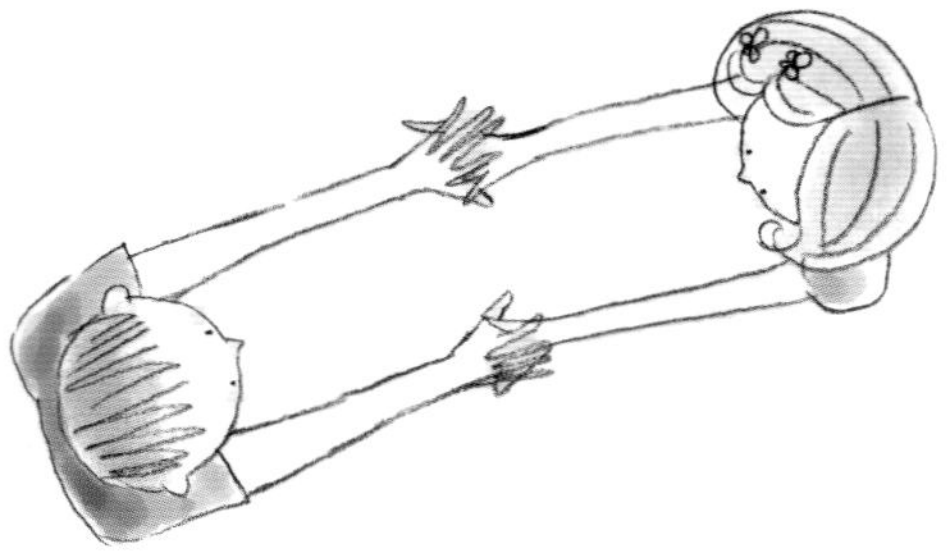

早期排卵を抑制する方法

● アンタゴニスト法の場合（一例）

排卵抑制にアンタゴニストを使い、注射薬で卵胞を育てる。卵胞成熟にアゴニスト点鼻薬と hCG 注射を選択できる

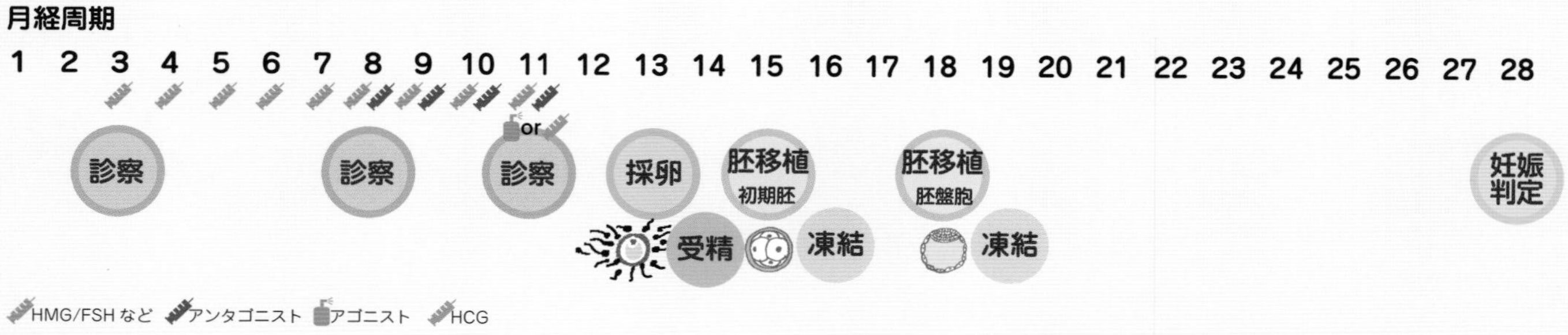

適応対象
- 多くの人に適応
- 卵巣機能低下が若干ある人（FSH 値が高い、AMH 値が低いなど）
- 多嚢胞性卵巣症候群（PCOS）の人
- 年齢の高い人

など

特徴
- ショート法やロング法に比べ、ホルモン剤の投与量が少ない
- 排卵抑制の薬の投薬期間が短い
- 卵胞の発育によっては、診察回数が増えることもある
- 卵巣過剰刺激症候群（OHSS）をほぼ回避できる

など

● ショート法の場合（一例）

排卵抑制のためのアゴニスト点鼻薬を周期の初期から使い、注射薬で卵胞を育てる

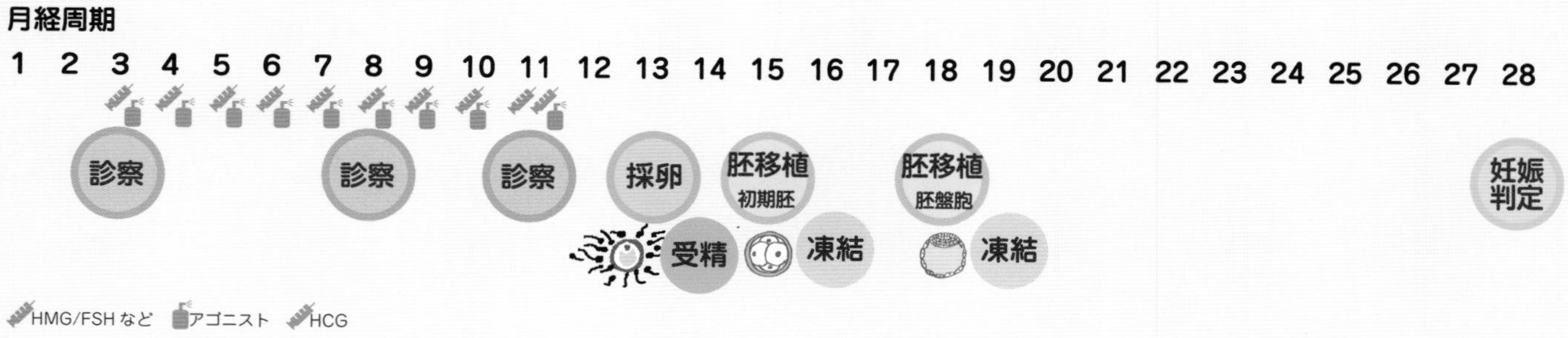

適応対象
- 卵巣機能低下のある人（FSH 値が高い、AMH 値が低いなど）
- 月経周期初期の胞状卵胞の数が少ない
- 年齢の高い人

など

特徴
- 多くの卵胞が育つため、多くの成熟卵子の確保が期待できる
- 採卵数は卵巣機能によって異なるが 10 個程度を見込む
- 卵胞の発育によっては、投薬量や診察回数が増えることもある
- 卵巣過剰刺激症候群（OHSS）の心配がある

など

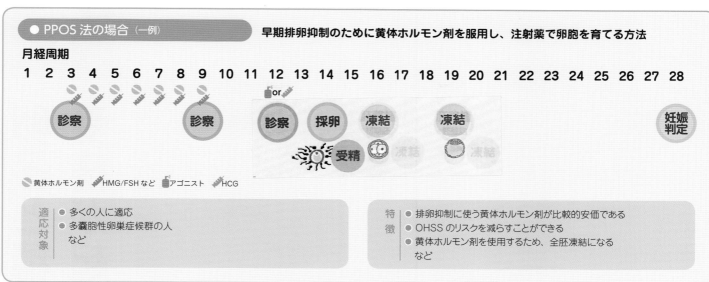

● PPOS 法の場合（一例）

早期排卵抑制のために黄体ホルモン剤を服用し、注射薬で卵胞を育てる方法

適応対象
- 多くの人に適応
- 多嚢胞性卵巣症候群の人

など

特徴
- 排卵抑制に使う黄体ホルモン剤が比較的安価である
- OHSS のリスクを減らすことができる
- 黄体ホルモン剤を使用するため、全胚凍結になる

など

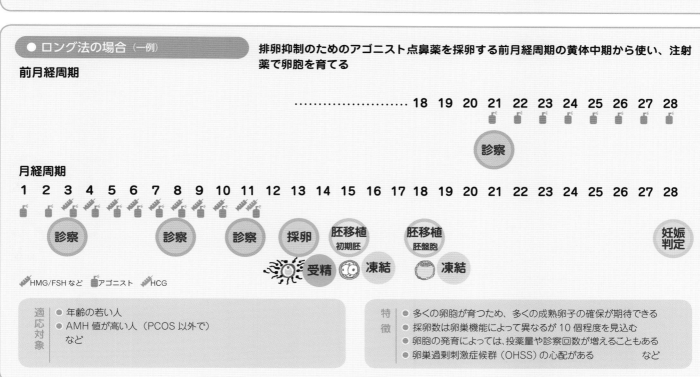

● ロング法の場合（一例）

排卵抑制のためのアゴニスト点鼻薬を採卵する前月経周期の黄体中期から使い、注射薬で卵胞を育てる

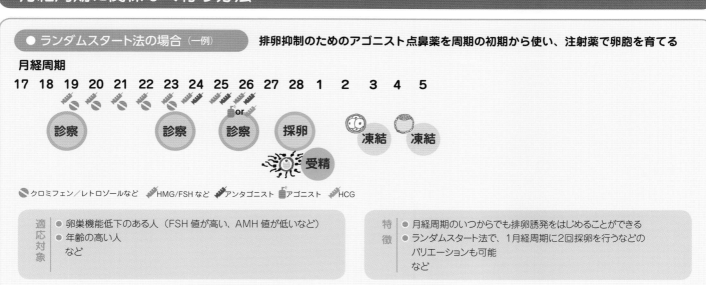

適応対象
- 年齢の若い人
- AMH 値が高い人（PCOS 以外で）

など

特徴
- 多くの卵胞が育つため、多くの成熟卵子の確保が期待できる
- 採卵数は卵巣機能によって異なるが 10 個程度を見込む
- 卵胞の発育によっては、投薬量や診察回数が増えることもある
- 卵巣過剰刺激症候群（OHSS）の心配がある　　　　　など

月経周期に関係なく行う方法

● ランダムスタート法の場合（一例）

排卵抑制のためのアゴニスト点鼻薬を周期の初期から使い、注射薬で卵胞を育てる

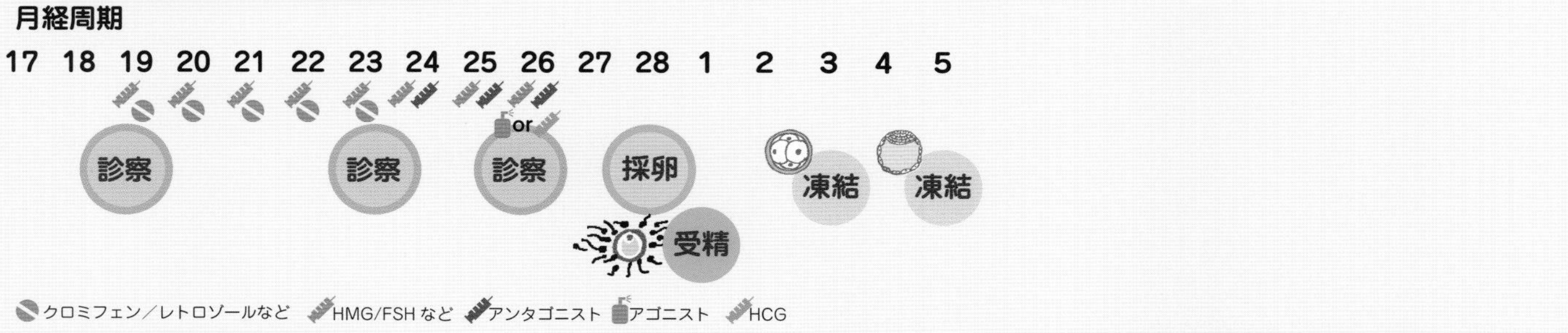

適応対象
- 卵巣機能低下のある人（FSH 値が高い、AMH 値が低いなど）
- 年齢の高い人

など

特徴
- 月経周期のいつからでも排卵誘発をはじめることができる
- ランダムスタート法で、1月経周期に2回採卵を行うなどのバリエーションも可能

など

胚1

卵子と精子が出会えば、受精が起きるんでしょ？

卵子と精子が出会う

まずは、性生活での卵子と精子の出会いや受精について話しましょう。

一度に1億〜3億個ともいわれる精子が女性の腟内に放たれると、卵子を目指し一斉に泳ぎ始めます。子宮頸管粘液の中を泳ぎきって生き残った精子は、子宮腔内に入ると、その壁を伝うようにして子宮腔内を泳ぎ、卵管を抜け、受精の場所である卵管膨大部を目指すといわれています。

卵管膨大部にたどり着くまでには、力つきて動けなくなってしまうものも多く、たどり着けた数百個の精子は、そこで卵子を待ちます。タイミングよく排卵され、無事に卵管采によって卵管に取り込まれた卵子は、待ち構えている精子と出会います。このとき卵子へくっつくことができる精子は、数十個ほどといわれています。

卵子にくっつくことができた精子は、頭の先にある先体から酵素を出し、卵子を取り巻く透明帯を溶かしながら、しっぽを振って卵子の中に入ろうと挑みます。たくさんの精子が酵素を出しながら卵子に挑むことによって、少しずつ卵子の透明帯が弱くなり、そこへ運良く最初に頭をグッと入れることができた精子が卵子と受精します。

受精したということは？

受精ができる卵子には、1つの核と第一極体を持つという特徴があります。卵子の卵細胞膜（透明帯の内側にある膜）を抜けて1個の精子が卵子の細胞質（卵子そのもの）へ進入すると、卵子の透明帯が変化し、卵子の周りに群がる他のすべての精子の進入をブロックします。

1個の精子が進入すると、細胞質の外に第二極体が放出され、その後、卵子由来の細胞と精子由来の細胞が見られるようになります（体外受精では17時間後程度）。この細胞を前核といいます。受精の完了は、第一極体と第二極体、そして2つの前核があるものをいい、これにより、人となる46本（44本の常染色体と2本の性染色体）の染色体を持つことになります。

前核は、やがて1つに融合し、卵子と精子の遺伝情報が合わさり、細胞分裂が起こり2つの細胞が見えるようになります。

出会っても、受精しないわけ

卵子と精子が出会っても、受精が完了しないこともあります。

または、そもそも出会っていないのかもしれません。

受精しない理由として

① 卵管膨大部にたどり着く精子がいなかった。または少なかった

② 精子が卵子の透明帯から先に進入できなかった

③ 受精が完了しなかった

④ 卵子が卵管膨大部にいなかった

などがあげられますが、それぞれ精子・男性の問題と卵子・女性の問題をあげることができます。

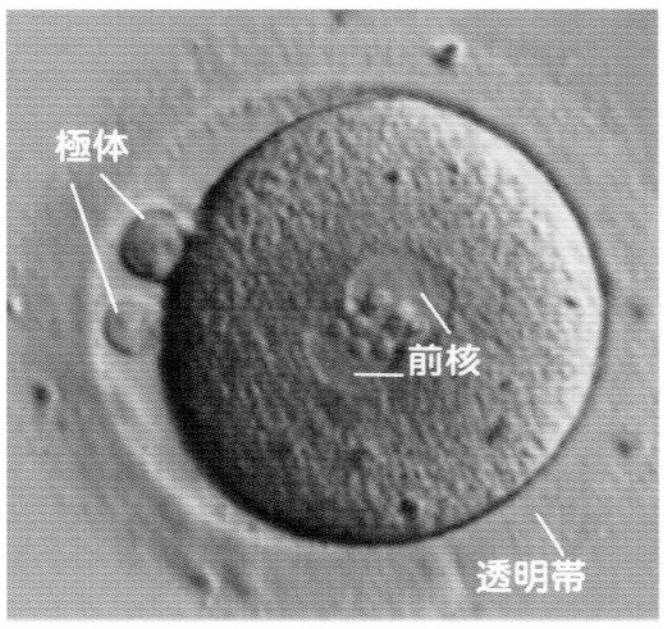

受精の完了は、細胞質の外に２つの極体があり、細胞質の中に２つの前核があることでわかります。

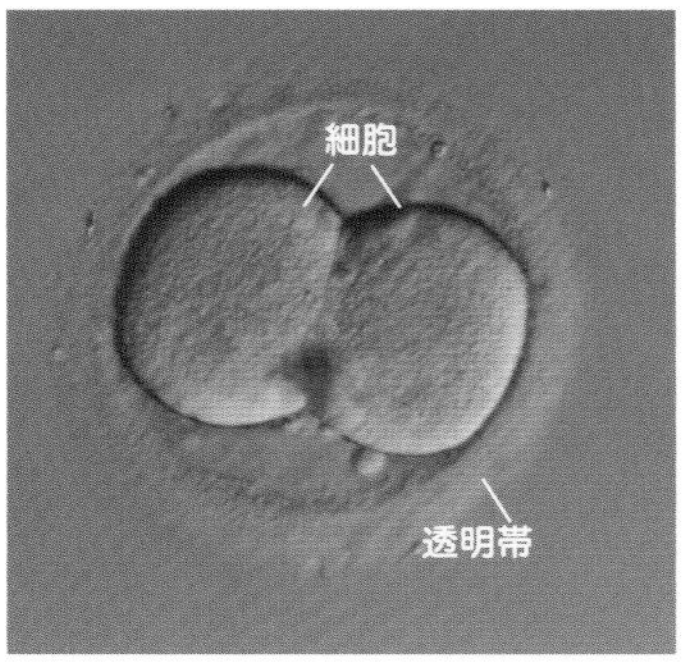

これは、２細胞期の胚です。
前核が融合すると、細胞分裂が始まり２つに分かれます。その後も、細胞分裂は繰り返されます。

女性の検査

● 卵胞期に行う検査

■ FSH（卵胞ホルモン）検査／卵胞を成長させるためのホルモン

■ LH(黄体化ホルモン)検査／卵胞を成熟させ、排卵の引き金をひくホルモン

■ 子宮卵管造影検査／卵管検査

■ E2：エストロゲン（卵胞ホルモン）検査／子宮内膜を厚くし、子宮頚管粘液を増やすホルモン

■ 超音波（エコー）検査／発育する卵胞の数や大きさ、子宮の状態や卵巣の状態を確認します。

● 排卵期に行う検査

■ 子宮頚管粘液検査

■ ヒューナーテスト

■ 超音波検査

■ LH(黄体化ホルモン) 検査

● 黄体期に行う検査

■ P4：プロゲステロン（黄体ホルモン）／子宮内膜を着床しやすい環境に整えて、妊娠を維持するホルモン

■ E2：エストロゲン（卵胞ホルモン）検査

● 月経周期のいつ行ってもいい検査

■ AMH（アンチミュラー管ホルモン）検査／卵巣に残された卵胞数の指標となるホルモン

■ 甲状腺機能検査

■ PRL(プロラクチン) 検査

■ テストステロン検査

■ 感染症検査／・B 型肝炎 ・C 型肝炎 ・梅毒 ・HIV ・クラミジア など

■ CA125（がんマーカー）／・卵巣のう腫・子宮内膜症・卵巣がんなど

■ 子宮頸がん検査（月経期以外）

■ 風しん抗体検査

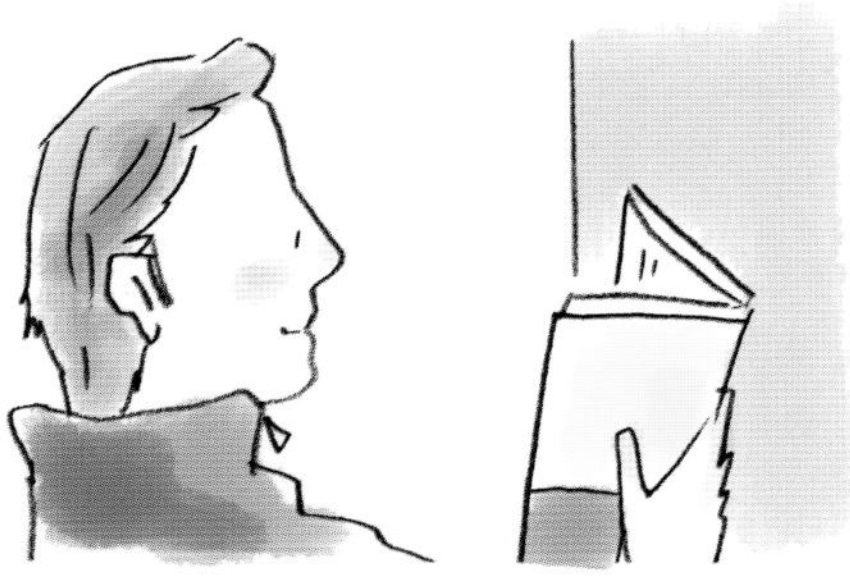

男性の検査

● 精液検査

精液量	1.4ml 以上
精子濃度	1ml 中に 1,600 万個以上
精子運動率	運動精子が 42％以上、 前進運動精子が 30％以上
正常形態精子	4％以上
生存率	54％以上

精液所見下限基準値（WHO 2021 年）

卵子と精子が出会っても受精しないわけ

	① 卵管膨大部にたどり着く精子がいなかった または少なかった	② 精子が卵子の透明帯から 先に進入できなかった	③ 受精が完了しなかった	④ 卵子が卵管膨大部に いなかった
男性	● 精子の数や運動精子が少ない、またはない	● 精子の頭部先端から透明帯を溶かす酵素が十分に分泌されない ● 精子の力が尽きてしまう	● 精子の DNA に傷が多く受精完了に至らなかった	―
女性	● 子宮頚管粘液の量が少ない、または抗体があり精子を通過させない ● 卵管閉塞や狭窄があり精子が通れない	● 卵子の透明帯が硬く、弱くならない	● 卵子の生命力が弱く、受精を完了するエネルギーがなかった ● 多精子受精を起こした	● 排卵が起こらなかった ● 卵管采が卵子をピックアップできなかった
検査・検討	● 精液検査（男性） ● 血液検査（男性・女性） ● 卵管通過検査（女性）	● アクロビーズテスト（男性） ● 前回の体外受精から検討	● 前回の体外受精から検討	● 妊活歴から検討

受精を助ける方法には、なにがあるの？

1、卵管膨大部にたどり着く精子がいなかった、または少なかった

● 人工授精　● 体外受精　● 顕微授精

精子が少ない、または運動精子が少ない場合には、ホルモン剤や漢方などで精子の数を増やすことができれば、性生活で受精ができるようになるかもしれません。しかし、それが叶わない場合、精液を濃縮して人工授精をするか、体外受精で受精を助けます。

精子がいない場合には、精巣から精子を回収する手術を行い、顕微授精（ＩＣＳＩ）で受精させます。

精子が子宮頸管粘液を通過することができない場合には、人工授精で助けます。卵管に詰まりや狭い箇所がある場合には、体外受精で助けることができます。

また女性が精子に対して、もしくは男性自身が自分の精子に対して免疫反応を示す抗精子抗体がある場合、抗体価によっては体外受精、顕微授精が検討されます。

＜検 査＞

精液検査をすることで、精子の数、運動精子の数などがわかります。これをＷＨＯが発表する精液所見の下限基準値などに照らし合わせながら、人工授精や体外受精を検討します。

また子宮頸管粘液については、フーナーテストを行い、排卵期の子宮頸管粘液にどれくらいの運動精子がいるかを顕微鏡で確認します。ゼロであれば子宮頸管を抜けて子宮へ上がって行った精子はいないと考えられ、ほかに不妊原因が見つからなければ人工授精を検討します。

卵管の詰まりや狭い箇所は、卵管通過検査を行うことでわかります。通気や通水検査は、詰まりがあることがわかります。卵管造影検査は、卵管の詰まりや狭い箇所が、どこで起こっているかがわかります。

抗精子抗体については、女性も男性も血液検査から、また男性はイムノビーズという精子の表面にある抗体にくっつく特殊なビーズを使って検査する方法などがあります。

2、精子が卵子の透明帯から先に進入できなかった

● 顕微授精

精子は、頭部にある先体から酵素を出して透明帯を溶かしますが、なんらかの理由で先体反応が起こらず受精できないことがあります。体外受精の通常媒精（Ｃ－ＩＶＦ）で受精しなかった場合、卵子の透明帯が硬く、受精できなかった可能性があります。その場合、次回の体外受精治療周期では顕微授精を行います。

＜検 査＞

精子の先体反応については、アクロビーズテストから検討します。

先体反応を起こした精子に反応する特殊なビーズと精子を一緒にすると、精子にビーズがくっつきます。その後も精子は動き続けるので、多くのビーズが付着して集まり塊をつくります。この結合具合が良ければ精子の先体反応はあり、受精能力が高く、結合が良くなければ受精能力が低いと判断します。

＜検 討＞

卵子の透明帯に関しては、検査する方法はありません。体外受精でも通常媒精を行った際に、受精が確認できないことから透明帯に問題があったのではないかと考え、次回からは顕微授精を行うことになります。

また、レスキューＩＣＳＩという方法もあります。これは通常媒精の６時間後程度で受精の兆候が見られるかを確認し、兆候が見られなかった卵子に顕微授精を行います。これによって受精に導くことができれば、治療をキャンセルすることはありません。

タイミング療法の適応

▶排卵に問題がない
　… 排卵誘発剤で排卵可能な場合も適応
▶卵管の通過性に問題がない
　… 卵管の通過性に問題があっても子宮卵管造影検査で開通した場合も適応
　… 卵管鏡下卵管形成術、腹腔鏡手術などで開通できた場合も適応
▶精子の数、運動精子の数に問題がない
　… 服薬などで改善が見込める場合も適応
　… 精索静脈瘤があり手術によって精子が改善された場合も適応
▶性生活で妊娠できなかった期間が１年未満で一般的な検査で夫婦ともに問題が見つからない

etc…

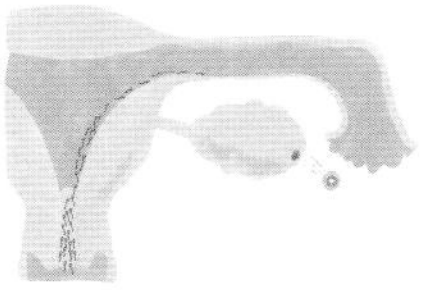

排卵日をできる限り正確に予測して夫婦生活を持つ

人工授精の適応

▶排卵に問題がない
　… 排卵誘発剤で排卵可能な場合も適応
▶卵管の通過性に問題がない
　… 卵管の通過性に問題があっても子宮卵管造影検査で開通した場合も適応
　… 卵管鏡下卵管形成術、腹腔鏡手術などで開通できた場合も適応
▶精子の数、運動精子の数に若干の問題はあるが、精液調整後の精子の数、運動精子の数にあまり問題がない
　… 服薬などで改善が見込める場合も適応
　… 精索静脈瘤があり手術によって精子が改善された場合も適応
▶軽度の抗精子抗体がある

etc…

精子を
調整する
排卵に合わせ、運動精子のみ
を子宮へ注入する

体外受精の適応

● 通常媒精（C-IVF）の適応
▶排卵に問題がある
▶卵管の通過性に問題がある
▶精子の数、運動精子の数に問題はあるが、精液調整後の精子の数、運動精子の数に大きな問題がない
▶抗精子抗体がある
▶性生活で妊娠できなかった期間が１年以上で一般的な検査で夫婦ともに問題が見つからない
▶妻の年齢が 40 歳以上である

● 顕微授精（ICSI）の適応
▶ C-IVF（コンベンショナル IVF：通常媒精）では受精しなかった
▶重度の抗精子抗体がある
▶精子の数、運動精子の数が極端に少ない
　… 無精子症の場合、精巣や精巣上体から精子が回収できた場合も適応

etc…

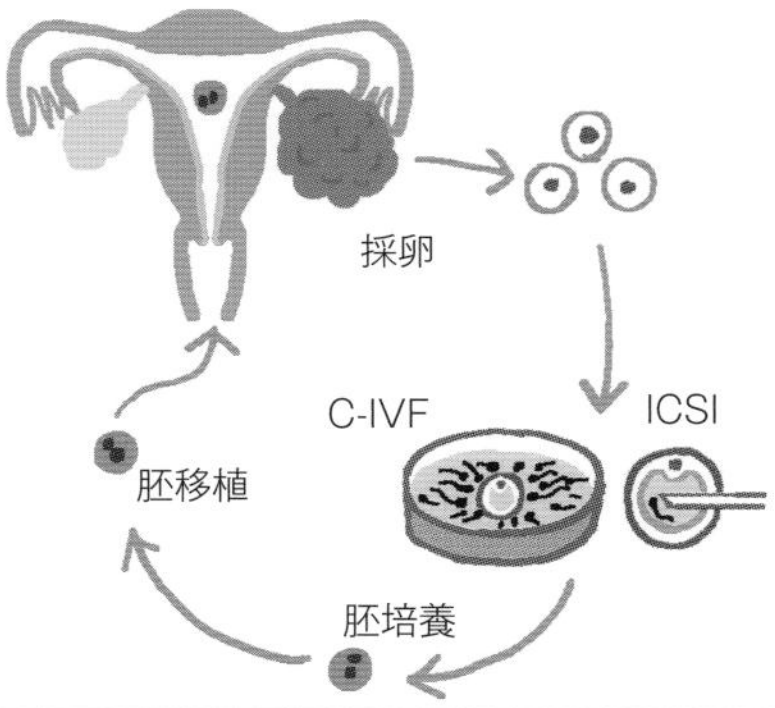

3、精子が卵子の中に入ることはできたが、受精が完了しなかった

● 顕微授精

体外受精治療周期で通常媒精（C－ＩＶＦ）を行ったが受精が完了しなかった場合は、卵子の質や精子の質に問題があったことが考えられます。

排卵誘発方法の見直し、また食生活など日常生活からのアプローチも踏まえて次回の受精方法を検討します。

多精子受精になった場合は、次回は顕微授精で受精を試みます。

＜検 討＞

検査や性生活、人工授精では、受精の完了を確認することができません。体外受精を行った際に、通常媒精や顕微授精の翌日に２つの極体や前核がなく受精が完了していない、また多くの精子が進入したのか前核が３つ以上ある異常受精を起こした場合には、次回は顕微授精を検討します。

顕微授精で前核が３つ以上あった場合は、多精子受精ではなく卵子の染色体に問題があったことが考えられます。

4、卵子が卵管膨大部にいなかった

● タイミング療法　● 人工授精　● 体外受精

そもそも排卵が起こっていない場合には、排卵誘発をして排卵が起これればタイミング療法を含めた性生活か、人工授精で妊娠を目指すことができます。排卵はあり、避妊しない性生活を１年以上送っても妊娠が成立していない場合は、卵管采が卵子をピックアップできていない可能性があり、体外受精を検討することもあります。

＜検 査＞

排卵の有無については、ホルモン検査や超音波検査をすることでわかります。卵胞を育てる卵胞刺激ホルモン（ＦＳＨ） や黄体化ホルモン（ＬＨ）の基礎値とその関係、卵胞の発育とともに増加する卵胞ホルモン（Ｅ２：エストロゲン）の値などから判断します。

＜検 討＞

卵管采が卵子をピックアップできているかどうかは検査をする方法がありません。１年以上避妊しない性生活を送っても妊娠が成立しない、また治療施設で排卵を確認し性生活を持つ、タイミング療法で妊娠が成立しないなどの治療歴からピックアップ障害が疑われ、体外受精が検討されます。

胚3

胚の発育のようすと体外培養の方法は？

胚の発育のようすは？

卵子の卵細胞膜（透明帯の内側にある膜）を破り、1個の精子が卵細胞（卵子そのもの）へ進入すると、卵子の透明帯が変化し、卵子の周りに群がる他のすべての精子の進入をブロックします。これにより、1個の精子が卵子と受精することができます。

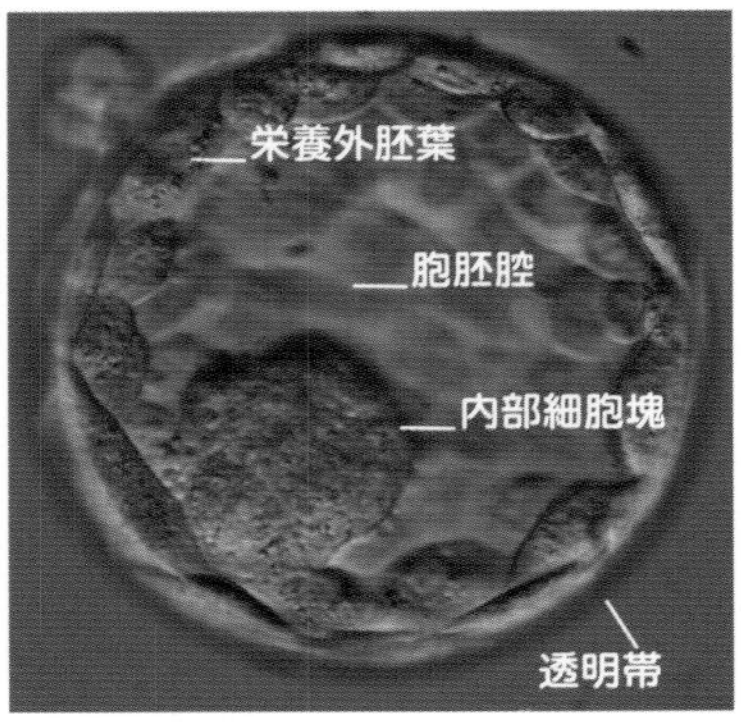

胚盤胞には、将来赤ちゃんになる内部細胞塊と将来胎盤になる栄養外胚葉があります。また、胚の中央には、胞胚腔という空間があります。

卵子に精子が進入して、受精が完了すると、細胞分裂が始まって2つの細胞が見られるようになり、2日後には4つの細胞、3日目には8つと、細胞数を倍々に増やし発育していきます。細胞発育に従って細胞数は増えますが、1つずつの細胞は小さくなっていきます。

また8細胞期あたりからは、細胞と細胞のくっつきが強くなり（コンパクション）、4日目には桑の実のように見える桑実胚になり、5日目には将来、赤ちゃんになる内部細胞塊と、将来、胎盤になる栄養外胚葉を持つ胚盤胞へと発育します。

こうして受精後から胚盤胞になるまで、卵管液から栄養をもらい、卵管上皮の線毛の運動と卵管液の流れに乗って子宮へと運ばれていきます。

体外培養のようすは？

通常媒精、または顕微授精の場合、受精を行った約17時間後には2つの極体と2つの前核が見えるようになり、受精が完了したことがわかります。その後、2つの前核は1つになり、ふたりの遺伝子が融合します。こうした受精のようすは、体外受精を行った場合に確認することができます。

その後の胚は、性生活や人工授精で妊娠した場合と変わりなく発育していきますが、体外で培養する場合は、その発育状況、状態を確認することができます。

胚に栄養を与え、老廃物を受け取る卵管液の役目は培養液が担います。

8細胞期あたりから必要となる栄養が変わることに合わせて、2種類の培養液を使い分けるシーケンシャルメディウムと、胚は成長に合わせて必要な栄養を利用しているとの考えから、受精から胚盤胞まで1種類の培養液を使う、シングルステップメディウムの大きく2つがあります。

管理のしやすさや成績の差もないこと、受精から胚盤胞到達までタイムラプス型インキュベーターで培養することができるようになったことなどから、シングルステップメディウムを採用する治療施設も増えています。

卵管の環境の役割は、インキュベーターが担います。

温度、酸素濃度、二酸化炭素濃度などを一定に保つことができ、胚が育つ卵管環境を再現します。

インキュベーターには、いくつかの種類があり、最近では1つの扉に1カップルの胚を培養する個別型インキュベーターが主流です。胚の発育状態は、インキュベーターから出し、顕微鏡で確認する必要があります。

タイムラプス型インキュベーターは、庫内に内蔵されたカメラで胚を一定間隔で撮影し、インキュベーターから出すことなく観察できます。これにより胚へのストレスが軽減され、胚盤胞到達率が上昇した治療施設も多いようです。撮影された写真を連続することで動画のように胚の発育を確認できることから、受精から胚盤胞へと発育する一つひとつの胚発育の様子がわかるようになってきました。

体外受精の場合　胚盤胞培養までのようす

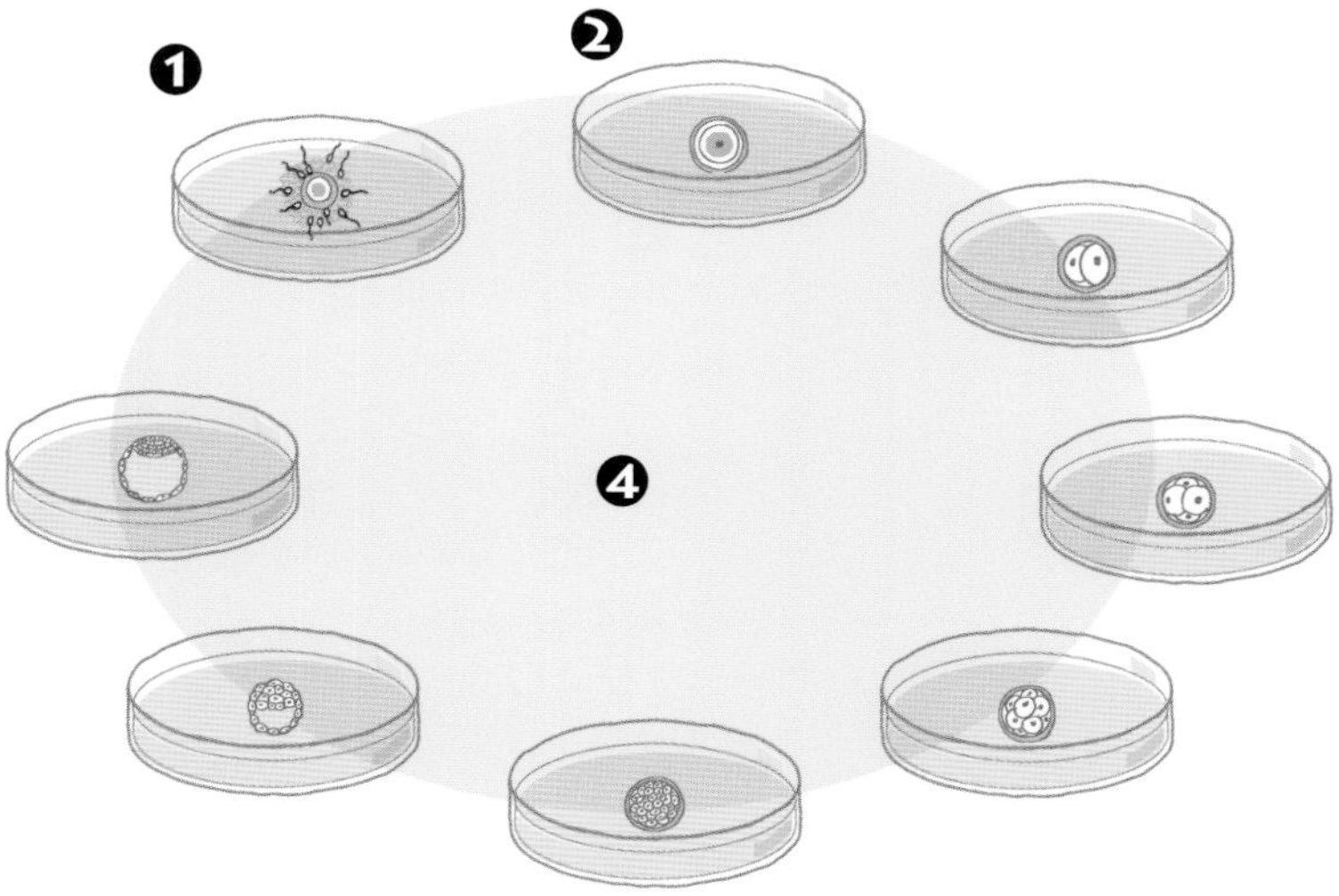

❶❷ ディッシュ上で卵子と精子は出会い、受精します。受精の完了は、C-IVF または、ICSI の約 17 時間後に確認します。

❸ 飲み薬、貼付薬、膣座薬、注射薬などの黄体ホルモン剤で黄体ホルモンを補充し、子宮内膜を着床しやすい環境に整えます。

❹ 胚は、培養液から栄養をもらいながらインキュベーターの中で発育します。

❺ 胚移植によって、胚は子宮へと戻ります。

性生活や人工授精の場合　受精から着床までのようす

❶ 卵子と精子が出会う

卵管膨大部へと泳ぎ着いた精子は、ここで卵子と出会います。タイミング的には精子が卵子を待つのがいいといわれています。なぜなら卵子の寿命が 24 時間程度といわれるのに対し、精子の寿命は 3 日程度と長く、また、卵子の受精可能な時間が排卵から 8 〜 12 時間程度といわれているからです。

❷ 卵子と精子が受精する

卵子と出会った精子は、卵子に頭をくっつけて群がります。精子の頭部には先体があり、そこから分泌される酵素で、少しずつ卵子の透明帯を溶かしていきます。

射精時には 1 〜 3 億個もいる精子ですが、卵子にたどり着くのは数百個で、そのうち卵子にくっつくことができる精子は数十個ほどではないかといわれています。また、受精に挑む間に力尽きていく精子も少なくありません。その中で最初に透明帯を破り、運良くグイっと頭を入れることのできた精子と、卵子は受精します。

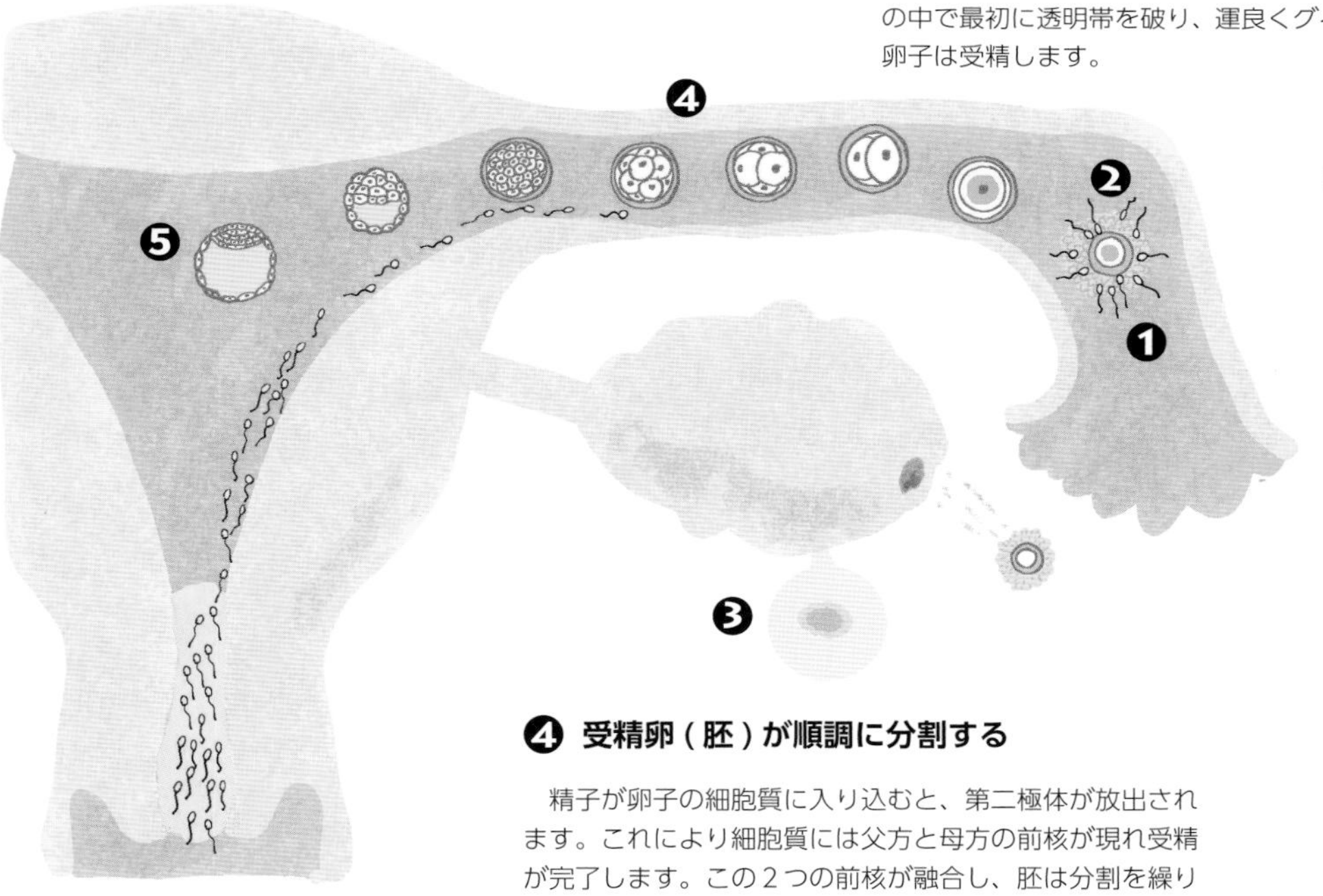

❸ 正常な黄体が形成される

排卵後、卵巣に残った卵胞は、黄体に変化します。黄体には、黄体ホルモンを活発に分泌して、子宮内膜を着床しやすい環境に整える役割があります。妊娠するためには、正常な黄体が形成される必要があり、黄体が正常に形成されるためには、卵胞が十分に発育し成熟することが大切です。

❹ 受精卵 (胚) が順調に分割する

精子が卵子の細胞質に入り込むと、第二極体が放出されます。これにより細胞質には父方と母方の前核が現れ受精が完了します。この 2 つの前核が融合し、胚は分割を繰り返し発育していきます。

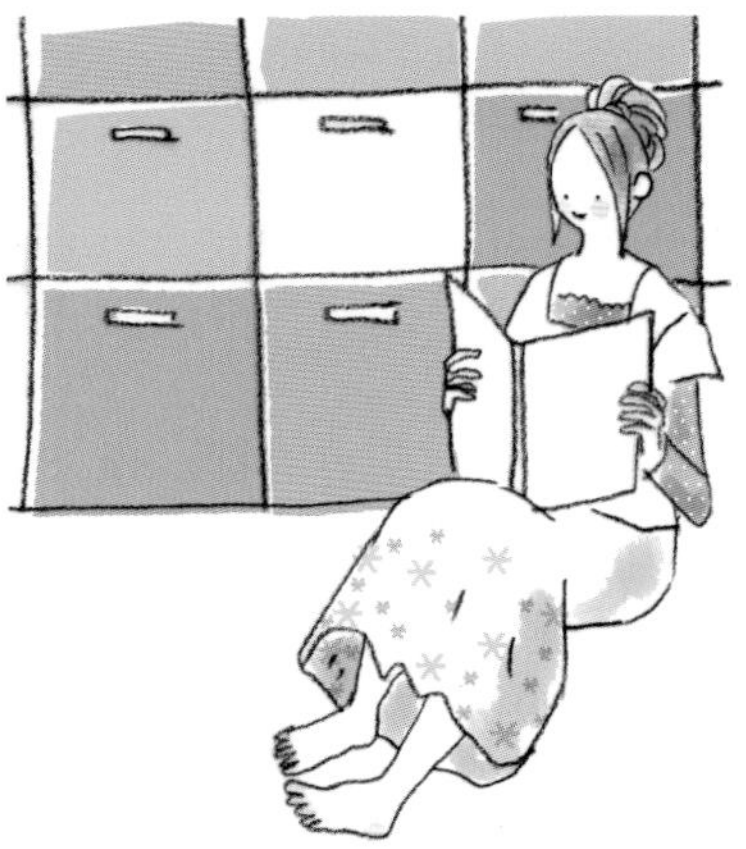

❺ 胚が子宮に運ばれる

胚は、2 細胞、4 細胞、8 細胞と細胞数を増やし、発育しながら卵管の中を通り、子宮へと運ばれていきます。受精から約 5 日目には胚盤胞へと成長し、子宮に到着して着床へと進みます。胚が順調に発育するためには、卵子と精子の染色体に異常がないことも重要です。

胚 4

受精した胚は、順調に発育するの？

順調に発育する胚としない胚

胚の発育は、いつも順調とは限りません。

順調に発育しない要因には、卵子や精子、また胚の染色体の問題と卵子のエネルギーや精子のＤＮＡの問題などがあげられます。

染色体の問題については、卵子や精子の染色体の数や形の問題です。

たとえば、排卵される卵子の約25％、胚の発育過程の約40％、着床期となる胚盤胞でもその約25％に染色体の問題は起こり、その多くは発育が止まり、淘汰されると考えられています。なかには染色体に問題があっても妊娠する胚もありますが、妊娠初期に流産する可能性が高いことが知られています。ただし、染色体に問題があっても、無事に生まれて、成長する赤ちゃんもいます。

卵子の染色体の数の問題は、女性の年齢が高年齢になるに従って確率が高くなります。

体外受精の場合は、自然妊娠で赤ちゃんを授かるカップルよりも年齢が高い傾向があることから、染色体の数の問題は若干多いかもしれません。

次に卵子のエネルギーと精子のＤＮＡの問題についてです。精子にはＤＮＡを修復する酵素がないため、受精した精子のＤＮＡに傷がある場合は、卵子が修復します。精子のＤＮＡの傷が多く、卵子のエネルギーが低いと、精子のＤＮＡの修復に卵子のエネルギーが費やされ、その後の胚の発育に影響を与えると考えられています。

30代後半から増える胚の染色体数の問題

年齢を問わず、染色体数に問題のあるケースは意外と多く、前述の通り、卵子の約25％は染色体異常とされていて、なかでも染色体の数が1本多い、または少ないなどの数の問題は偶発的に起こります。

染色体の数に問題のある胚の割合は、30歳頃からゆるやかに、30代後半からは着実に上昇し、40歳以上では顕著にみられるようになります（グラフ2）。

体外受精では、一般的に胚盤胞のほうが妊娠率が高いとされていますが、それは胚盤胞へ到達する胚は染色体の問題が少なく、生命力がある胚だと考えられているからです。

しかし、実際には胚盤胞にも染色体異常のある胚は見つかっています。

それは、胚盤胞のグレードと染色体異常についての調査からもわかります（グラフ4）。

卵子、または胚の染色体に問題が起こる確率

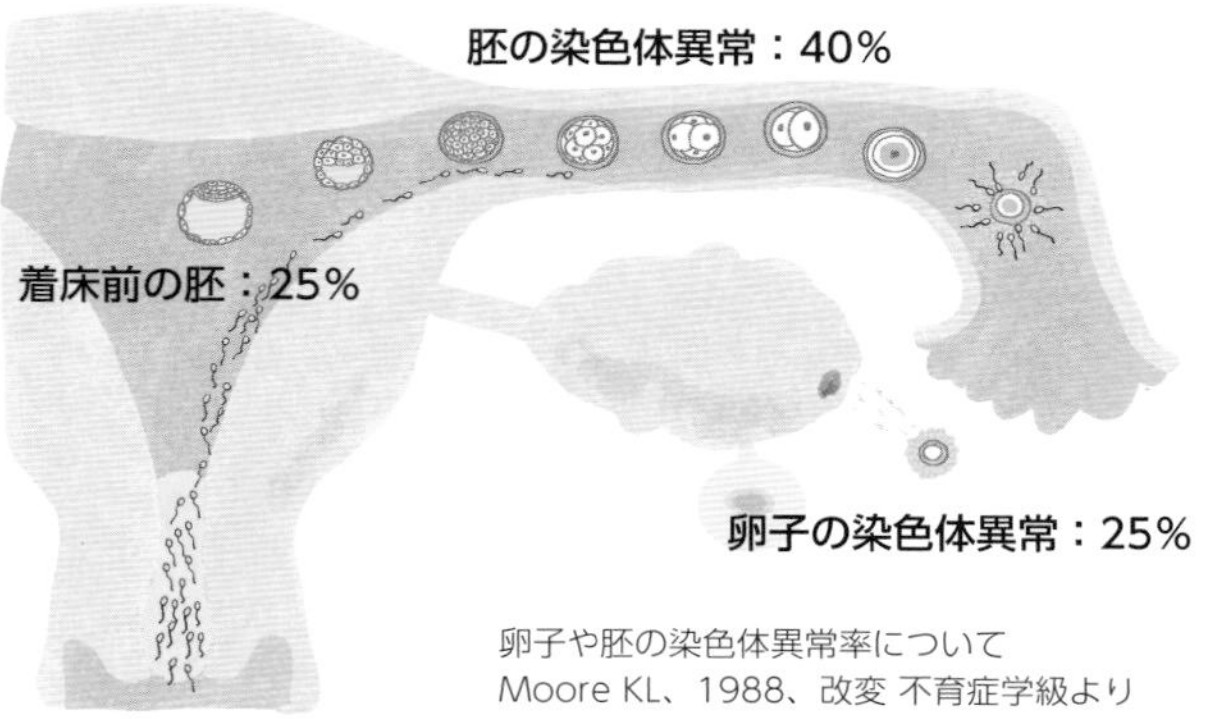

卵子や胚の染色体異常率について
Moore KL、1988、改変 不育症学級より

女性は、卵巣の中で一生分の卵を約 200 万個蓄えて生まれてきます。それは原始卵胞と呼ばれ、染色体の数を半分に減らす減数分裂の途中の状態で、初経を迎えるまで眠り続けます。排卵周期を迎えると、途中だった減数分裂を再開させ、排卵されるまでの間に染色体の数を半分に減らします。これが卵子です。減数分裂は２回起こりますが、１回目の減数分裂が完了した証拠が第一極体なのです。

２回目の減数分裂は、受精時に起こり、このスイッチを入れるのが精子の役割の１つです。受精することで減数分裂のスイッチが入り、減数分裂が完了すると第二極体が放出され、23 本ずつの染色体を持った卵子と精子が１つになり、人となる 46 本の染色体を持った胚になります。卵子は、この減数分裂で染色体を半分に分けることができないことが意外と多くあるようです。

この調査では、グレードを優、良、並、不良と形態評価した場合、評価の高い胚に正常胚が多くあったことと同時に形態評価が高くても、染色体に問題を抱える胚も多いと伝えています。

染色体の数の問題のうち、モノソミー（どこかの染色体が1本しかない）は着床が難しい胚で、トリソミー（どこかの染色体が3本ある）は着床しても、その多くが生化学妊娠か、流産になりますが、生まれてくる可能性もある胚です。

染色体に2種類以上の複雑な問題を持つ胚の場合も、着床は難しく、着床しても生化学妊娠か流産になると考えられます。

これらのことから、胚の染色体の数の問題は、年齢が上がると起こりやすく、それが胚の発育に影響を与えること、また順調に発育したように見えても、実は染色体の数の問題を抱える胚があることを覚えておきましょう。

染色体の数を調べる

現在、国内では、2021年12月末日まで日本産科婦人科学会から承認を受けた治療施設が臨床研究として、PGT-A（着床前胚染色体異数性検査）を行っています。

2回以上胚移植をしても妊娠が成立（臨床的妊娠：胎嚢確認ができた）しなかった、または2回以上胚移植をしたが流産（臨床的流産：胎嚢確認後の流産）になったカップルが対象です。

年齢別 卵子の染色体異常率

グラフ2

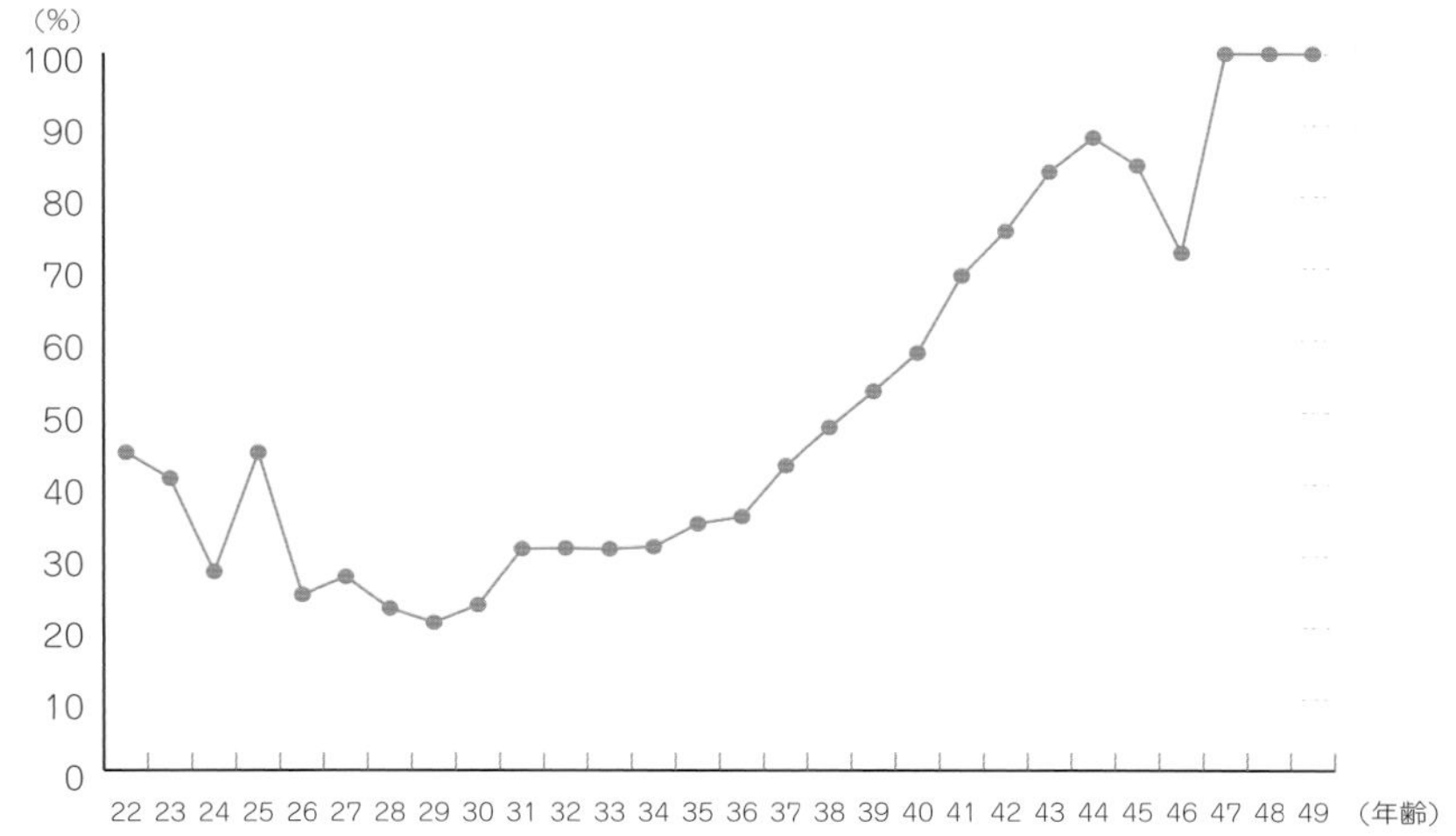

Franasiak JM, et al: Fertil Steril 101, 656-663, 2014

染色体の数に問題のある胚の割合は、35歳くらいから上昇していきます。
これは、加齢による卵子の質の低下が要因となっています。

胚盤胞のグレードと染色体異常

グラフ4

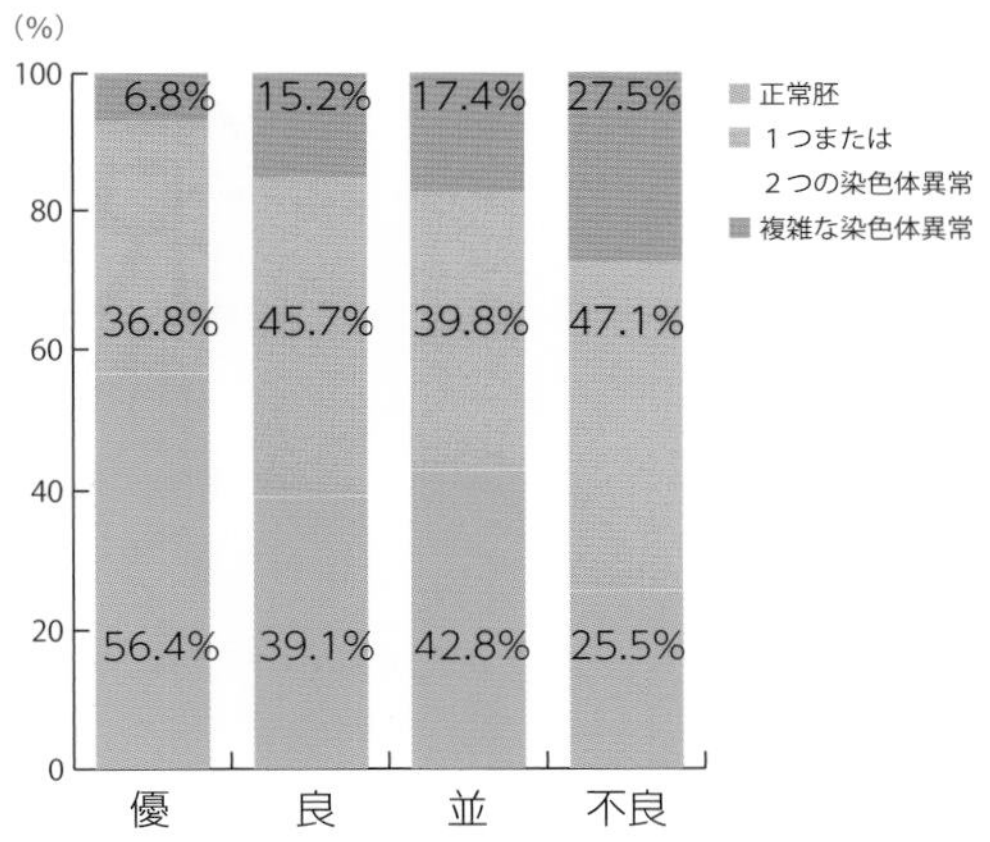

胚は、受精から5日目、6日目になると胚盤胞になります。
その5日目、もしくは6日目の胚盤胞がどのくらいのスピードで発育してきたか、内部細胞塊や栄養外胚葉の細胞数はどうかなどの見た目から評価をします。
そこから優、良、並、不良と分けたところ、優の胚盤胞の約半分が染色体異常のない胚でした。評価が下がるに従って、正常胚の割合が少なくなる傾向にありました。

Human Reproduction, Vol.29, No.6 pp. 1173-1181, 2014

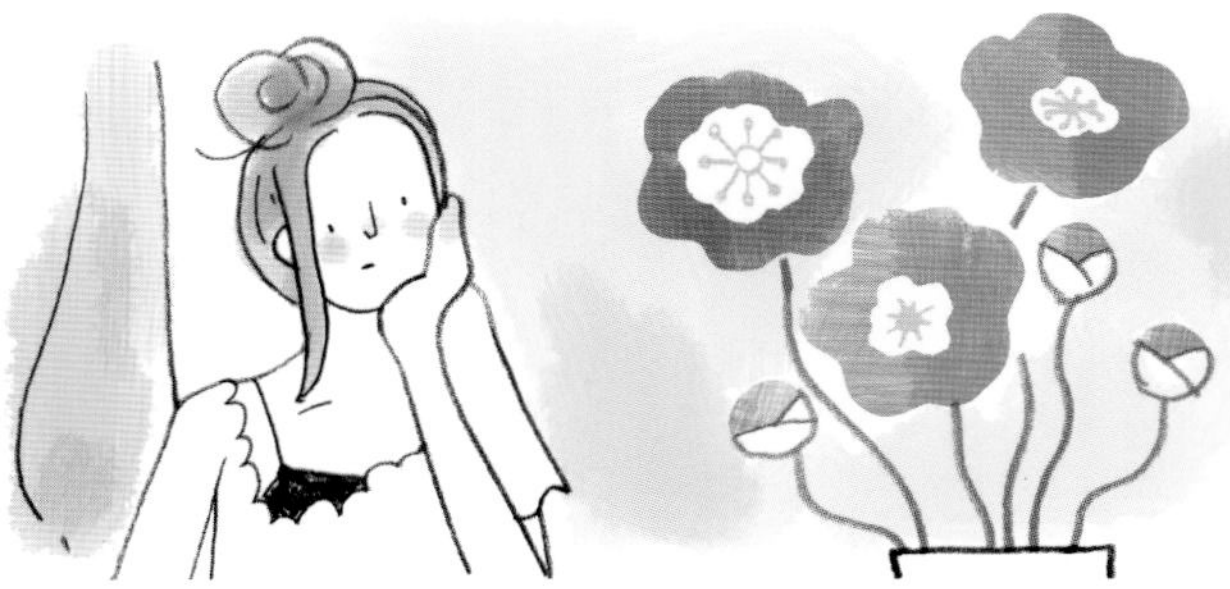

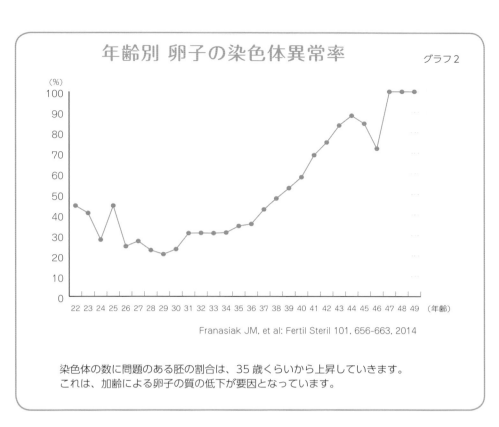

胚 5

胚の評価と移植胚の選択は？

胚を評価する方法は？

体外受精では、発育中の胚の評価をし、胚移植に備えます。評価は胚の発育段階に応じて行い、発育スピードや細胞の状態、形などを観察します。

初期胚はVeeck分類で、胚盤胞はGardner分類で評価する治療施設が多く、またそれぞれ独自の評価方法を加えている施設もあります。

従来型や個別型のインキュベーターで培養した場合、1日に1回インキュベーターから取り出し、胚の発育の確認と評価をします。シーケンシャルメディウムで培養している場合は、受精から3日目、8細胞期になった頃に培養液の交換を行います。

近年、タイムラプス型インキュベーターの登場により、インキュベーターから取り出すことなく胚を観察できるようになりました。庫内に内蔵されたカメラで数分〜10分に1回（治療施設ごとに設定が異なります）胚を撮影し、それを連続することで、動画のように胚の発育を確認することができます。

通常のインキュベーターで胚を培養した場合、取り出したタイミングでの胚の発育しか確認することができませんでした。しかし、タイムラプス型インキュベーターによって、培養期間中の発育のようすを観察できるようになったことで、これまでわからなかったこと、判断の難しかったことがわかるようになり、今までの評価に加えて予測もできるようになってきました。

評価の良い胚は？

一般的に形良く、適切なスピードで発育した胚の評価が高くなり、妊娠率も高いとされています。

初期胚は、Veeck分類で評価をします。受精から2日目なら細胞は4つ、割球のサイズが均等で、フラグメント（細胞が分裂する際にできる細胞の断片）のない胚がグレード1と一番評価が高く、妊娠率も良いことがわかっています。

胚盤胞は、Gardner分類で評価し、胚盤胞（受精から5〜6日目の胚）の成長を1から6までの数字で表し、内部細胞塊（ICM：胎児になる細胞）、栄養外胚葉（TE：胎盤になる細胞）の細胞の数や状態をAからCの3段階で表します。

たとえば、3ACという評価の胚盤胞であれば、完全胚盤胞で内部細胞塊は密で細胞が多く、栄養外胚葉の細胞は少ないということになります。

5日目胚盤胞と6日目胚盤胞が同じ3ACだった場合、5日目胚盤胞のほうが高い評価となります。

タイムラプス型インキュベーターに高まる期待

胚の発育にとって問題や障害となるのがストレスです。胚は本来、卵管の中にありますが、体外受精の場合は胚移植に至るまで培養室で管理されます。

胚は、ディッシュの上で培養液に栄養をもらいながら、インキュベーターの中で育ちます。小さな胚にとって、体外環境にはストレスがあり、このストレスが発育へ影響し、また妊娠率にもつながっていきます。

体外受精に臨むカップルの高年齢化から、胚培養におけるストレスの軽減は重要視され、胚をインキュベーターから出さずに観察できるタイムラプス型インキュベーターに期待が高まっています。そして、国内外のいくつかの企業が開発・販売をしていて、中には人工知能（AI）を搭載したものもあります。

タイムラプス型インキュベーターの導入によって胚盤胞到達率が向上した治療施設は多く、各治療施設がホームページや説明会資料などで公表しているデータを合わせ読むと、従来型が約48〜60％（平均54・4％）だったのに対して、タイムラプス型では約60〜70％（平均63・4％）と高いことがわかります（グラフ5）。

すべての患者の胚培養をタイムラプス型インキュベーターで行っている治

療施設もあれば、これまで胚盤胞に到達しなかった人、高年齢の人などを対象に胚培養する治療施設もあります。対象を絞ってタイムラプス型インキュベーターを使用する治療施設の場合、医療費が加算されることもあります。

２０２２年度からは、体外受精にも保険が適用される予定となっていますが、こうした医療機器の使用が医療費にどのように反映されてくるのかも注目されています。

● インキュベーター

卵管環境を模したインキュベーターが、卵子の前培養から受精、胚培養まで担います。従来型は外扉が１つで、中が２段、３段などに分かれ、それぞれ段ごとの扉があり、複数のカップルの胚を培養しています。個別型は、１扉に１カップルの胚を培養しています。従来型も個別型も胚の発育はインキュベーターから出し、顕微鏡で観察します。

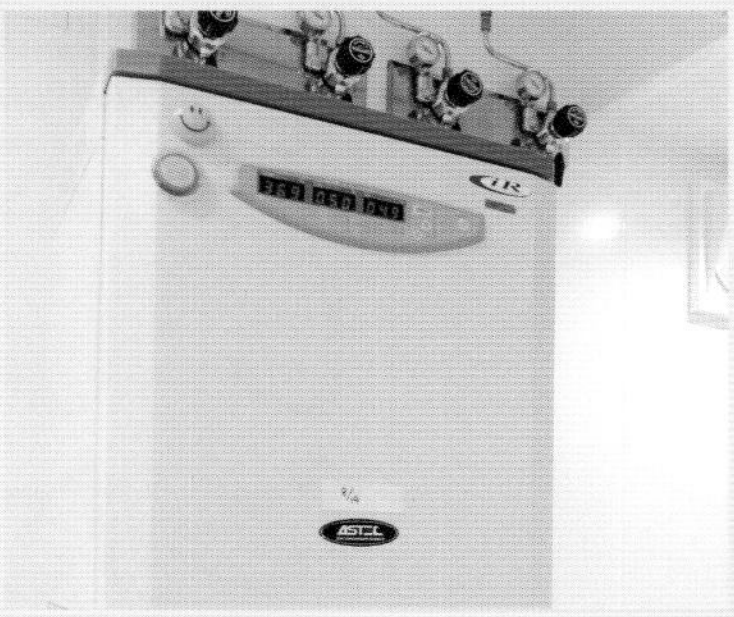

従来型インキュベーター

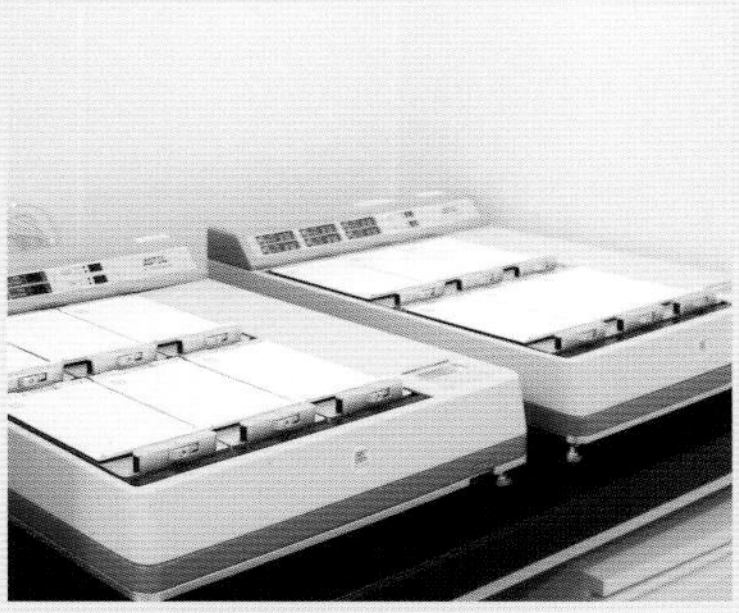

個別型インキュベーター

タイムラプス型は、胚の発育をタイムラプスで撮影するためインキュベーターから出さずに観察することができ、胚へのストレスが少なく、胚盤胞到達率も高くなっているようです。

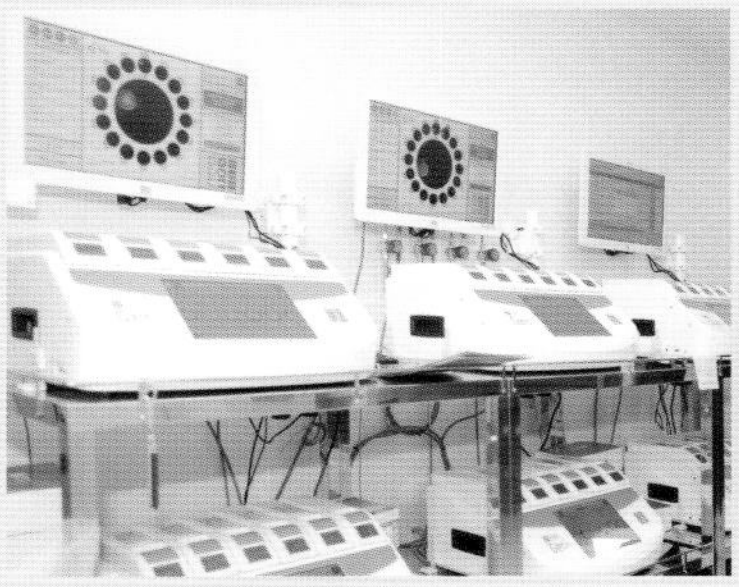

タイムラプス型インキュベーター

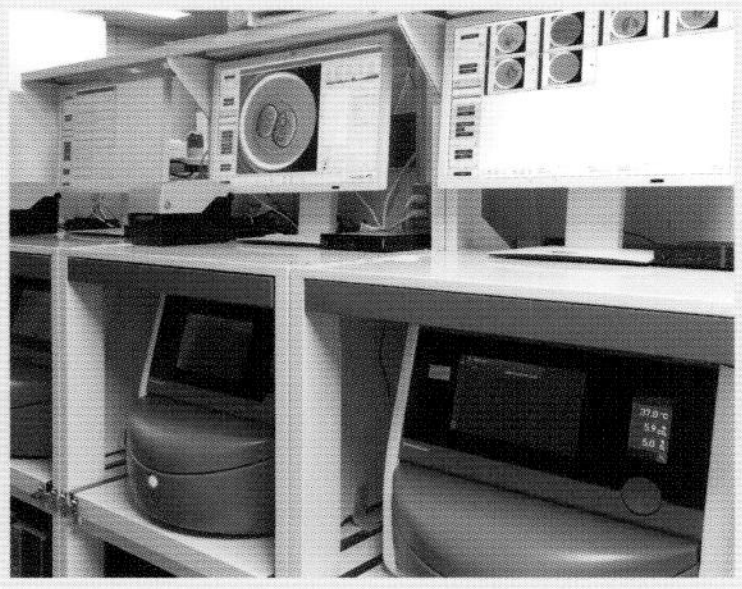

タイムラプス型インキュベーター

インキュベーター別胚盤胞到達率　グラフ５

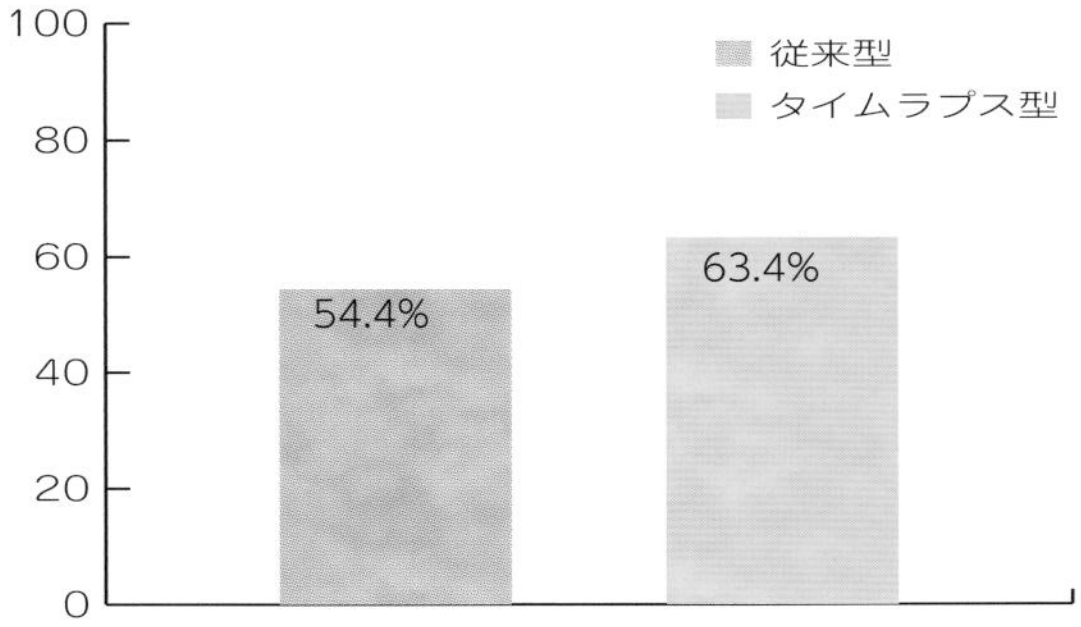

不妊治療情報センター調べ

胚の評価

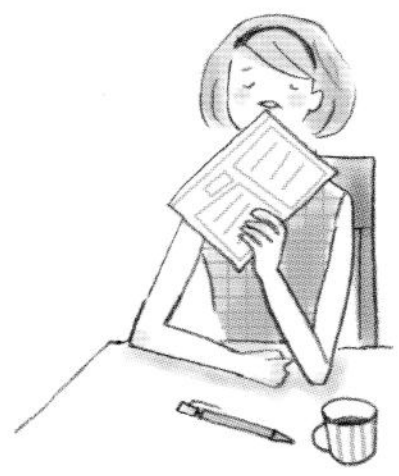

初期胚（Veeck 分類）

グレード **1**
割球が均等
フラグメント
を認めない

グレード **2**
割球が均等
フラグメント
10% 以下

グレード **3**
割球が不均等
フラグメント
10% 以下

グレード **4**
割球が不均等
フラグメント
10% 以上

グレード **5**
割球が不均等
フラグメント
50% 以上

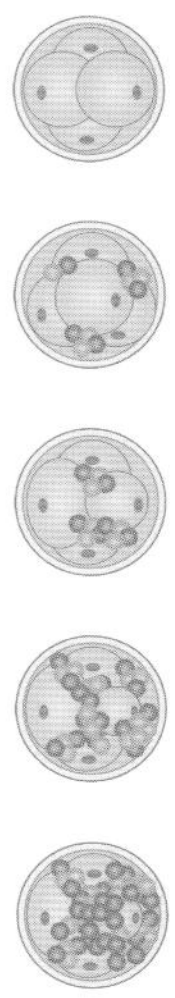

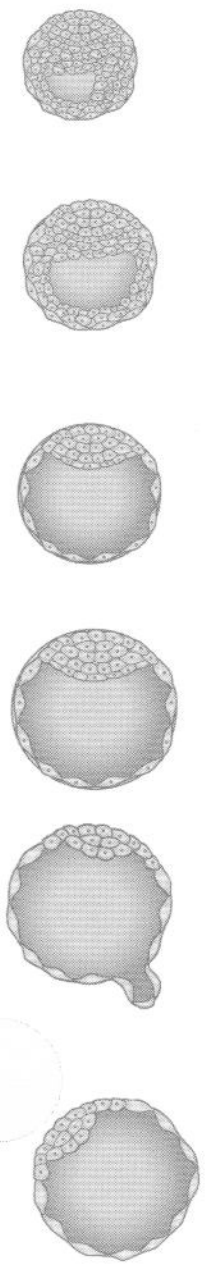

胚盤胞（Gardner 分類）

1 初期胚盤胞
胚盤胞腔が全体の
半分以下

2 胚盤胞
胚盤胞腔が全体の
半分以上

3 完全胚盤胞
胚盤胞腔が全体に
広がっている

4 拡張胚盤胞
胚盤胞腔の容積が
さらに拡張し、
透明帯が薄くなり
つつある

5 孵化中胚盤胞
透明帯から脱出し
始めている

6 孵化後胚盤胞
胚が完全に透明帯
から脱出している

3AC という胚盤胞だったら？

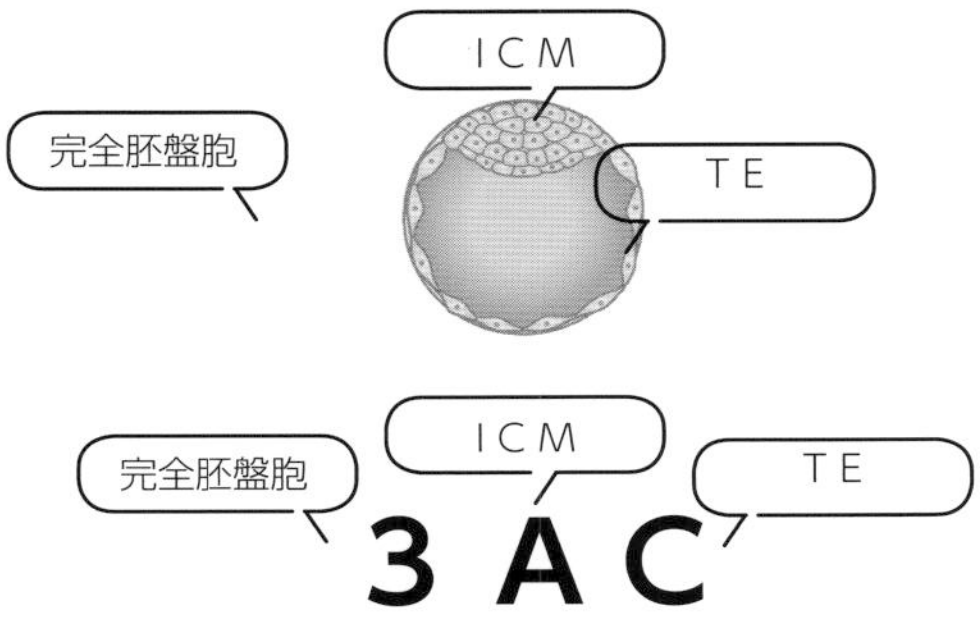

細胞の状態
A：細胞が密で、数が多い
B：細胞がまばらで、数が少ない
C：細胞の数が非常に少ない

着床 1

着床したら、妊娠したということでしょ？

着床は、どのように起こるの？

着床は、妊娠成立するまでの方法を問わず、起こることはみな同じです。

体外受精で、初期胚移植をした場合は、子宮底近くに移植された胚が、卵管内へ入り、胚盤胞へ発育すると子宮へ戻って着床していくとされています。胚盤胞移植の場合であれば、移植後まもなく着床が始まります。

また、卵管に閉塞がある人、卵管を切除した人は、卵管の環境がよくないと考えられ、胚盤胞移植を勧められるケースが多いようです。

では、子宮内膜が胚を受け入れる準備から、どのように着床が起こるのかを見ていきましょう。

1、胚を受け入れる準備

子宮内膜が胚を受け入れる準備は、排卵に向けて卵胞が発育している時期からはじまっています。卵胞が発育するにつれて、卵巣は卵胞ホルモン（エストロゲン）を分泌し、このエストロゲンが子宮内膜を増殖させ、厚くしていきます。

エストロゲンによって厚みを増した子宮内膜は、黄体ホルモン（プロゲステロン）によって着床しやすい環境が整えられていきます。このプロゲステロンは、排卵後の卵巣に残った卵胞が黄体化し、分泌するようになります。体外受精の場合には、黄体ホルモンを補充して着床を助けます。

2、受精から胚の成長

卵管膨大部で出会った卵子と精子は受精し、胚となります。受精後は、卵管内で細胞分裂を繰り返し発育しながら子宮へと運ばれていきます。

胚に栄養を与えるのは、卵管液です。胚は、受精後から8細胞期までは主に卵子の力で、ピルビン酸と乳酸を栄養に発育します。8細胞期以降は、グルコースを栄養にし、胚自体の力で発育するようになります。

3、着床のはじまり

よく胚が子宮内膜の上にちょこんと乗って、そこで育っていくと考えている人がいますが、そうではありません。胚は、子宮内膜に根を生やし、自分の力で内膜へ潜り込んでいきます。

体外受精の場合でも、胚移植後は同じことが起こります。

4、着床の完了

胚は、子宮内膜細胞を分解しながら勢いよく潜り込んでいきます。その際に分泌されるヒト絨毛性性腺刺激ホルモン（ＨＣＧ）が母体の血液中や尿中にも検出されるようになります。血液検査を行うとＨＣＧ値がわかり、その値が妊娠継続の目安となります。

胚が子宮内膜に完全に潜り込むと、その潜り込んだ痕さえ蓋を閉めるように修復し、着床が完了します。この頃、尿検査では妊娠反応が陽性と出ます。

着床が完了すると、黄体は妊娠黄体

血中 HCG の参考値

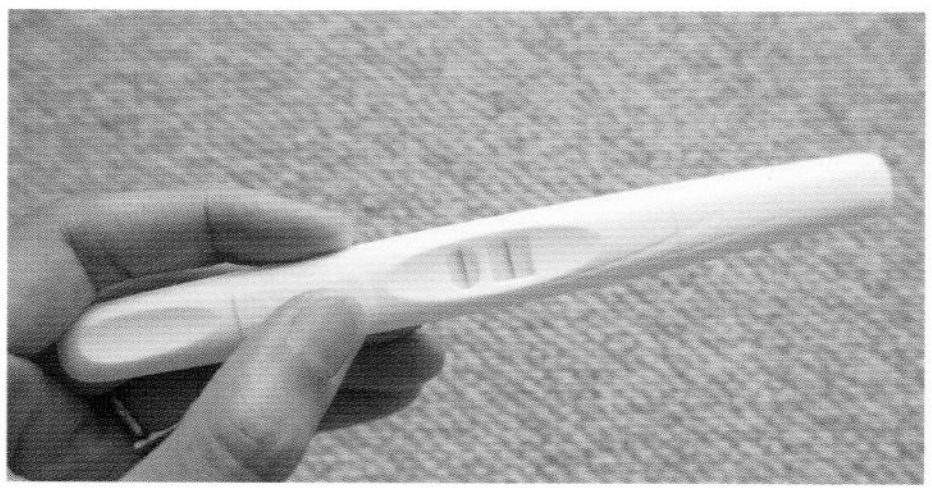

妊娠４週：	20 ～ 500
妊娠５週：	500 ～ 5,000
妊娠６週：	3,000 ～ 19,000

（単位　mIU/ml）

尿中から 50mIU/ml 以上の HCG が検出されれば、尿検査でも妊娠反応が陽性か陰性かがわかります。

病院で妊娠判定を行う以前に市販の妊娠検査薬で調べることもできますが、異所性妊娠（子宮以外の場所）などもあるので、なるべく病院の判定まで待ちましょう。

となり、ますます盛んにプロゲステロンを分泌し、胎盤がつくられるようになるまでの間、妊娠を継続させるために働きます。

そのため、妊娠後も基礎体温は、しばらく高温相が続きます。

着床＝妊娠でしょ？

着床は、妊娠反応が陽性になることでわかります。また、血中ＨＣＧ値からも判断をしますが、これらは生化学的な妊娠反応があるという意味から、生化学妊娠といいます。

妊娠の成立は、超音波検査で胎嚢（赤ちゃんが入った袋）が確認できたことをいい、これを臨床的妊娠といいます。

つまり尿検査が陽性になっただけ、血液中ＨＣＧ値がわかっただけでは、妊娠成立とはなりません。

なかには、生化学的な妊娠反応はあったが、超音波検査で胎嚢確認に至る前に終結してしまうこともあります。一般的によく耳にする化学流産のことですが、これは本来の流産ではなく、流産回数としてもカウントされません。

これまでの月経周期のなかでも、気がつかずに過ごしてしまっている可能性もあります。たとえば「少し月経開始が遅くなった周期があったな」「ちょっと出血がひどい周期があったな」という周期が、これにあたるかもしれません。

その理由となるのが染色体の問題です。28ページで紹介した卵子、胚、着床前胚の染色体異常率からも、染色体の問題による生化学妊娠が多いことが予測できます。

また、妊娠22週（赤ちゃんがお母さんのお腹の外では生きていけない週数）より前に妊娠が終わることをすべて流産といいます。全妊娠の約15％に起こるといわれますが、年齢が上がれば、流産率も上がります。また、妊娠初期に起こる流産の70～80％は胎児の染色体の問題とされています。

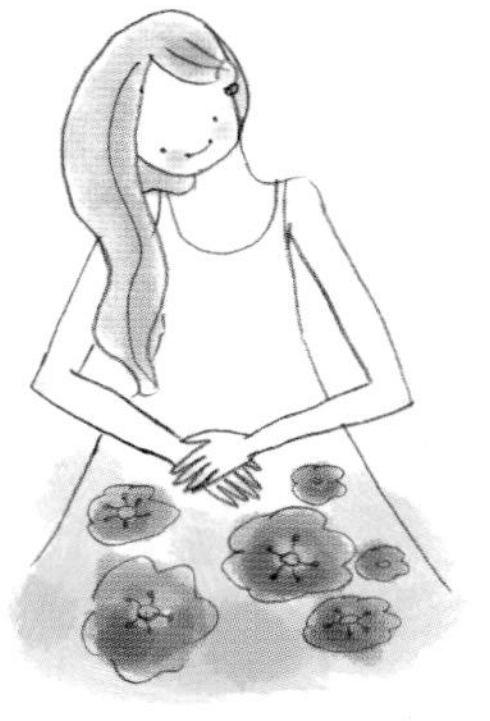

着床の様子

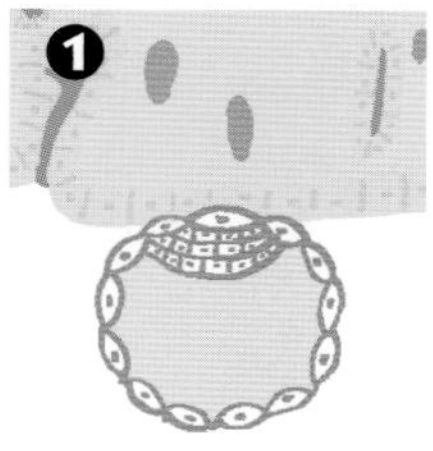

胚は、透明帯から脱出して将来赤ちゃんになる細胞（内部細胞塊）を子宮内膜にくっつけます。これが着床の始まりです。

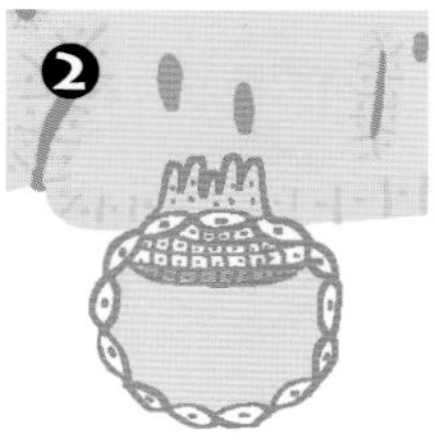

胚は、絨毛という根のようなもので子宮内膜に潜り込むようにして着床を進めていきます。

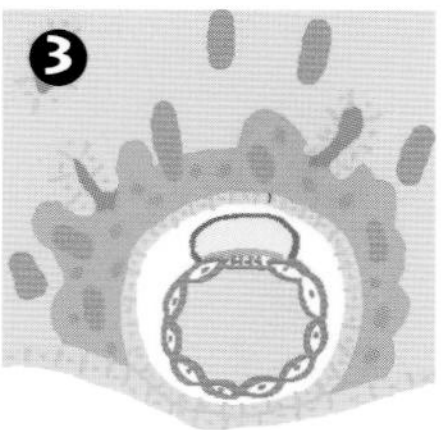

子宮内膜に潜り込んでいく間にも、まわりの細胞を取り込み、自分のものにしながらさらに潜り込んでいきます。このとき、分泌されるのがHCG（ヒト絨毛性性腺刺激ホルモン）です。

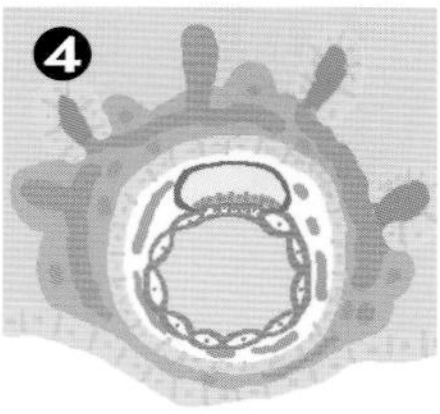

胚は、勢いよくHCGを分泌し、このホルモンが血液、または尿中から検出されることで妊娠反応が陽性になります。

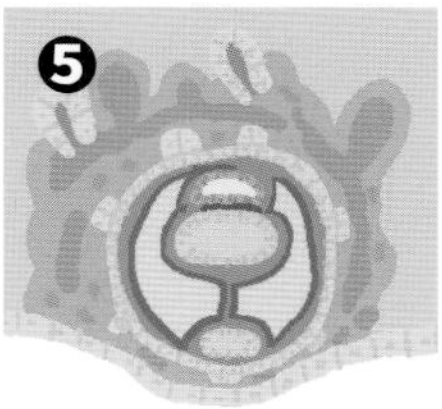

胚は完全に潜り込むと、その痕を塞ぎ、修復します。胚が完全に子宮内膜に潜り込んだら着床は完了です。

胎嚢の確認

妊娠５週目頃になるとエコー検査で胎嚢が確認できるようになります。胎嚢は、胎児が入ってる袋のことで、エコー検査では、まだ赤ちゃんは見えませんが、この袋を確認することができます。

妊娠６週目頃では、エコー検査で胎児の心臓が動いているのが確認できるようになり、この頃になると妊娠継続率も高くなり、一安心です。

妊娠週数は月経周期０日がスタートで、自然妊娠であれば「生理がこないなぁ」と思う頃が妊娠４週から５週くらいになります。また、出産予定日は、妊娠 40 週０日になります。

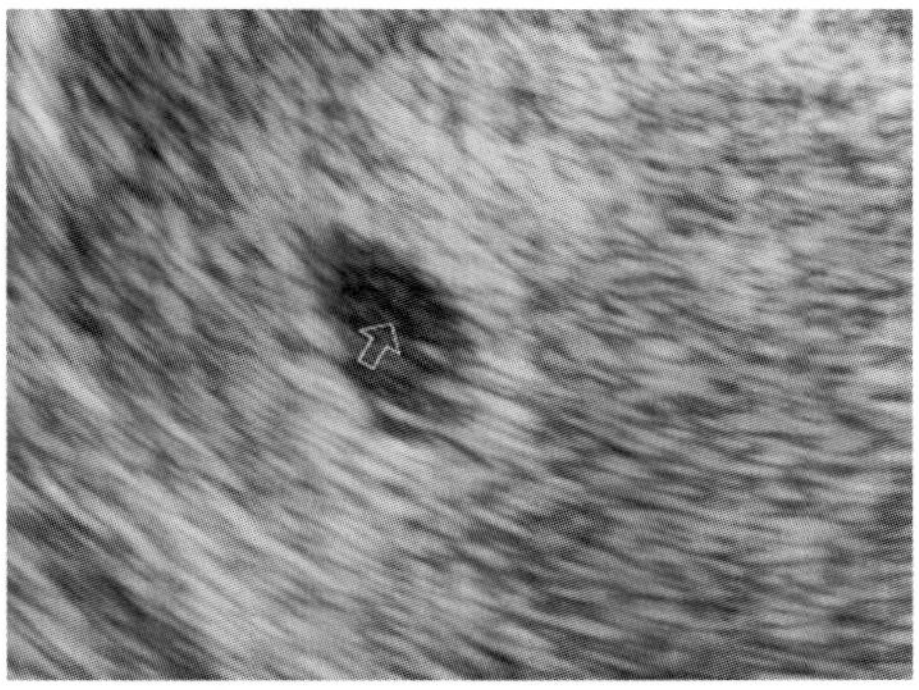

提供：佐久平エンゼルクリニック

着床
2

移植する胚は、どのように決めるの？

移植する胚を決める

胚移植前には、移植する胚の選択をしなければなりません。ここで、移植胚を決めるときのポイントを見ていきましょう。

①胚の評価から考える

移植する胚は、グレードが良いものから選択するのが一般的です。

なぜなら、グレードの高い胚のほうが妊娠率が高いことがわかっているからです。胚の発育ステージに合わせ、初期胚はVeeck分類で、胚盤胞はGardner分類で評価します（31ページ）。

一般的には、初期胚よりも胚盤胞のほうが妊娠率が高いといわれていますが、実際には個人差があります。胚盤胞になかなか到達しない人やこれまでの治療歴から胚盤胞で妊娠が成立していない場合などでは、初期胚移植をすることで妊娠が成立するケースもあります。

では胚盤胞において、その評価によって、どれくらいの妊娠率が推定されるかについては、２０１１年にHuman Reproductionで発表された論文が参考になります（※1）。これは、１１１７周期の新鮮胚単一胚盤胞移植の評価と生児獲得率を調べたもので、この論文によると胚盤胞移植においてＩＣＭ（内部細胞塊：将来赤ちゃんになる細胞）よりもＴＥ（栄養外胚葉：将来胎盤になる細胞）のグレードを重視すべきだと発表しています。（表1）。

４ＡＢと３ＢＡでは、４ＡＢのほうが評価が高いと考えますが、実際には妊娠率に大きな差はないことが表から見てとれます。むしろ３ＢＡの胚盤胞のほうが若干妊娠率が高いくらいです。

②評価だけではわからない？

胚の評価は、主に形態評価になります。順調に形良く成長した胚の評価が高く妊娠率も高いのですが、実際にはグレードだけではわからないこともあります。なぜなら、胚に染色体異常があっても、順調に形良く成長する胚も

胚盤胞の評価と生児獲得率

（表１）

4ABの胚盤胞と3BAの胚盤胞と比べてみましょう。評価からすると、4AB（拡張胚盤胞：ICMの細胞は密で多い：TEの細胞はまばらで数が少ない）のほうがいいのかと思いますが、生児獲得率からすると3BA（完全胚盤胞：ICMの細胞はまばらで数が少ない：TEの細胞は密で多い）の胚盤胞との差はあまりありません。これを１つの参考に、移植胚の選択時に栄養外胚葉の評価にも注目してみましょう。

（%）

胚盤胞の成長とICM	4A			3A			4B			3B			4C			3C		
TE	A	B	C	A	B	C	A	B	C	A	B	C	A	B	C	A	B	C
32歳	56	45	14	52	40	12	51	40	12	47	35	10	31	22	5	27	19	4
35歳	51	39	11	46	35	10	46	35	10	41	30	8	27	19	4	23	16	4
39歳	44	32	9	39	28	7	39	28	7	34	24	6	21	14	3	18	12	3
40歳	42	31	8	37	27	7	37	27	7	33	23	6	20	14	3	17	11	2
45歳	33	23	6	29	20	5	29	22	5	25	17	4	15	10	2	12	8	2

※1　Hum Reprod. 2011 Dec;26(12):3289-96.doi: 10.1093

あるからです。これは、２０１４年にHuman Reproductionで発表された論文が参考になります。グラフ４（28ページ再掲）の胚盤胞のグレードと染色体については、優と評価された胚の約57％は染色体に問題のない正常胚でした。グレード評価が良・並・不良と低くなれば、正常胚の割合は少なくなり、形態評価は参考になるといえます。ただ、優と評価された約44％は染色体に問題を抱えている胚盤胞でした。形よく順調に発育した胚であっても、着床の難しい、また流産になりやすい胚もあることがわかります。

では、５日目、６日目、７日目胚盤胞ではどうかとなると、それぞれ染色体に異常のない胚には大きな差はありません。成長スピードの遅い胚であっても、形態評価がよければ染色体に問題がない胚があることから、「６日目胚盤胞だから」「７日目胚盤胞だから」と落胆せずに、妊娠に期待が持てることを示唆しています（グラフ６）。

これらの結果から、順調なスピードで形良く発育した胚にも、染色体に問題のある胚が意外と多いこともわかります。

移植胚選択の際に、こうした論文なども参考としながら、医師や胚培養士とよく相談しましょう。

いずれの治療施設でも移植胚の選択、決定に関しては、主に形態評価を参考にしています。最近では、タイムラプス型インキュベーターで胚培養をする施設も増え、１つ１つの胚の細胞分裂の様子、発育スピードなどがよりわかるようになってきました。

また、胚の染色体数については、ＰＧＴ-Ａ（着床前胚染色体異数性検査）をすることでわかり、問題のない胚を移植することで妊娠への期待が高まります。

胚盤胞のグレードと染色体異常

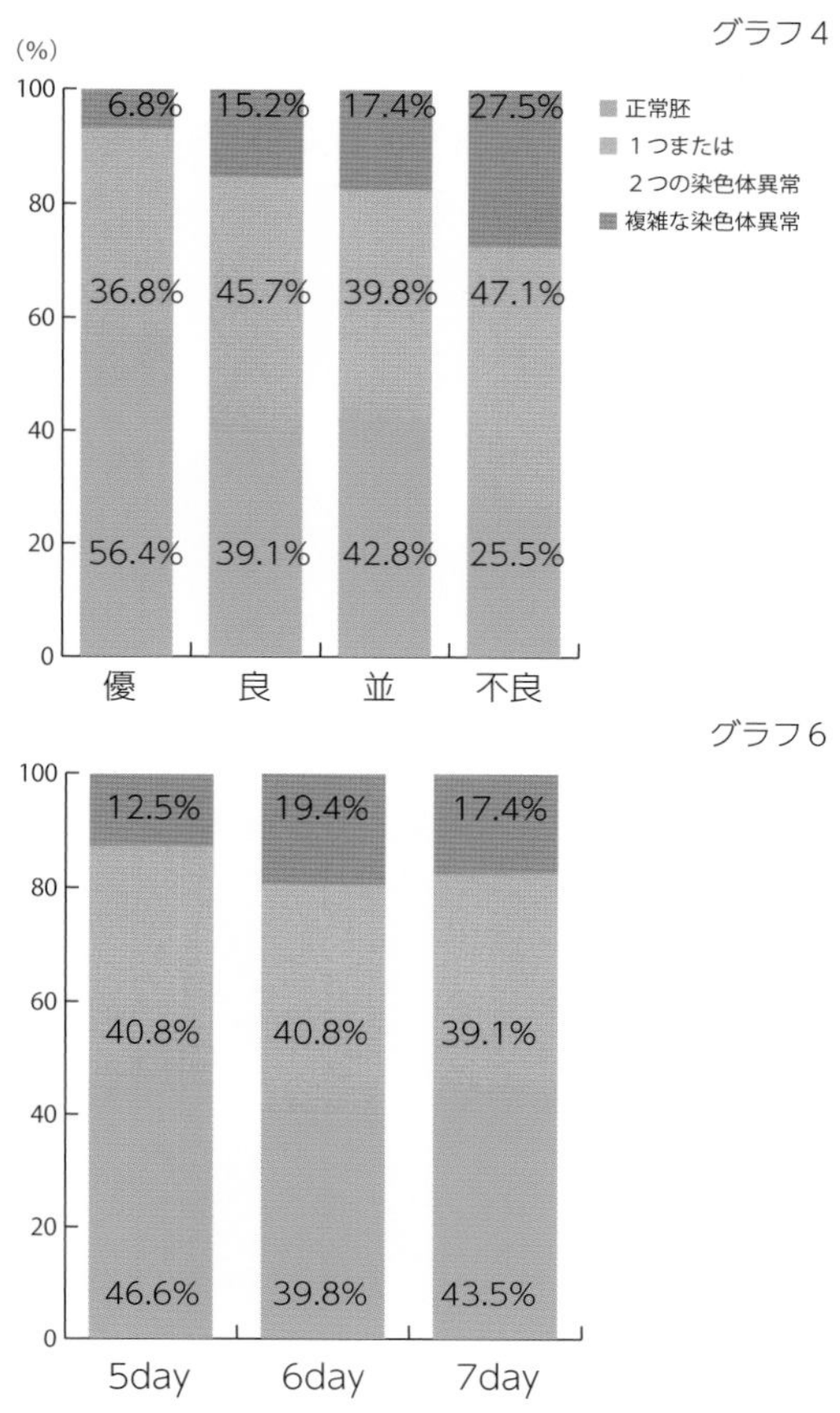

Human Reproduction, Vol.29, No.6 pp. 1173-1181, 2014

染色体の問題には…

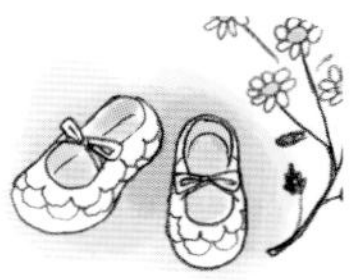

胚の染色体異常には、数の問題と形の問題があります。

数の問題は、１～22番の常染色体か23番目の性染色体のどこかが１本少なかったり、多かったりすることをいいます。これを染色体の数的異常といい、偶発的に起こります。誰にでも起こる可能性があり、これは防ぐことができません。ただ、女性が年齢を重ねると卵子の染色体に問題が起こる確率が増えていきます。

形の問題は、１～22番の常染色体の一部が入れ替わっているなどがあり、このような形の異常のことを染色体の構造異常といいます。染色体の一部が入れ替わっていても、生きていくのには問題はありません（保因者：右図染色体の一部が入れ替わっているが数に問題がない）。しかし、カップルのどちらかが保因者だった場合、卵子、または精子の組み合わせによって胚に問題が起こることがあります。

両親のどちらかと同じような保因者であれば、赤ちゃんは生まれてくる可能性がありますが、染色体の一部が入れ替わったことで数にも問題が起こった場合には着床しない、または流産や死産になったり、生まれてきた後に亡くなってしまったりすることもあります（不均衡型：右図染色体の一部が入れ替わり、ピンク、または緑が多く染色体の数に問題がある）。

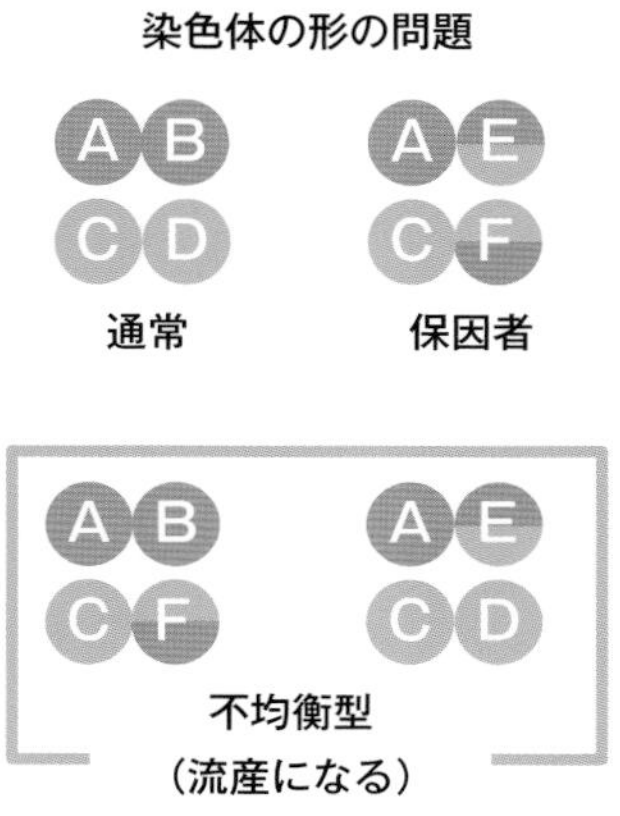

着床
3

胚移植は、どのようにするの？

胚移植とは？

胚移植とは、胚を子宮へ戻すことをいいます。多くの治療施設で採卵と同じ手術室で行われますが、胚移植は手術ではありません。

胚移植は、子宮頸部を洗浄して頸管粘液をできるだけ取り除くことからはじまります。頸管粘液は粘稠性が高いため、移植カテーテルに絡んでしまうと、カテーテルの先をつまらせてしまい、胚がカテーテルからうまく出なかったり、胚がカテーテルと一緒に引き抜かれてしまったりする原因になるからです。

頸管の洗浄が終わったら、いよいよ胚移植です。

超音波で子宮の形、内膜の厚さなどを確認しながら、腟からカテーテルを子宮内腔まで挿入し、子宮底から1～1.5cmほどの場所へそっと置いてくるように胚は移植されます。

最近では、経腟超音波ガイド下で行われる胚移植が多いようです。

また、移植を受けるようすを、患者さんがモニターで確認できる治療施設もあります。胚が移植されたとき光ったように見えたり、白くホワッと広がるようすが確認できるでしょう。胚移植後、胚培養士が顕微鏡でカテーテル内外に胚が残っていないことを確認し、問題がなければ移植は終わりです。

経腟超音波ガイド下胚移植

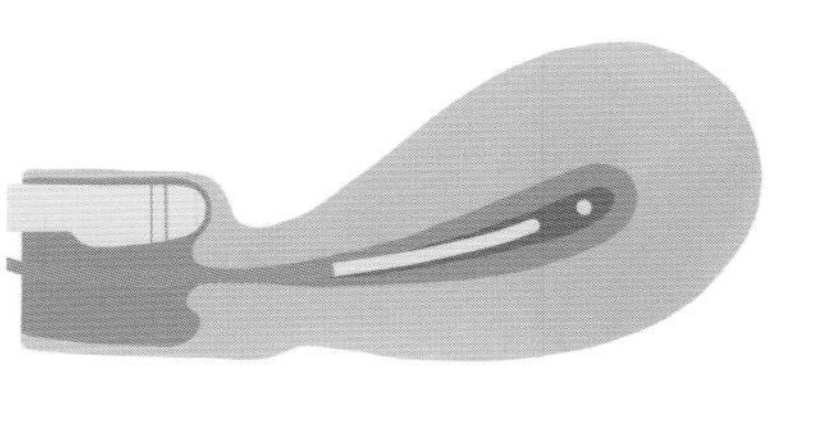

経腟超音波ガイド下胚移植のメリットは、尿を溜めずに移植を行えることです。

新鮮胚か？ 凍結胚か？

胚移植には、採卵した周期に移植をする新鮮胚移植と、採卵した周期に移植しなかった胚を凍結し、ふたりのスケジュールに合わせて、融解した胚を移植する凍結融解胚移植があります。

近年、胚の凍結技術が上がり、これによって移植に適したホルモン環境、子宮環境を整えること、さらに胚が着床するタイミングと子宮が胚を受け入れやすくなるタイミングを合わせて凍結融解胚を移植することができるようになり、妊娠率が高くなっています。

また、最近では着床の窓や着床環境の検査、着床環境を整える治療などが行われ、新鮮胚移植よりも凍結融解胚移植のほうが検査や治療のバリエーションが豊富で、個別化した医療が提供できることから、凍結融解胚移植を積極的に行う治療施設が増えています。

では、実際にどれくらいの妊娠率なのかをみてみましょう。

日本産科婦人科学会が発表するデータにある、胚移植あたりの妊娠率について、２００９～２０１９年までを抜粋してみました（グラフ7）。新鮮胚移植よりも凍結融解胚移植のほうが移植件数も多いのですが、妊娠率も凍結融解胚移植のほうが高くなっています。妊娠率自体は、この10年で大きな変化はありません。しかし、その10年前の１９９９年は、新鮮胚移植の妊娠率が25％だったのに対して、凍結融解胚移植の妊娠率は24・2％とあまり差はありません。さらにその約10年前の１９９０年では、新鮮胚移植の妊娠率が22％だったのに比べ、凍結融解胚移植の妊娠率は11・1％と低い結果でした。それが２０１９年になると、新鮮胚移植の妊娠率が21％に対して、凍結融解胚移植の妊娠率は35・4％と大きく向上しています。

凍結融解胚移植による妊娠率の向上から、この20年の凍結技術と医療技術の進歩がうかがえます。

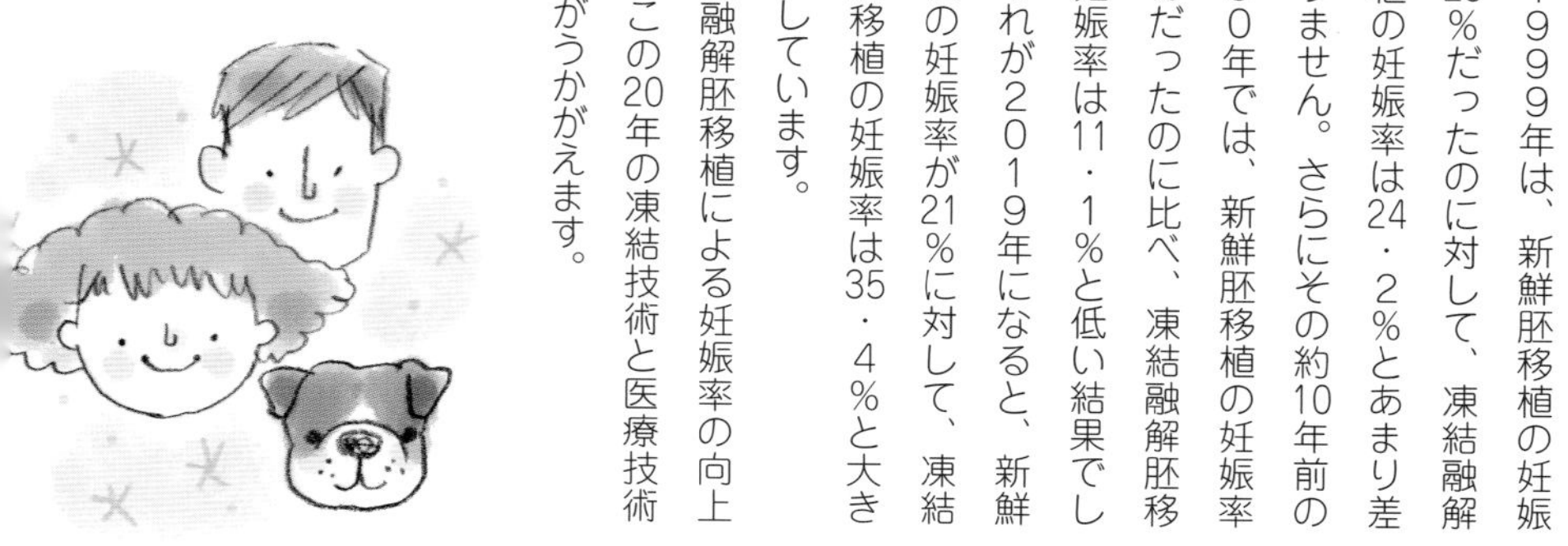

移植胚について

	胚盤胞を移植	初期胚を移植
新鮮胚移植	新鮮胚盤胞移植	新鮮初期胚移植
凍結融解胚移植	凍結融解胚盤胞移植	凍結融解初期胚移植

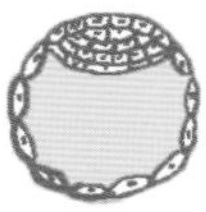

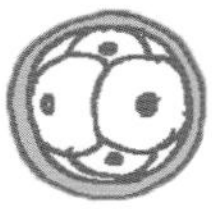

移植あたりの妊娠率

グラフ7

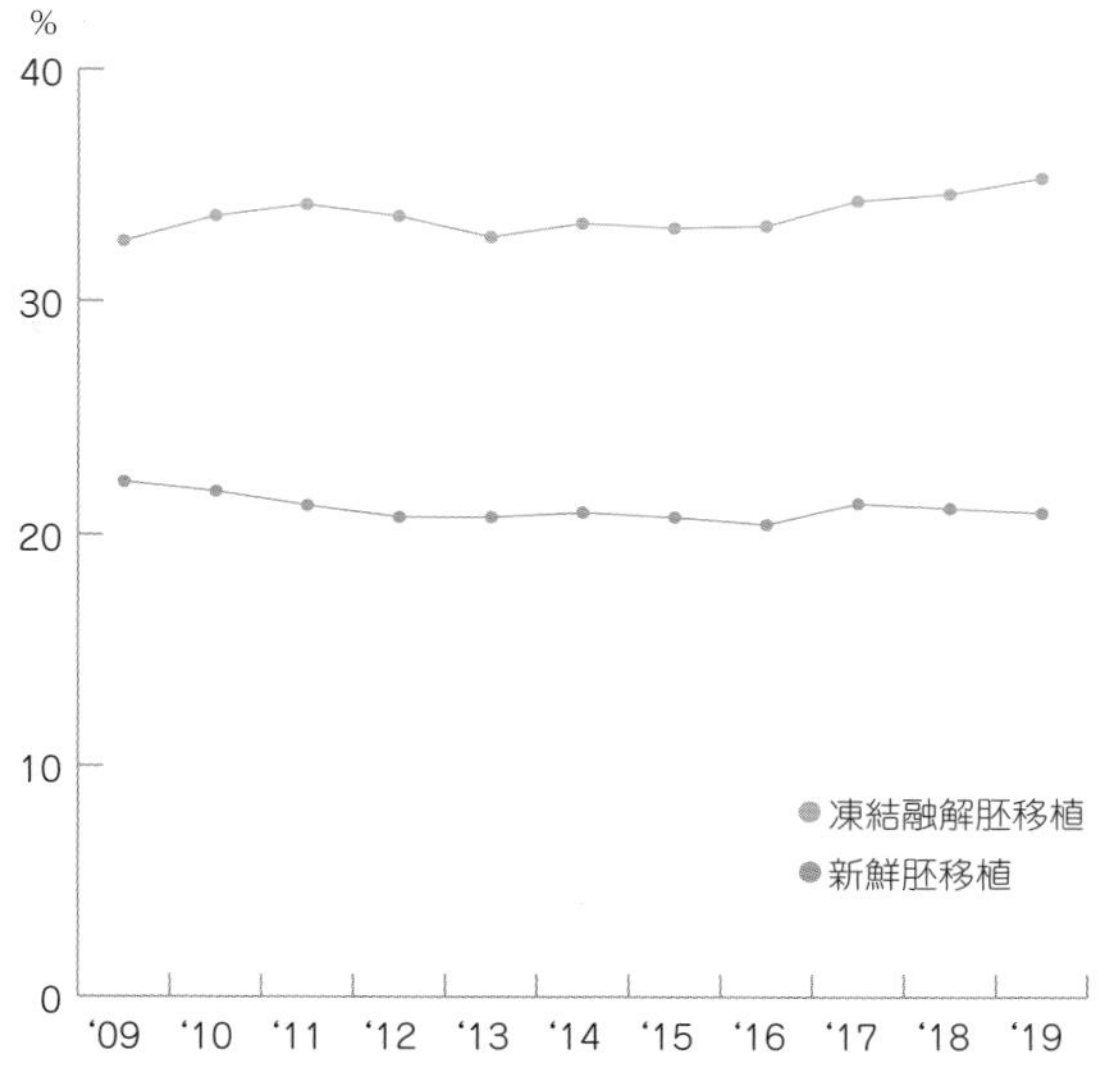

日本産科婦人科学会　ART データブック 2019 より

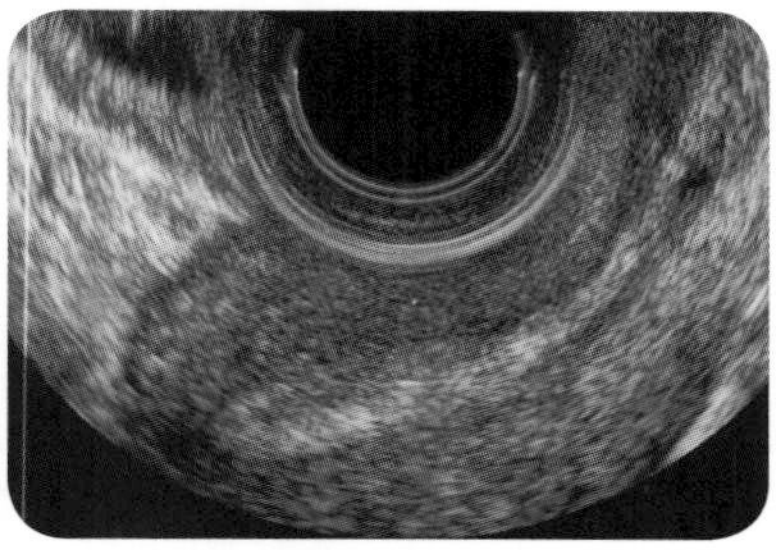

胚移植時の子宮内膜

胚移植時の子宮内膜は、厚さ7mm 以上が望ましいとされています。エコー検査で、内膜の厚さを測り、状態を診ます。このエコー写真では、厚くなった子宮内膜がぼんやり白っぽく光って見えています。

提供：佐久平エンゼルクリニック

胚移植の流れ

1、移植胚の説明と確認

胚移植日の血中エストロゲンとプロゲステロンの値、子宮内膜の厚さを調べます。移植前の診察で医師や胚培養士から移植する胚の評価や発育の様子、内膜の状態などの説明を受けます。

2、子宮頚部の洗浄

子宮頚部を洗浄して頚管粘液をできるかぎり除去します。頚管粘液が残っていると胚移植カテーテルの先がつまってしまい、胚がカテーテルから出なかったり、頚管粘液を子宮腔内に入れることになってしまいます。

～ 子宮頚部洗浄方法 ～

① 腟鏡（クスコ）を慎重に挿入する。
② 37℃に温めた生理食塩水で腟内を洗浄する。
③ 次に子宮頚管内洗浄用カテーテルで子宮頚管内を洗浄する。

3、胚をカテーテルに吸い上げる

医師は、少量の培養液とともに胚を吸い上げたカテーテルを胚培養士から受け取ります。

4、胚移植

経腟超音波、または経腹超音波でカテーテルの走行を確認しながら、子宮内膜を突かないように挿入していきます。

胚を移植する場所は子宮底の 1 cm くらい手前で、そっと置いてくるようにして移植します。

5、移植の完了

カテーテルを抜き、胚培養士に渡します。

胚培養士は、顕微鏡でカテーテルの内や外に胚が残っていないかを確認します。問題がなければ、胚移植は完了です。

移植後、患者は処置台から降りて、歩いて着替えをした部屋へ戻ります。移植後は治療施設によって違いがありますが、最近は移植後にベッド上での安静時間を設けない施設も多くなっています。なぜなら胚移植後の安静時間と着床率、妊娠率には相関がないことがわかってきたからです。

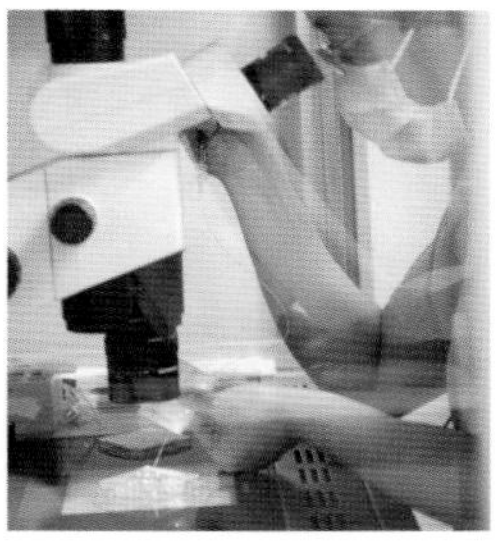

移植胚を、カテーテルに吸い上げます。

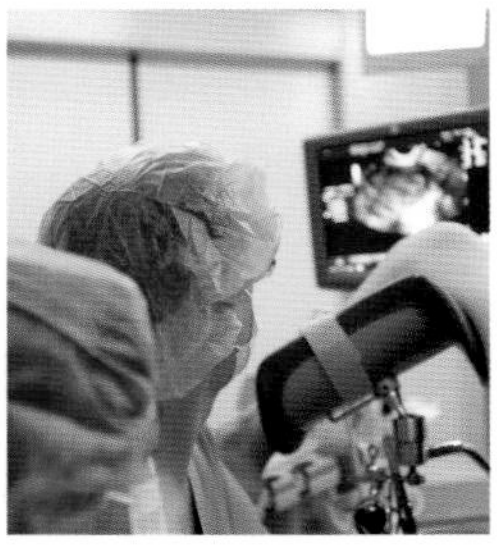

エコーを確認しながら、胚移植します。移植した瞬間に、白くパッと光ったように見えることがあります。

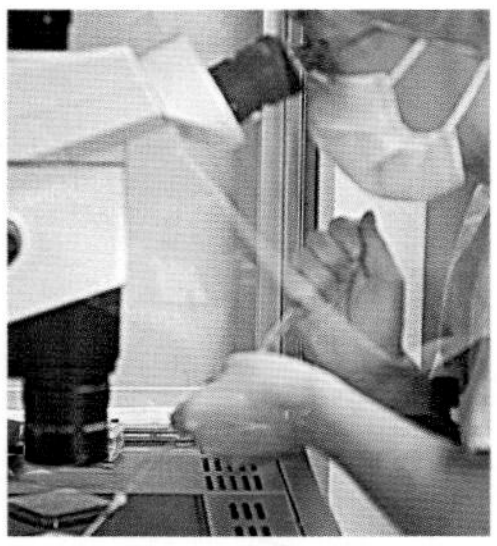

カテーテルの内や外に胚が残っていないか確認します。

着床 4

凍結融解胚移植の方法には、なにがあるの？

凍結融解胚移植の治療周期の方法と選択

凍結した未移植胚は、適切な周期に融解し、子宮へ移植します。

胚は、前核期から初期胚、桑実胚、胚盤胞と、どのステージでも凍結することができますが、移植する周期には前核期から初期胚、胚盤胞へ、または初期胚から胚盤胞へと追加培養することもあります。

凍結融解胚移植は、胚のステージと子宮内膜の状態を合わせることが必要で、受精から2日目の初期胚を移植する場合は、子宮内膜も受精から2日目の子宮内膜であることが大切です。胚が着床できるのは着床の窓が開かれている時期で、これより前では着床が難しく、過ぎれば着床しなかったり、生化学妊娠になったりすることから、このタイミングを合わせることが重要になります。

その方法として、3つがあります。

●自然周期

自然排卵から胚移植日を決定する方法で、月経周期が安定している人に向いています。

●排卵誘発周期

クロミフェンなどの内服の排卵誘発剤を使い、排卵を起こさせて胚移植日を決定する方法です。クロミフェンの服用で子宮内膜が厚くならないという副作用に注意が必要です。

●ホルモン補充周期

ホルモン補充を行い、内膜の黄体化を行った日から、胚移植日を決定する方法です。移植日のスケジュールが立てやすいのが特徴です。

これらからどの方法を選択するかは、医師の治療方針や個々のホルモン環境、治療歴、ライフスタイルなどから決めていきます。

たとえば、診察回数から選択することもできるでしょう。自然周期と排卵誘発周期では2～3回程度、ホルモン補充周期（一例）のスケジュールでは、移植までの診察回数は子宮内膜の厚さをチェックするための1回のみになる人もいます。しかし、薬の効果がなかなか見られず、ホルモン検査が数回必要になったり、薬が追加されたりと、人によって、もしくは周期によって診察回数が増えることがあります。

また、薬の量や管理から考えることもできます。なかでも薬に気をつけなくてはならないのがホルモン補充周期です。ホルモン補充周期では、薬の飲み忘れ、または薬の張り替えなどを忘れずに行う必要があります。

スケジュールの一例であげたものを参考に見ていきましょう。エストラジオールの貼付剤を2日に1回の貼り替えを忘れずに、妊娠判定日まで続けなくてはなりません。さらに十分に子宮内膜が厚くなったら黄体ホルモンを含有した腟坐薬を連日、妊娠判定日まで続ける必要があります。

薬を忘れずに続けることが、大変重要になってきます。そのうえで子宮内膜の厚さやホルモン値などから胚移植日を決定します。

その後、妊娠が確認できた場合には、妊娠6～10週まで貼付剤と腟坐薬を続けます。

ホルモン補充周期の場合はとくに、自身の黄体ホルモンは分泌されないため、妊娠判定が陽性になった後も黄体ホルモン補充が必要です。

自然周期でも、排卵誘発周期でも黄体補充は行います。

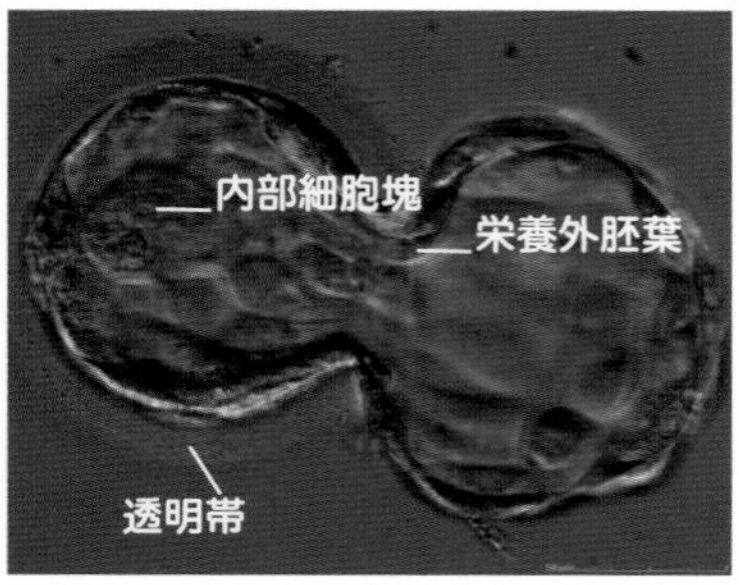

着床するためには、胚は透明帯から脱出しなければなりません。これは、透明帯から脱出しかけている胚盤胞で、脱出するとすぐに内部細胞塊側を子宮内膜に接着させ着床をはじめます。

凍結融解胚移植のスケジュール

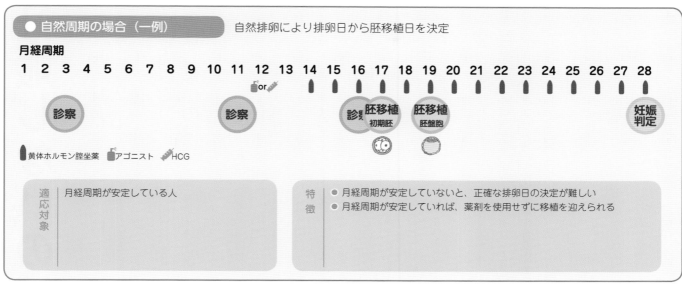

● 自然周期の場合（一例）

自然排卵により排卵日から胚移植日を決定

適応対象	特徴
月経周期が安定している人	● 月経周期が安定していないと、正確な排卵日の決定が難しい ● 月経周期が安定していれば、薬剤を使用せずに移植を迎えられる

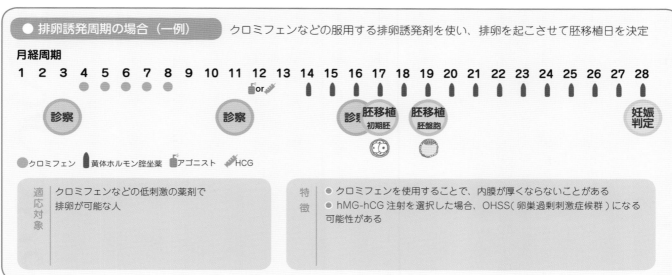

● 排卵誘発周期の場合（一例）

クロミフェンなどの服用する排卵誘発剤を使い、排卵を起こさせて胚移植日を決定

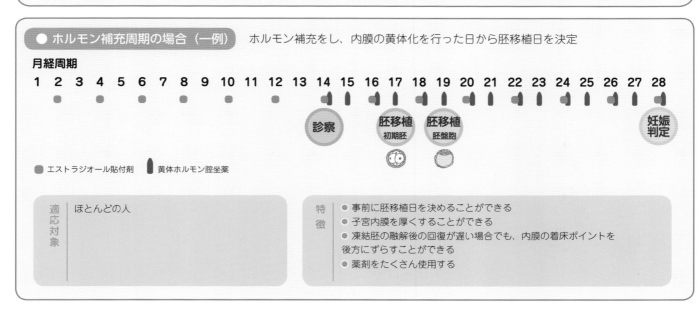

適応対象	特徴
クロミフェンなどの低刺激の薬剤で排卵が可能な人	● クロミフェンを使用することで、内膜が厚くならないことがある ● hMG-hCG 注射を選択した場合、OHSS（卵巣過剰刺激症候群）になる可能性がある

● ホルモン補充周期の場合（一例）

ホルモン補充をし、内膜の黄体化を行った日から胚移植日を決定

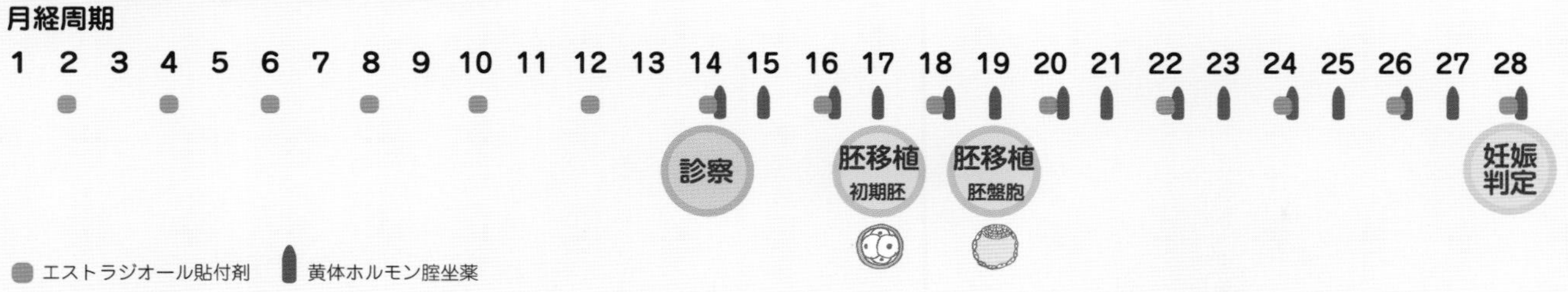

適応対象	特徴
ほとんどの人	● 事前に胚移植日を決めることができる ● 子宮内膜を厚くすることができる ● 凍結胚の融解後の回復が遅い場合でも、内膜の着床ポイントを後方にずらすことができる ● 薬剤をたくさん使用する

妊娠しないのは、どうして？

何度も胚移植しているのに、着床しないのは、なぜ？

良好胚を何度も移植しているのに妊娠しない人、または生化学妊娠を繰り返す人もいます。着床しない原因の多くは、胚の染色体の問題と考えられていますが、なかには胚の問題ではなく、受け入れる子宮環境に問題がある場合もあります。

胚に問題がある場合

胚の染色体の数の問題、または形の問題から着床しない、もしくは生化学的妊娠になるケースがあります。妊娠12週未満に起こる流産を早期流産と呼び、流産全体の80%以上を占めていることから、染色体の問題によって着床しなかった確率は高く、反復して起こることも予測できます。

●卵子や精子の染色体の数

卵子は、年齢にかかわらず染色体の数が1本少なかったり多かったりという問題が起こりやすい細胞です。こうした数の問題は、偶発的に起こりますが、女性の年齢が高くなるにつれて起こる率も高くなる傾向にあります。

多くの精子にも染色体異常は起こりますが、自然妊娠では射精後に女性の体内で、不妊治療では精液を洗浄・濃縮している間に、多くが淘汰されますが、すべてが淘汰されるとは限りません。これが受精する精子となれば、胚に染色体の数の問題が起こります。

●多精子受精

受精は、1個の卵子と1個の精子の出会いから始まります。しかし、受精の際、卵子に2個、3個の精子が入ってしまう（多精子受精）ことがあります。この結果、すべての染色体の数が3本（3倍体）、4本（4倍体）となってしまう倍数体の異常が起こります。

このほか倍数体の異常は、卵子の極体がうまく放出できなかった場合や、単為発生（卵子が精子と受精することなく活性化して前核が形成される：1倍体）の場合などがあり、これらのほとんどは発育しません。

●胚の染色体の形

カップルの染色体に形の問題があっても均衡型保因者のため、特に問題はありません。しかし、子どもを授かろうとすると、染色体の一部が入れ替わっていることで胚に不均衡が生じやすいことから、着床しない、あるいは流産が起こりやすくなります。

子宮環境に問題がある場合

着床障害となる要因には子宮内の環境、胚移植のタイミング、免疫活性などがあげられます。

●慢性子宮内膜炎

子宮内膜の深い基底層にまで細菌が侵入して炎症が起こり、その炎症が持続している状態を慢性子宮内膜炎といい、自覚症状のない人がほとんどです。

慢性子宮内膜炎は、不妊治療経験者の約3割にあり、繰り返し胚移植をしても生化学妊娠や流産を繰り返す人の約6割にあるといわれています。そのため、良好胚の移植を繰り返し行っても着床しないことから、判明することも少なくありません。

●子宮内細菌（フローラ）

腟内には、ラクトバチルス属の細菌が存在し、ウイルス感染やほかの菌が増殖できない環境をつくっていることがわかっています。子宮内フローラが乱れていると体外受精治療の結果が悪くなるという研究発表や、子宮内膜で免疫が活性化し、胚を異物として攻撃してしまう可能性が指摘されています。

腟内環境が子宮内環境に影響する、また腸内環境が子宮内環境に影響していると考えられています。

●ビタミンD不足

ビタミンDが不足すると着床が難しくなるという研究発表があり、最近では血中ビタミンDを検査する治療施設が増えています。

ビタミンDは、食べるものよりも日光に当たることでつくられるほうが多く、日焼け対策をし過ぎてビタミンD不足になる人もいるので、妊活中は1日30分程度は日に当たるようにしましょう。

●胚移植のタイミングの問題

着床の窓の時期は排卵から5日目になるため、それに合わせて胚移植を行います。しかし、着床の時期にも個人差があり、約3割の人に着床の窓にズレがあるといわれています。

着床の窓にズレがある場合、良好胚を移植しても着床しなかったり、生化学妊娠になったりすることがあるため、子宮内膜の遺伝子パターンから個々の着床時期を調べ、それに合わせて胚移植をします。

●免疫寛容の問題

免疫とは、体に異物が侵入してきた際に働くシステムで、異物を排除し、また同じような異物が侵入してきたときのために抗体をつくって防御しようとします。

胚は、卵子と精子が受精したもので、母体からみると、半分は卵子からできている自己ですが、もう半分は精子からできている非自己となり、通常であれば拒絶反応が起こります。しかし、免疫反応が抑制されることから胚は受け入れられ、着床することができます（免疫寛容）。ただし、免疫反応が強いと胚は受け入れられず異物として攻撃され、着床することができません。いわゆる母体の拒絶反応から胚が受け入れられず、着床障害が起こるケースがあると考えられています。

●着床環境の問題

良好胚を何度移植しても着床しない、妊娠しない場合、子宮内膜が胚を受け入れる環境になっていない可能性があります。そこで、子宮環境を整えることを目的としたPRP治療を導入する治療施設が増えています。自分の血液から多血小板血漿（PRP）を抽出し、子宮へ注入することで子宮環境を整え、妊娠を目指します。

また、このPRPを機能低下のある卵巣へ注入することで卵巣機能の改善が見込まれると導入している治療施設もあります。

PRP治療は再生医療で、厚生労働省から、子宮に関しての治療、または卵巣に関しての治療として、それぞれ認可が必要で、認可された施設で治療を受けることができます。

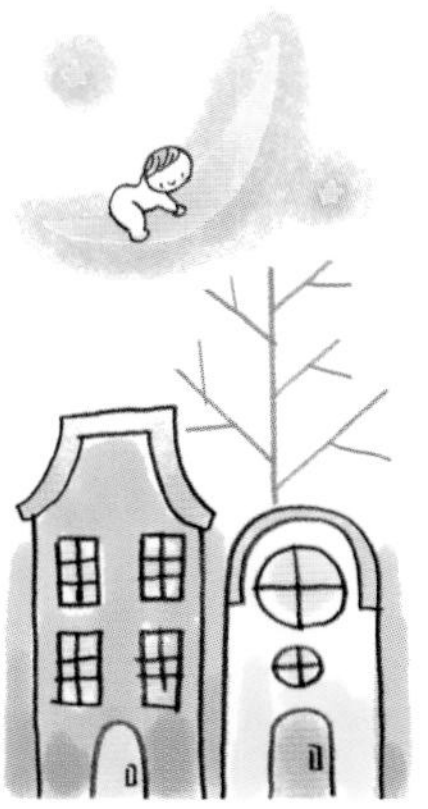

染色体の検査

PGT-A検査方法

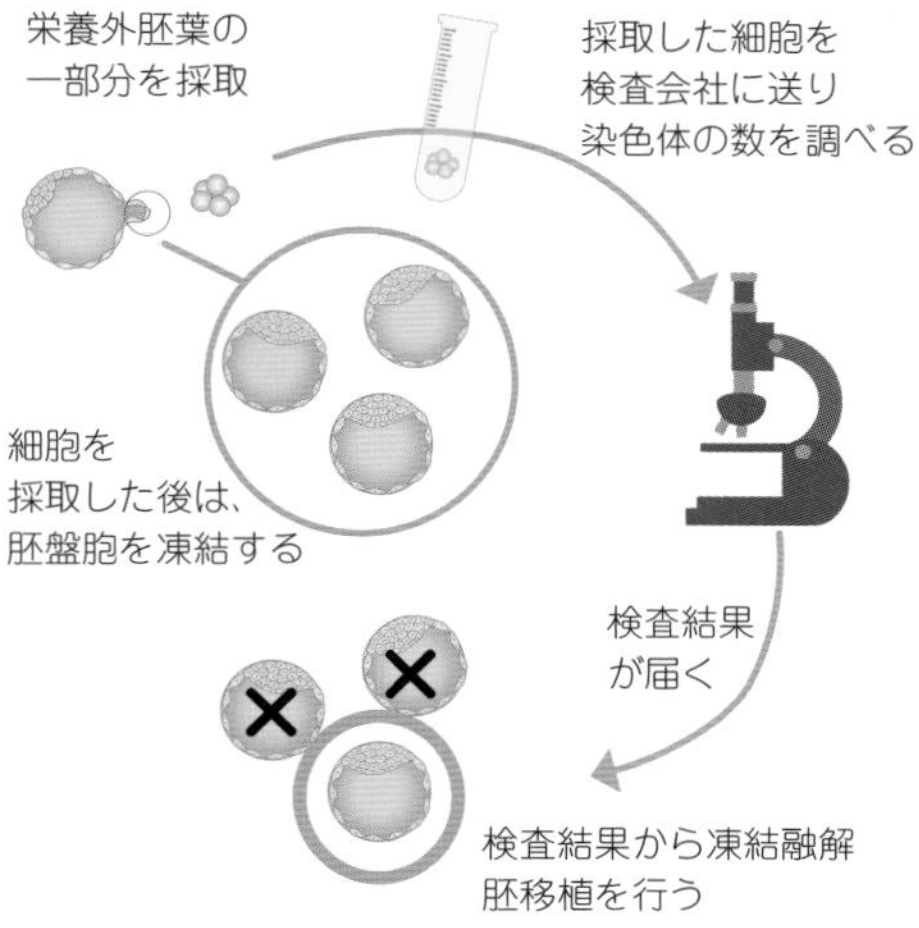
栄養外胚葉の
一部分を採取
採取した細胞を
検査会社に送り
染色体の数を調べる
細胞を
採取した後は、
胚盤胞を凍結する
検査結果
が届く
検査結果から凍結融解
胚移植を行う

（判定）

A: 適（最適）	移植に問題を認めない場合
B: 適（準）	移植することは可能であるが、解析結果の解釈に若干の困難を伴う場合
C: 不適	移植には不適切と考えられる場合
D: 判定不能	検体が不適切なため、判定を実施できない場合

● ＰＧＴ－Ａ（着床前胚染色体異数性検査）

胚の染色体の数の異常は、ＰＧＴ－Ａによって調べることができます。

体外受精を前提とした検査で、胚盤胞の将来胎盤になる部分（栄養外胚葉）の一部を採取して染色体数を調べます。

検査の結果、染色体数に問題のなかった胚を移植することで流産を避ける、もしくは予防することを目的としています。

● ＰＧＴ－ＳＲ（着床前染色体構造異常検査）

ふたりのどちらかの染色体の形（染色体構造）に問題があることで、胚の染色体の形に異常が起こり、流産が繰り返されることがあります。

ＰＧＴ－ＳＲも、ＰＧＴ－Ａと同様の方法で染色体の検査をし、形に問題のない、流産の起こらない胚を移植することで流産を避ける、または予防することを目的としています。

どちらの検査も国内では２０２０年１月から臨床研究がスタートし、認可を受けた治療施設で、２回以上胚移植しても臨床的妊娠が成立していない人、２回以上臨床的流産（胎嚢確認後の流産）をした人を対象に検査を受けることができます。

新鮮胚盤胞が検査の対象となり、検査を行った胚盤胞は凍結されます。検査の結果から問題のなかった胚を融解して移植し妊娠を目指すことができます。ただし、流産のすべての要因が染色体の問題とは限らないため、検査で適切と判断された胚を移植しても、必ず妊娠できるとは限りません。

教えて!!

排卵誘発がうまくいかない！そんなときには、どうすればいい？

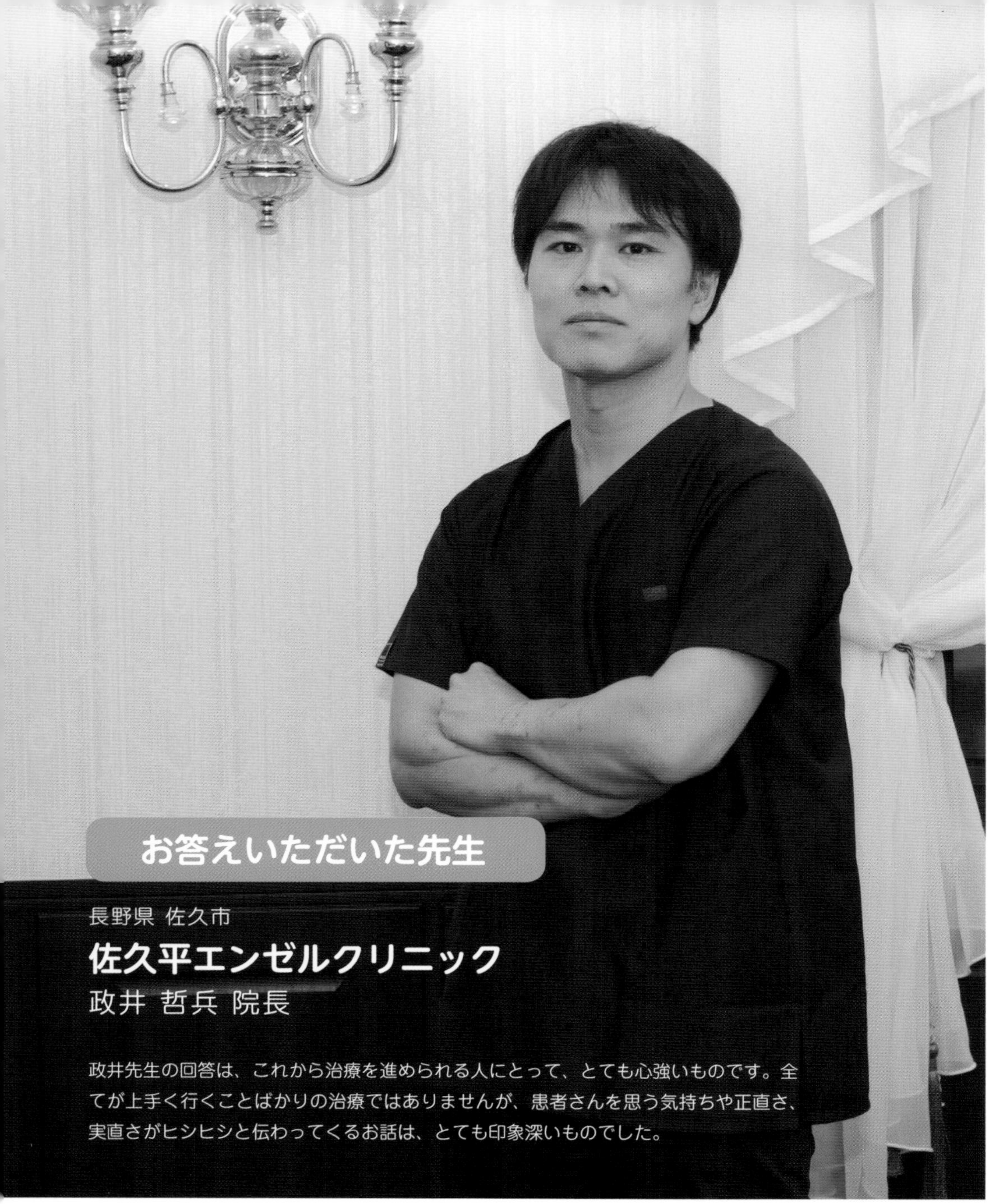

お答えいただいた先生

長野県 佐久市

佐久平エンゼルクリニック

政井 哲兵 院長

政井先生の回答は、これから治療を進められる人にとって、とても心強いものです。全てが上手く行くことばかりの治療ではありませんが、患者さんを思う気持ちや正直さ、実直さがヒシヒシと伝わってくるお話は、とても印象深いものでした。

今回のテーマは「卵・胚・着床」です。

私たち不妊治療情報センターでは、ホームページに無料相談コーナーを設けています。そこには、さまざまな相談があり、卵胞発育や排卵誘発に関することも多く寄せられます。

「採卵したけど、卵子が1個も採れなかった」

「排卵誘発しても、卵胞が育たない」

卵子が確保できなければ、体外受精治療で先に進むことができず、次の周期はどのようにしたらいいの？　と頭を抱えてしまうばかりです。

そこで、佐久平エンゼルクリニック（長野県佐久市）の政井哲兵医師を訪ね、相談によく寄せられる卵胞発育と排卵誘発のことを中心に4つの相談をピックアップしてお話を伺いました。

① 卵胞が育ったのに、卵子が1個も確保できなかった場合、考えられる要因は何でしょう。そして次の排卵誘発は、どのようにしたらいいのでしょう？

② 排卵誘発をしても卵胞が思うように育ちません。それは、排卵誘発方法の問題なのでしょうか？　それとも、卵巣機能の問題なのでしょうか？

③ ＡＭＨ値が低いです。今後、どのように体外受精を進めていけばよいのでしょう？

④ 体外受精の受け方について悩んでいます。漠然としていますが、アドバイスをください。

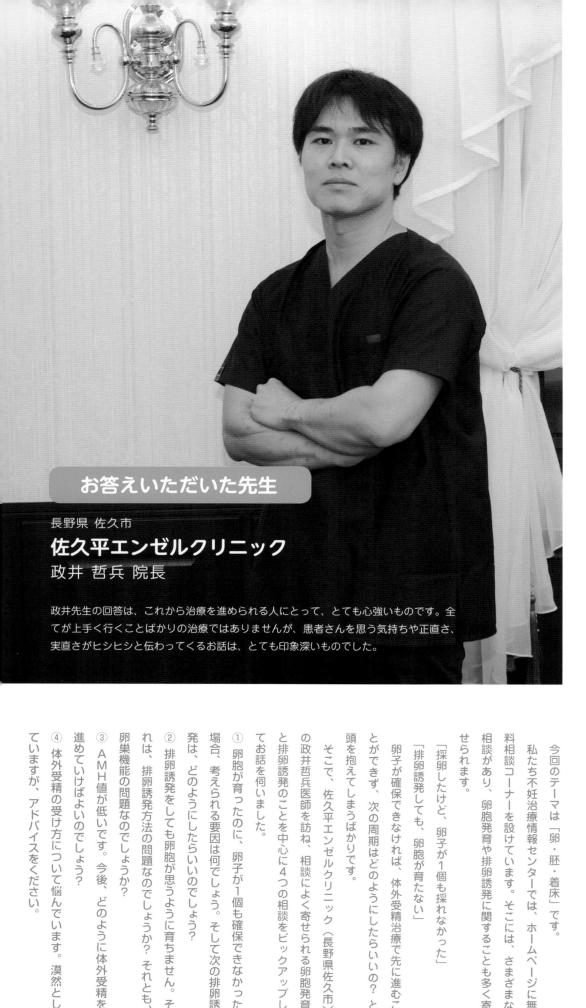

これらの質問について、お聞きする前に、まずは、体外受精では、なぜ排卵誘発を行うのかをうかがいました。

体外受精で排卵誘発をするのは、なぜですか。

体外受精において排卵誘発をする大きな目的は、成熟卵子を確保することです。できれば、1つでも多くの成熟卵子が確保できるような排卵誘発方法を考えます。

患者さんそれぞれの卵巣機能やＡＭＨ値、排卵誘発周期の胞状卵胞の数などに合わせて、また、これまでの排卵誘発方法では、どのように卵巣が反応して、卵胞がいくつ育ち、成熟卵子がいくつ確保できたかも参考に選択していきます。

多くの成熟卵子が確保できれば、移植できる胚の数も複数確保できることが期待できます。

私たちのクリニックでは、年齢の高い人もいますが、アンタゴニスト法かショート法で治療を進め、妊娠を目指します。割合としては、アンタゴニスト法で排卵誘発する人が半数以上になります。

これらの方法では、連日の注射が必要になるため、通院負担を軽減するために自己注射をお勧めし、ほぼ全員が自己注射を選択されています。

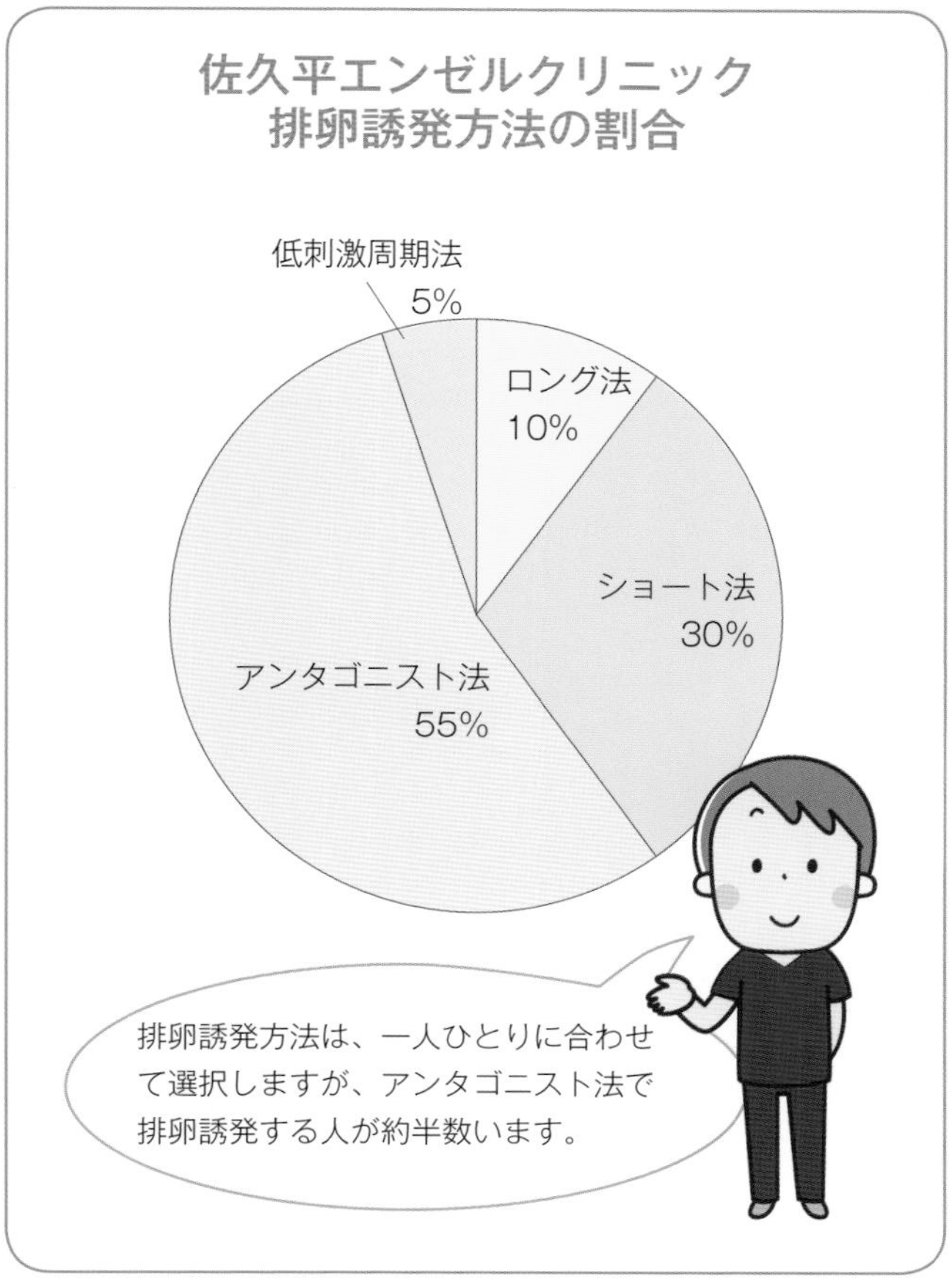

① 卵胞が育ったのに、卵子が1個も確保できなかった場合、考えられる要因は何でしょう。
そして次の排卵誘発は、どのようにしたらいいのでしょう？

卵胞が育ったにも関わらず卵子が1個も確保できなかった場合、それまで期待に胸を膨らませてきたことや痛い思いをガマンして注射をしてきた苦労、採卵できなかったショックは相当なことと思います。

もちろん、私たちにとっても、ショックは大きいです。しかし、赤ちゃんを授かるためには、次の排卵誘発で同じことを繰り返さないために、よく検討し、計画を立てなくてはなりません。

その検討の1つに卵胞を成熟させる薬の作用の問題があげられます。

自然な月経周期では、ＬＨサージが卵胞成熟を促し、排卵のきっかけ（トリガー）をつくります。体外受精における排卵誘発では、アゴニスト点鼻薬やｈＣＧ注射が卵胞成熟のために働きますが、排卵誘発方法によってトリガーに使う薬剤が違います。たとえば、早期排卵を抑制するためにアゴニスト点鼻薬を使うロング法やショート法では、トリガーはｈＣＧ注射です。

アンタゴニスト法や低刺激周期法では、アゴニスト点鼻薬とｈＣＧ注射のどちらも選択することができます。

しかし、これらの薬剤がうまく作用しないことで卵子が成熟せず、採卵しても空胞となってしまうことの1つの要因だと考えられます。その理由として先天的に感受性が低いことやヒューマンエラーがあげられるでしょう。

次回の排卵誘発では、卵巣刺激方法とトリガーの方法を十分に検討する必要があります。たとえば、ショート法からアンタゴニスト法へ卵巣刺激の方法を変えてみるなどです。ＰＣＯＳ（多嚢胞性卵巣症候群）で多くの卵胞が育ちやすい人のなかでも、卵子が確保できなかった人は、とくに検討してみてほしいです。

トリガーについては、アゴニスト点鼻薬からｈＣＧ注射へ変更する、またはアゴニスト点鼻薬とｈＣＧ注射の両方を使う（ダブルトリガー）、ｈＣＧの投与量を増やすなどになります。

ただし、ｈＣＧ注射がＯＨＳＳ（卵巣過剰刺激症候群）を引き起こすことにつながるので、とくにＰＣＯＳの人は注意をして選択しています。

② 排卵誘発をしても卵胞が思うように育ちません。それは、排卵誘発方法の問題なのでしょうか？それとも、卵巣機能の問題なのでしょうか？

排卵誘発は、ＦＳＨ値やＡＭＨ値、

排卵誘発周期の胞状卵胞の数などから選択しますが、卵巣の反応の仕方には個人差やクセがあります。そのため、一人ひとりに合わせた排卵誘発方法、排卵誘発剤を見つけることが大切です。

卵巣機能がとくに問題ない人でも卵胞が思うように育たない場合は、排卵誘発方法が合っていないということも1つ考えられるでしょう。

また、AMH値が低く、FSH値が高いなどで卵巣機能低下が考えられる場合は、卵巣を強く刺激しても、多くの卵胞が育たないことがあります。その場合は、排卵誘発方法をよく検討する必要があります。

私たちのクリニックでは、年齢を問わずアンタゴニスト法かショート法を選択する人が多くいます。しかし、卵巣機能低下が進むと、卵巣の反応性が良くないこと、FSHの基礎値が高いことなどから排卵誘発剤を使っても、多くの卵胞を発育させることが難しくなります。そのため、低刺激周期法を選択する人もいます。また、排卵誘発剤をクロミフェンからレトロゾールに変えてみるなどの工夫をしながら、一人ひとりにあった方法を見つけ出すこと、またそれ以上に低下してしまわないうちにスケジュールすることが大切です。

その逆にAMH値に問題がない人、とくにPCOSの人の場合は、多くの卵胞は育ちますが、成熟しきれなかったり、hCG注射によってOHSSを引き起こしたりと注意が必要です。排卵誘発方法や排卵誘発剤の種類、投薬量の見極めと、さきほど話したトリガーをどのように行うかが重要になってきます。そのほかでは、太っている人では排卵誘発剤の感受性（効果）が低下することもあるので、少し体重を減らすのも大切です。

卵胞成熟のための薬と排卵誘発法

種類	hCG注射	アゴニスト点鼻薬
作用	LHに似た作用のあるHCGを注射することでLHサージと同じ状態を起こす	自身の下垂体に作用して下垂体からのLH分泌を促し、自分の体から出るLHサージで卵胞成熟を促す
適用する排卵誘発方法	● アンタゴニスト法 ● ショート法 ● ロング法	● アンタゴニスト法 ● 低刺激周期法

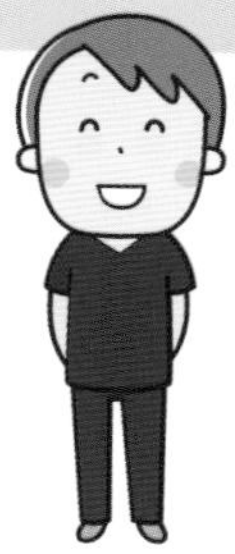

アンタゴニスト法や低刺激周期法の場合、hCG注射とアゴニスト点鼻薬を併用するダブルトリガーという方法を選択することもあります。

③ AMH値が低いです。今後、どのように体外受精を進めていけばよいのでしょう?

AMH値が低いということは、卵巣に残された卵胞の数が少ないと予測され、閉経が近づいてきていると考えられます。

そのため年齢が若くても、妊娠にチャレンジできる期間が少なくなりますから、不妊治療に挑戦中なら、あまりためらわずに治療を進めてほしいと思います。また、ここでポイントになるのが卵子の質です。卵子の質は、年齢と大きく関係してきますので、同じAMH値でも、35歳の人と40歳の人では意味が違ってきます。

年齢が若ければ、卵子の質も良いと考えられるので、成熟卵子を確保できれば妊娠が期待できますが、年齢は重ねれば重ねただけ卵子の質が低下してきますので、成熟卵子を確保できるチャンスが少なくなります。

ただ、どちらにせよAMH値が低いので、時間的なことを考えて治療を進めてほしいと思います。

④ 体外受精の受け方について悩んでいます。漠然としていますが、アドバイスをください。

体外受精は、排卵誘発から始まり、胚培養、胚凍結、胚移植とさまざまな行程があります。画一的な方法ではなく、一人ひとりにあった方法を探すことが大切です。

それには、治療を医師任せにせずに、わからないこと、疑問に思っていることは、積極的に質問して、いろいろ相談しながら治療を進めるといいと思います。たとえば、インターネットなどに上がっている情報のなかで、自分に適していると考えられる検査や治療への希望があるとき、普段の生活のなかで取り入れたほうがいい栄養素のことなど、いろいろあるでしょう。

そうした相談をしながら、さまざまな可能性を探っていけば、ふたりにとっても納得のいく治療を受けることができると思います。

また、治療施設ごと、治療方針もさまざまです。

これまでお話してきた排卵誘発剤1つとっても、いろいろな薬がありますし、胚培養で使う培養液も治療施設によって違いがあります。そうしたことを踏まえると、佐久平エンゼルクリニックの治療方針、排卵誘発方法、排卵誘発剤、培養液よりも、他の治療施設のほうが、その人に合っているかもしれません。

何度か体外受精-胚移植をしても、妊娠に至らなかった場合、時にはそうしたことを患者さんに話すこともあります。「このクリニックで、今後もぜひ、治療を続けてください」と話すのが当然と思うカップルは多いかもしれませんが、赤ちゃんを授かるためには、それも1つの方法だと考えています。

もちろん、体外受精をしても妊娠が成立しなかった場合、次の治療周期はどのようにしたらいいのかについては、真剣に検討しますし、最善を尽くすように努めています。それは医師だけでなく、看護師、胚培養士も同じです。

どう治療するのが良いかを考えて、勉強を重ね、検査や再生医療など新しい良いものを導入し、医療機器を揃え、データを積み重ねて治療に当たっています。しかし、何が功を奏するのかわからないのが妊娠です。

ふたりに赤ちゃんが授かる方法として、体外受精があるわけですから、あらゆる可能性を考えて、患者さんに情報を提供することも、私の努めだと考えています。

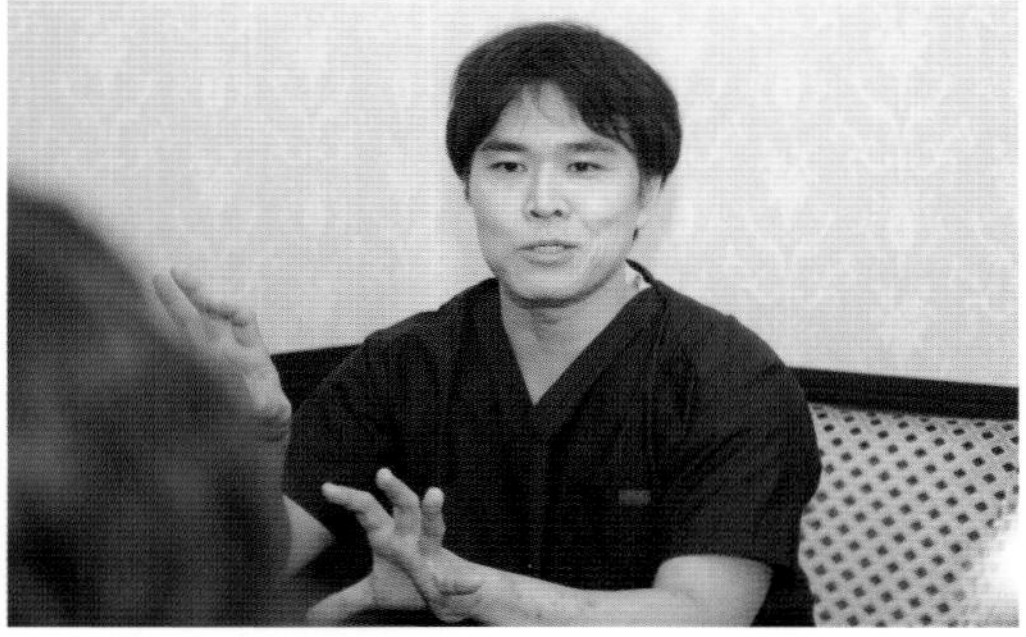

「大切なのは、ふたりに赤ちゃんが授かること」そのために、あらゆる可能性を考えること、情報を提供することが大切。

Dr.Masai Teppei Profile

佐久平エンゼルクリニック

政井 哲兵 院長

● 専門医

日本産科婦人科学会認定 産婦人科専門医
日本生殖医学会認定 生殖医療専門医

● 経歴

1997年　鹿児島ラ・サール高校卒業
2003年　鹿児島大学医学部卒業
2003年　東京都立府中病院（現東京都立多摩総合医療センター）研修医
2005年　東京都立府中病院（現東京都立多摩総合医療センター）産婦人科
2007年　日本赤十字社医療センター産婦人科
2012年　高崎ARTクリニック
2014年　佐久平エンゼルクリニック開設（2016年 法人化）

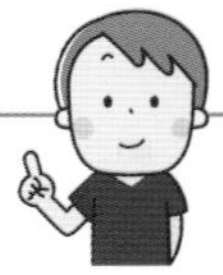

実は精子も大切です！

妊娠して、出産するのは女性です。不妊治療でも「卵子が要」です。そのため女性や卵子が注目されがちですが、実は精子の質も重要です。精子は活性酸素の影響を受けやすく、それが精子のDNAの構造に問題を与えることもあります。では、活性酸素を取り除くことはできるの？ なにかいい食べ物は？ 運動は？ と、質問したくなるでしょう。けれど、それはなかなか難しく、なにが効果的かは個人差もあります。

ただ、1つ言えるのは、禁欲を短くすること、つまり射精回数を増やすことは効果的だと考えています。たとえば、精液検査すると精液量、総精子数は低下するかもしれませんが、これら数値では表れない精子の質（DNAの問題が少ない良い精子）は向上すると考えています。ですから、タイミング療法、人工授精、体外受精の治療周期では、射精回数を増やし、妊娠へトライしていただきたいと思います。

佐久平エンゼルクリニック

●不妊症は女性の問題と捉えがちですが、世の中の不妊症の半分は男性に原因があります。当院ではカップルごとに原因を的確に判断し、妊娠という最終目標をなるべく早く達成できるよう皆様のお手伝いをさせていただきます。

電話番号．0267-67-5816

診療科目／婦人科（生殖医療）、婦人科

診療時間／

	月	火	水	木	金	土	日/祝
午前 8:30～12:00	●	●	●	●	●	●	▲
午後 14:00～18:00	●	●	ー	●	●	ー	▲

休 診 日／水・土曜日の午後、日・祝日

チェックインは診療時間の30分前までにお願いします。

日・祝 ▲印　医師が必要と判断した場合は診察、採卵等の処置を行います

変更情報等、HPでの確認をお願いします。

https://www.sakudaira-angel-clinic.jp

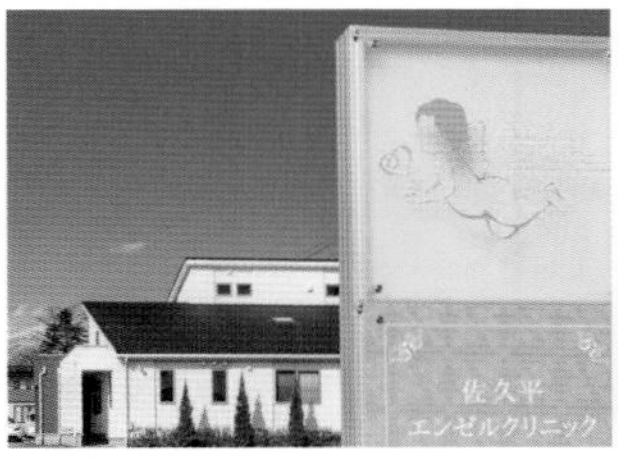

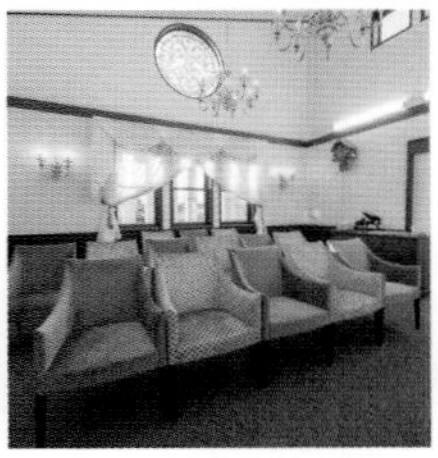

● 385-0021 長野県佐久市長土呂1210-1

JR佐久平駅より徒歩約10分　駐車スペース16台可能

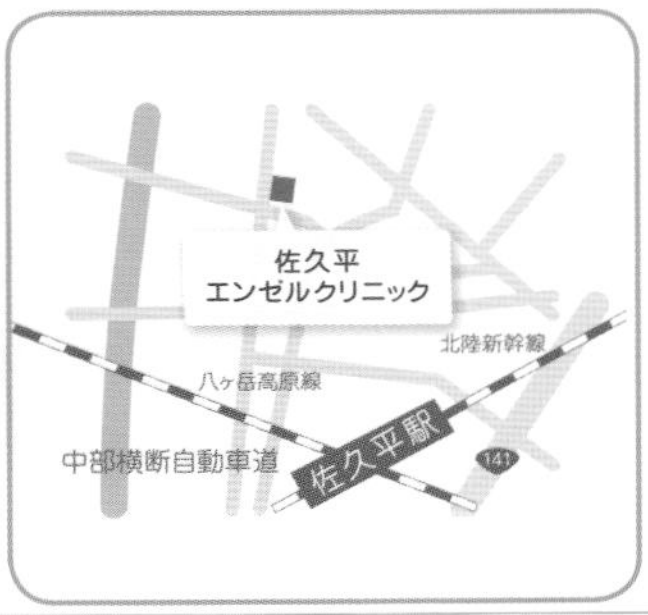

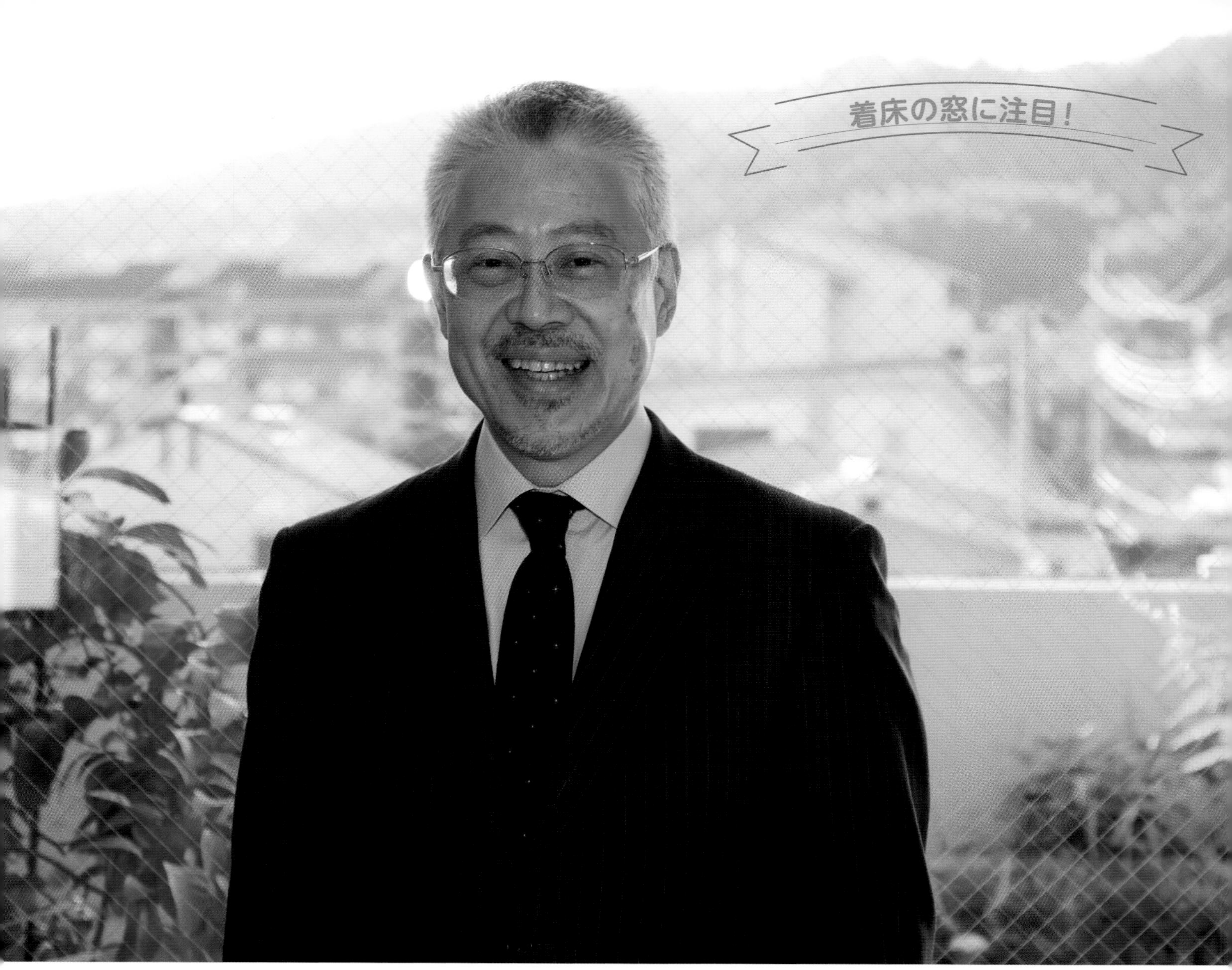

これはいい胚！ 妊娠が期待できる！ そう考えられる周期こそ

ERA検査で着床の窓を調べることが、とても大切です。

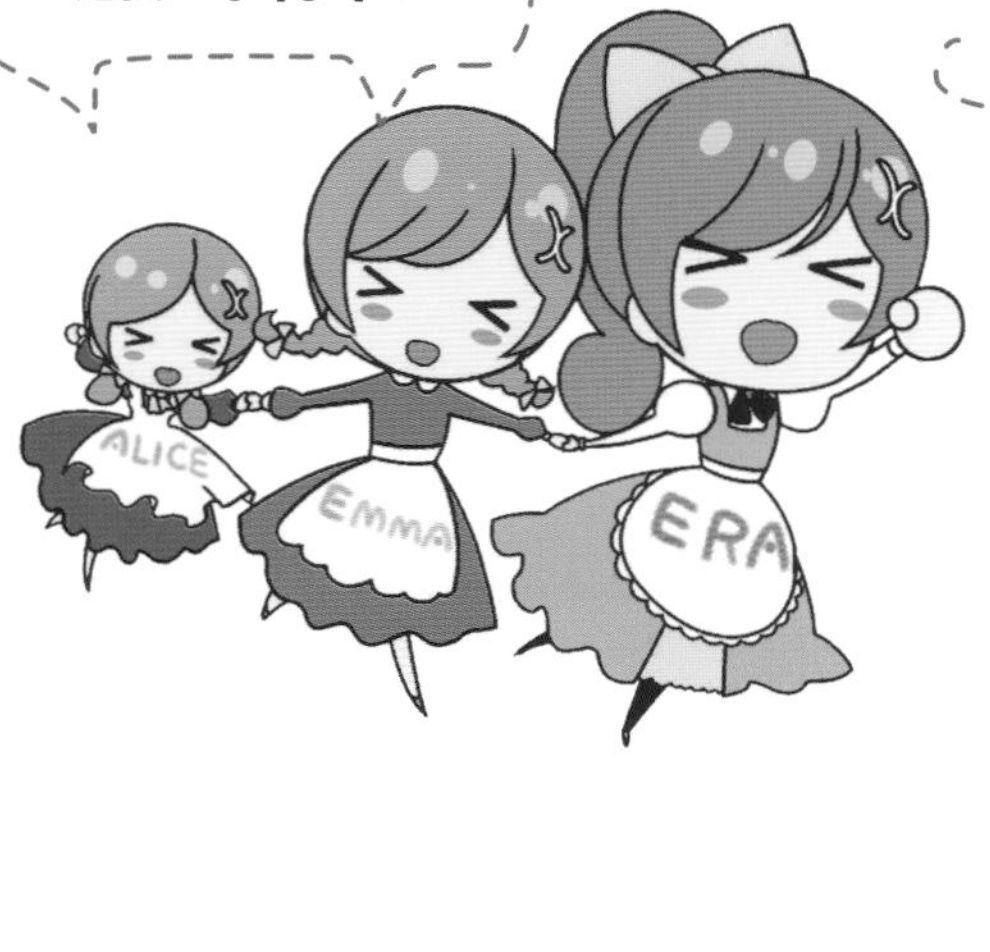
勉強になります！
着床の大事な要素は、いい胚といい子宮内膜といいタイミングよ！
ALICE
EMMA
ERA

醍醐渡辺クリニック
副院長・不妊センター長
石川 弘伸 先生

With Igenomix®
WITH SCIENCE ON YOUR SIDE

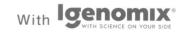

「この胚は、評価が高いし、内膜も厚くなったから、きっと妊娠できる！」

そう思って臨んだ胚移植で着床しなかった場合、「年齢もあるしね。見ただけでは、胚の本当の質はわからないこともあるから…」といわれ、これまで何度となく胚移植を繰り返してきたカップルもいることでしょう。

なかには、生化学妊娠をして「これは、着床しかけたんだね」などといわれて、喜びから一気に悲しみの底に沈んでしまったという経験をしたカップルもいるかもしれません。

しかし、胚の質がいくらよくても着床に至らない、または妊娠成立に及ばないことがあります。

着床する大事な要素は、いい胚であること、いい子宮内膜であること、そして、いいタイミングであることです。

いいタイミングとは、着床の窓のことで、子宮内膜が胚を受け入れやすい時期をいい、ERA検査をすることでわかります。

今回は、醍醐渡辺クリニックの石川弘伸先生に「胚移植と着床の窓のズレが妊娠成立に深く関係していること」について、実例をあげてお話していただきました。

いい胚なのに、着床しない　それは、なぜ？

私たちのクリニックでは、凍結融解胚移植の場合は、多くの方がホルモン補充周期で胚盤胞を移植しています。

これまで多くのカップルが体外受精によって赤ちゃんを授かり、そのなかには第二子、第三子も授かろうと、再び治療に訪れるカップルもいます。

第一子の治療方法やスケジュールに沿って、第二子の体外受精をはじめますが、なかなか妊娠せず、何度か胚移植を繰り返す人もいます。

凍結されていた胚盤胞のグレードもよく、ホルモン補充周期で子宮内膜の状態がいいにも関わらず、妊娠反応が陰性、または生化学妊娠を繰り返してしまうのです。その理由は、いったい何だろう？と考えたときに、着床の窓が大きな要素となっていることがわかってきました。

着床の窓が大きな要素だと考えられるわけ。

ERA検査によってわかった着床の窓は、2、3年は変わらないといわれています。

しかし、なかにはズレが生じる人もいます。わかりやすい3人の症例を紹介しながら、話を進めていきましょう。

1人目は、29歳で1回目のホルモン補充周期の凍結融解胚盤胞移植によって妊娠、出産し、31歳で第二子目の治

醍醐渡辺クリニック　着症の窓にズレがあった３人の例

症例１

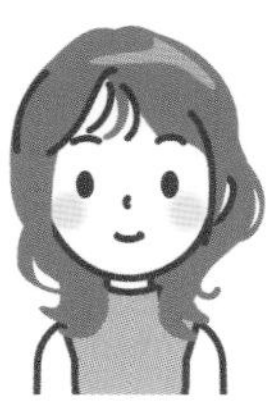

ERA 検査後は、黄体ホルモンの薬の開始を少し遅らせて、胚移植日も１日後ろになりました。

16 日目　朝から黄体ホルモン服薬開始　→　20 日目　胚移植
▼ ERA 検査後 ▼
16 日目　夜から黄体ホルモン服薬開始　→　22 日目　胚移植

29 歳　１人目　１回目　ホルモン補充周期　凍結融解胚盤胞移植　妊娠　→　出産
31 歳　２人目　１回目　ホルモン補充周期　凍結融解胚盤胞移植　妊娠反応 陰性
２回目　ホルモン補充周期　凍結融解胚盤胞移植　生化学妊娠
ERA 検査　▶▶　Pre-Receptive＜受容期前＞（140 ± 3hr）
３回目　ホルモン補充周期　凍結融解胚盤胞移植　妊娠反応 陽性　→　流産
４回目　採卵　ホルモン補充周期　凍結融解胚盤胞移植　妊娠　→　出産

症例２

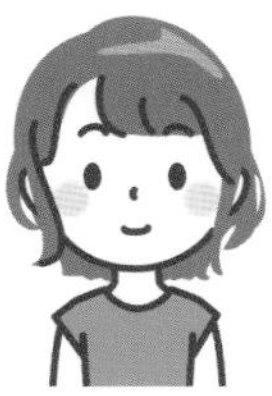

ERA 検査後は、黄体ホルモンの薬の開始を少しはやめて、胚移植日は１日前になりました。

16 日目　夜から黄体ホルモン服薬開始　→　21 日目　胚移植
▼ ERA 検査後 ▼
16 日目　昼から黄体ホルモン服薬開始　→　20 日目　胚移植

34 歳　１人目　１回目　ホルモン補充周期　凍結融解胚盤胞移植　妊娠　→　出産
36 歳　２人目　１回目　ホルモン補充周期　凍結融解胚盤胞移植　妊娠反応 陰性
２回目　ホルモン補充周期　凍結融解胚盤胞移植　妊娠反応 陰性
３回目　自然周期　凍結融解胚盤胞移植　妊娠反応 陽性　→　流産
ERA 検査　▶▶　Late-Receptive ＜受容期晩期＞（98 ± 3hr）
４回目　ホルモン補充周期　凍結融解胚盤胞移植　妊娠反応 陰性
５回目　採卵　ホルモン補充周期　凍結融解胚盤胞移植　妊娠　→　出産

症例３

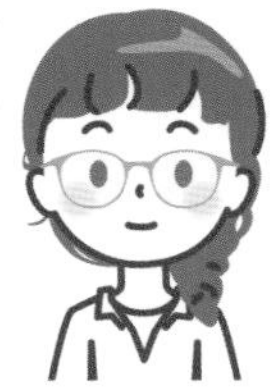

ERA 検査後は、黄体ホルモンの薬の開始を半日ほど遅らせて胚移植をしました。

16 日目　夜から黄体ホルモン服薬開始　→　21 日目　胚移植
▼ ERA 検査後 ▼
17 日目　昼から黄体ホルモン服薬開始　→　21 日目　胚移植

36 歳　１人目　１回目　ホルモン補充周期　凍結融解胚盤胞移植　妊娠　→　出産
39 歳　２人目　１回目　ホルモン補充周期　凍結融解胚盤胞移植　妊娠反応 陰性
２回目　採卵　ホルモン補充周期　凍結融解胚盤胞移植　妊娠反応 陰性
ERA 検査　▶▶　Late-Receptive ＜受容期晩期＞（92 ± 3hr）
３回目　ホルモン補充周期　凍結融解胚盤胞移植　妊娠　→　出産

療を再開した人です。

　この人は、保存されていた凍結融解胚盤胞を第一子と同じスケジュールで移植しましたが、1回目は陰性、2回目は生化学妊娠でした。3回目の移植前にERA検査を行い、着床の窓が後ろにズレていることがわかりました。検査結果に従って、ホルモン補充を行い凍結融解胚盤胞移植を行ったところ妊娠反応は陽性になりましたが、その後、流産になりました。胚盤胞は、グレードの良いものから移植をしますので、保存されていた胚のグレードは先に移植したものよりも低く、流産に至ったのではないかと考えられます。

　4回目は再度採卵を行い、ERA検査の結果に従ってグレードの良い胚盤胞を移植し、妊娠、流産もなく出産に至っています。

　2人目は、34歳、1回目の凍結融解胚盤胞移植で妊娠、出産し、36歳で第二子を希望し治療を再開した人です。

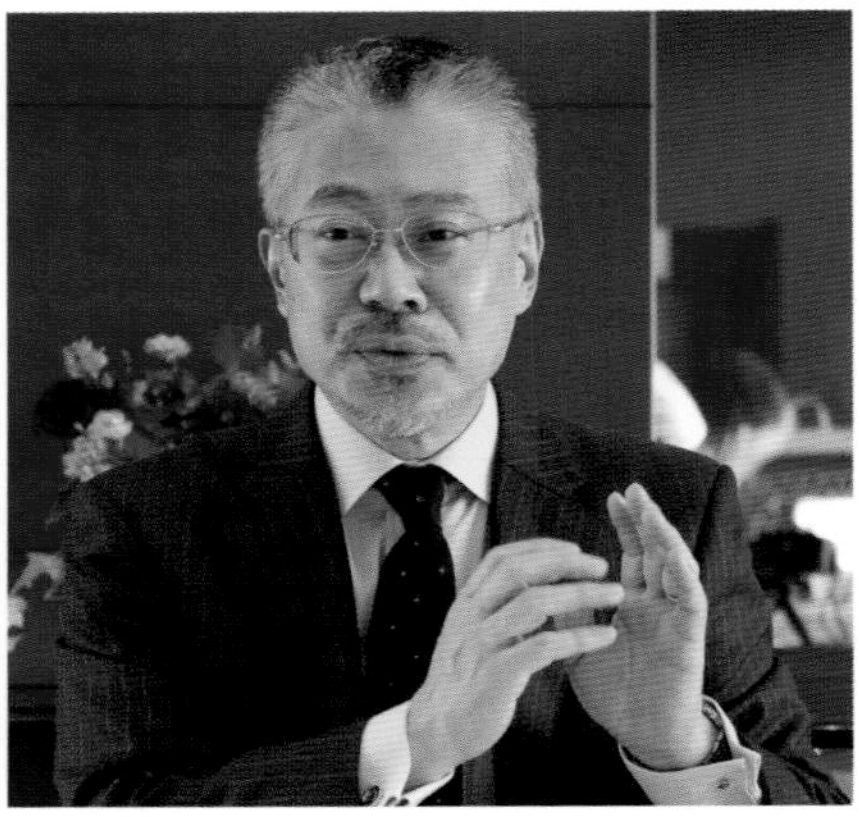

第一子と同じスケジュールで凍結融解胚盤胞移植を3回行いましたが、いずれも陰性でした。4回目の胚移植前にERA検査を行い、その結果、着床の窓が前にズレていることがわかりました。しかし、この結果に従ってホルモン補充、胚移植しましたが、妊娠反応は陰性でした。これは胚の質の問題かもしれません。そのため5回目は再度採卵を行い、4回目と同様のホルモン補充と胚移植のタイミングで、妊娠し、出産に至っています。

　3人目は、36歳で1回目の凍結胚盤胞移植を行い、妊娠、出産した人です。

　第二子を希望して、39歳で治療を再開し、第一子と同じスケジュールで凍結融解胚盤胞移植を行いましたが、陰性でした。2回目の体外受精は採卵を行い、ホルモン補充周期で凍結融解胚盤胞移植を行いましたが、これも陰性でした。3回目の胚移植前にERA検査を行い、その結果、着床の窓が前にズレていることがわかりました。この結果に従ってホルモン補充を行い、凍結融解胚盤胞を移植し、妊娠、出産に至っています。

　3人それぞれ、第一子の凍結融解胚移植と同じタイミングで胚移植を行っていますが、第二子目を目指した胚移植では妊娠反応陰性という結果が続きました。着床の窓は、その人固有のもので変化しないというのが通説ですが、それはすべての人に当てはまるというわけではないことの結果だと思います。また、一度、妊娠、出産したことがある人は、妊娠の経験がない人よりも着床しやすいといわれますが、それもすべての人に当てはまるわけではありません。

　このようにERA検査によってわかった着床の窓は、2、3年は変わらないといわれていますが、例をあげた3人のように変わってしまうこともあります。もしも、着床の窓が変わっていないのであれば、第一子と同じタイミングで胚移植しているわけですから、ERA検査も「受容期（Receptive）です」という結果が返ってくるはずです。もちろん胚の質、染色体の問題などもありますが、ERA検査後の胚移植で妊娠、出産していますから、もっと早い時期にERA検査を行っていれば、もっと早くに第二子を授かっていたのではないかと考えらえます。

着床の窓がズレる要因は？

紹介した3人の症例は、いずれも第一子を1回目のホルモン補充周期による凍結融解胚盤胞移植で授かっていることが共通点です。その1回目の移植方法に沿って、第二子目の胚移植をしているわけですが、1回目の胚移植周期と違う点は、年齢と出産経験のある子宮だということです。

ただ、年齢が着床の窓がズレる要因

ERA検査実施後の臨床成績

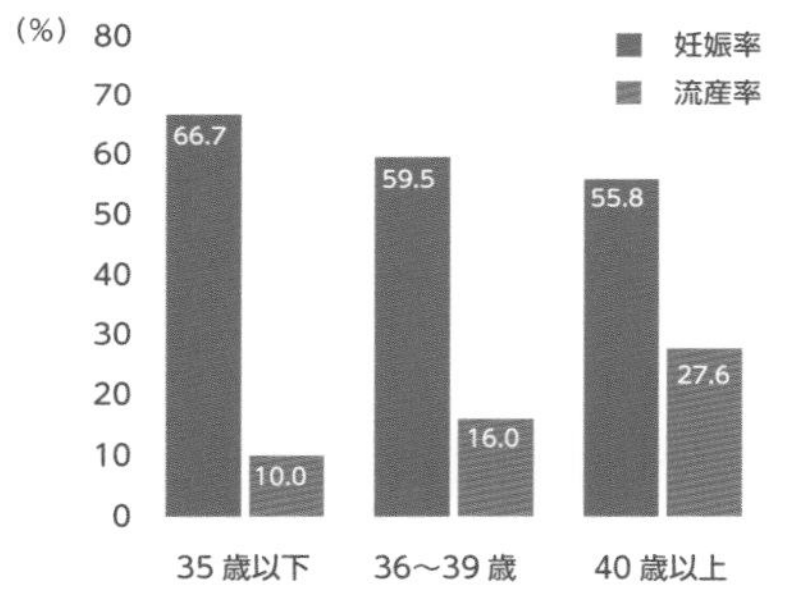

2019.8～2021.6　醍醐渡辺クリニック

ERA検査実施後のホルモン補充周期にて凍結融解胚盤胞移植を行った93症例の臨床成績です。
年齢の若い人のほうが妊娠率は高い傾向にありますが、いずれの年代も高い妊娠率となっています。
年齢が高い人の中には、PGT-Aによって染色体数に問題のない胚を移植しているケースもありますが、染色体数に問題がなくても、着床の窓がズレていることを知らずに移植したのでは妊娠は難しいのです。
検査せずにわからないまま胚移植を繰り返すより、また年齢を重ねてしまうより、時間をかけるより、必要と考えられる検査や治療を受けて、妊娠に臨んでほしいと思います。

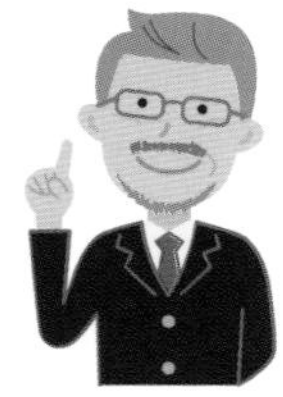

になるかといえば、これは要因にはならないと思います。

なぜなら、アメリカなど卵子提供による体外受精が行われている国では、30～45歳くらいまでの妊娠率に、あまり差はありません。卵子は若い女性から提供され、問題のある胚は少ないため、母体年齢が高くても妊娠率に差がでないわけです。つまり、受け入れる側の子宮の年齢が高くても、大きな問題はないのでしょう。

では、今回のように出産経験は、どうか？というと、これは着床の窓にズレを生じる要因になる人もいると考えられます。例えば、帝王切開の場合は、着床の窓に関係してくるかもしれません。しかし、紹介した3人はいずれも経腟分娩で、子宮にメスは入っていません。それでも着床の窓がズレるということは、女性にとって妊娠・出産が、その後の着床の窓に変化をもたらす要因になりうるといえるでしょう。

残念ながら、今の時点では調べようがありませんが、今後は、第一子の体外受精のＥＲＡ検査結果と、数年後の第二子のＥＲＡ検査結果にズレがでる症例もあることでしょう。

ＥＲＡ検査をする人は増えている？ 着床の窓がズレている人が多いのでしょうか。

着床の窓については多くの人にズレはなく、ズレている人が30％ほどいるといわれています。そのなかには、数年前と今とでは着床の窓に違いがある人も含まれていると考えられます。

紹介した3人の症例は、第一子の体外受精時には、まだ私たちのクリニックではＥＲＡ検査を導入し始めたばかりでした。国内での症例もあまりなく、患者さんにオススメするのは、2回以上胚移植をしても着床しない、生化学妊娠になるなどが対象でした。

現在、私たちのクリニックでは、月に150件くらい採卵があり、胚移植する人の3、4人に1人くらいの割合でＥＲＡ検査を行っています。だいたい月に20件くらいになります。着床の窓がズレている人が増えたというよりは、ＥＲＡ検査によって着床の窓がわかり、妊娠する人も増え、そうしたＥＲＡ検査による手応えからオススメする人が多くなっています。

なかには、最初からＥＲＡ検査をオススメする人もいます。というのも、患者さんの平均年齢が40歳以上になってくると、採卵して胚移植を2、3回やってから「着床の窓がズレてるのかな？」では遅いのです。43歳、44歳になり、「胚移植をして妊娠しなかったら、また採卵しましょう」とは言っていられません。次に採卵できるかどうかもわからない、時間的猶予のない状態なのです。

さいごに

今は、できる検査も増えてきましたので、有効な検査は積極的に取り入れながら治療を進めるのがよろしいかと思います。

いろいろな検査や治療があり、迷われることもあると思います。私たち医師も、新しく出てきたものに対して、この検査は？ この治療は？ と迷うこともありますが、論文や学会発表を鑑みながら、日々の診療に生かし、取り入れています。新しい検査や治療方法などは何が残って、スタンダードになっていくかを見極め、よりよい医療が提供できるように努めています

私たちクリニックには産科もあり、私もお産を担当することがあります。体外受精で授かった新しい命と出会うときは喜びも大きく、感慨もひとしおです。それが診療の励みや原動力となっています。

Daigo Watanabe Clinic

醍醐渡辺クリニック

京都府京都市伏見区醍醐高畑町 30-15
TEL : 075-571-0226
https://www.d-w-c.jp/

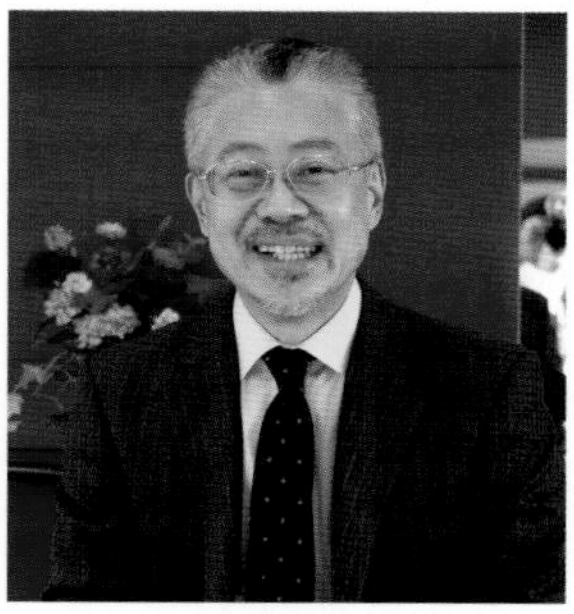

副院長・不妊センター長
石川 弘伸 医師

● 資 格
医学博士
日本産科婦人科学会認定産婦人科専門医
日本生殖医学会認定生殖医療専門医
母体保護法指定医
日本受精着床学会評議員

● 経 歴
滋賀医科大学卒業
滋賀医科大学附属病院産婦人科勤務
滋賀医科大学大学院卒業
泉大津市立病院副医長
水口市民病院　産婦人科医長
野洲病院　産婦人科部長
醍醐渡辺クリニック勤務

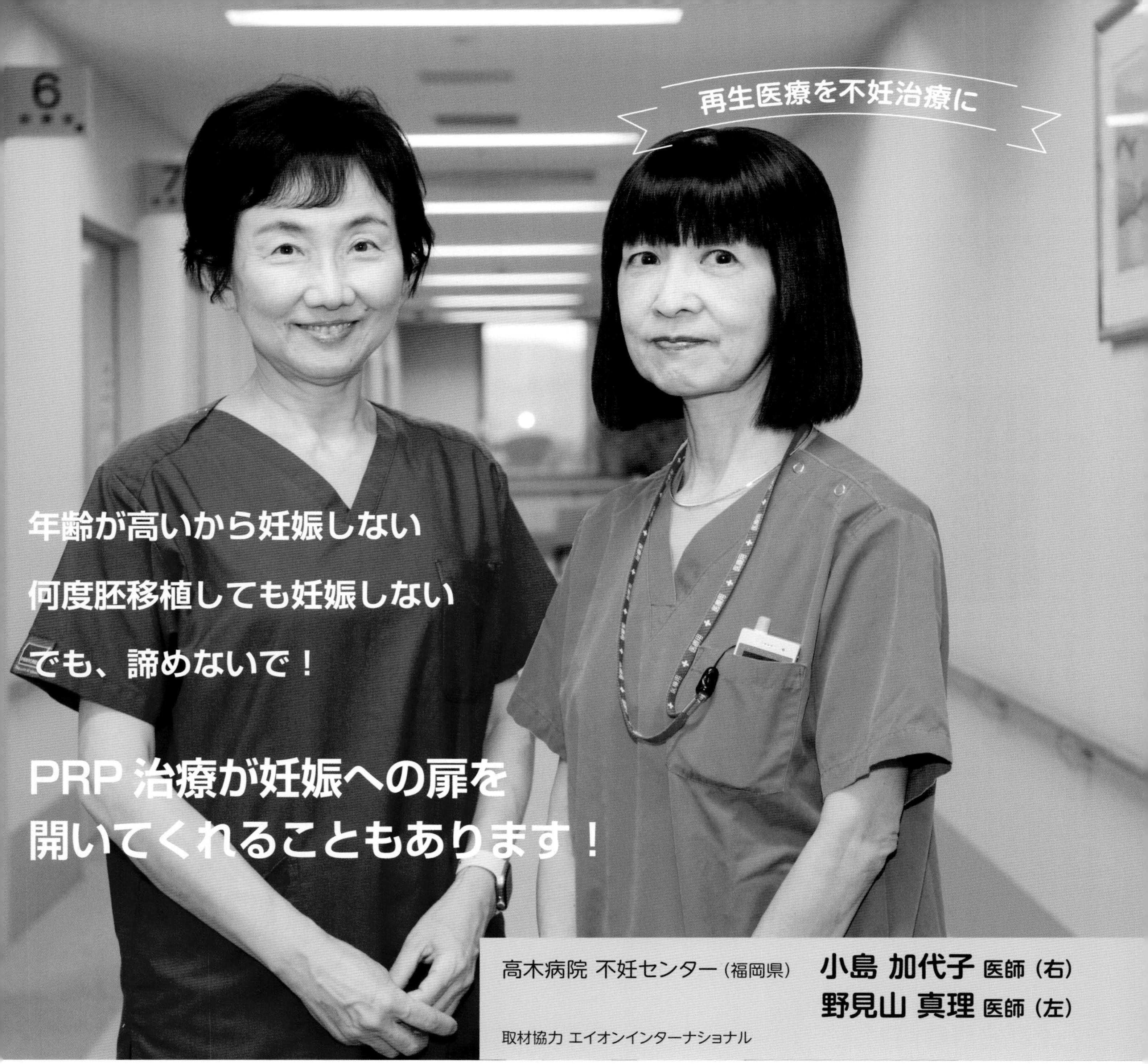

再生医療を不妊治療に

年齢が高いから妊娠しない
何度胚移植しても妊娠しない
でも、諦めないで！

PRP 治療が妊娠への扉を開いてくれることもあります！

高木病院 不妊センター（福岡県）　**小島 加代子** 医師（右）
野見山 真理 医師（左）

取材協力 エイオンインターナショナル

福岡県大川市にある高木病院は、プライマリ・ケアから高度先進医療、救急医療、さらには在宅医療、予防医学に至るまで、専門性に基づく質の高い医療を提供する大きな病院です。

「不妊治療は産科と一緒で、妊婦さんに会うのかな…」とためらう人もいるかもしれませんが、5階にある不妊センターには専用の待合室があり、プライバシーが守られ、安心して通うことができます。

一般不妊治療から体外受精・顕微授精だけでなく、PGT-A（着床前胚染色体異数性検査）や妊孕（にんよう）性温存療法となる胚や卵子、そして卵巣凍結など充実した医療提供があるのも特徴です。

今回は、その中でもPRP（多血小板血漿）治療について小島加代子先生にお話をうかがいました。

PRP治療の対象は？

私たち高木病院不妊センターでは、体外受精において、何度も良好な胚を移植しているにも関わらず着床しない人、なかなか妊娠しない人を対象にPRP（多血小板血漿）治療を行っています。

PRP治療が生殖医療に導入された当初は、子宮内膜が厚くなるとされていましたが、さまざまな論文や報告から、子宮内膜が厚くなるのではなく、着床しやすい環境に整える効果があるとされています。

ＰＲＰは、自分の血液から抽出される血小板を多く含んだ血漿（ＰＲＰ）のことで、採血したその日に遠心分離機にかけて、分離された上清（上澄み）から抽出し、移植用カテーテルで子宮へと注入します。胚移植周期には、ＰＲＰ治療を２回行ってから胚移植をします。

高木病院不妊センターは、２０１９年10月に厚生労働省から認可を受けた九州初の治療施設で、同年11月からこの治療を実施しています。

ＰＲＰ治療の効果は？

年齢が高くなると妊娠が難しくなり、その多くは、卵子の質の低下によるものと考えられています。

しかし、年齢を問わず、良好胚を移植しているのに着床しないことがあります。それが何度も続くと、胚だけの問題とは考えにくいのです。

そのなかには、子宮内膜に要因があると考えられるケースもありますが、女性ホルモン剤の投薬治療を行って、それでも着床、妊娠に結びつかないケースもあるのです。

そうしたことが繰り返されれば、患者さんも相当辛いでしょうし、私たち医師やスタッフも「どうして？」と、悩むことも多くあったのです。

今は、着床の窓や子宮内フローラなど、胚を受け入れる子宮環境に関して、わかってきたこともだんだんと増え、できる治療も増えてきました。ＰＲＰ治療も、その１つです。

ＰＲＰ（多血小板血漿）には、ＰＤＧＦ（細胞増殖・細胞修復）、ＶＧＦ（血管新生）、ＴＧＦ（細胞増殖・コラーゲン分泌促進）、ＩＧＦ（細胞増殖・遊走促進）などの成長因子が豊富に含まれ、難治性着床障害だけでなく、幅広い医療分野で用いられています。

たとえば、整形外科では靭帯損傷などの治療のために。歯科では、インプラント治療での骨再生治癒のために。美容医療では、肌再生治療のためになどです。

不妊治療の分野では、子宮内膜を着床しやすい環境に整えてくれると注目されている再生医療です。

実際に、高木病院不妊センターでも、ＰＲＰ治療後に着床、妊娠成立した人は多くいます。

ただ、反復不成功例の人がＰＲＰ治療を行って、万全を期して凍結融解胚移植をしても妊娠に至らないこともあります。

治療費も高く、患者さんの落胆を考えると、私も辛く思いますが、ＰＲＰ治療を行った１周期だけではなく、翌周期に凍結融解胚移植を行った人にも妊娠例があります。

ですから、ＰＲＰ治療の効果はある程度、持続するものと考えています。

ＰＲＰ治療の対象とこれまでの成績は？

高木病院不妊センターでは、40歳以上の患者さんが３分の１を超えています。20年前と比べると患者さんの数も増えましたが、特に40歳以上の患者さんが２倍以上になり、それだけ妊娠が難しい患者さんが増えたともいえます。

年齢が高くなれば、卵子の質の低下や染色体の数に問題のある胚が増え、胚の発育や着床に影響を与え、また流産も増えます。これはＰＧＴ-Ａ（着床前胚染色体異数性検査）によって、染色体の数に問題のない胚を移植することで妊娠が期待できるでしょう。

ＰＧＴ-Ａは胚に問題があると考え、胚

PRP治療

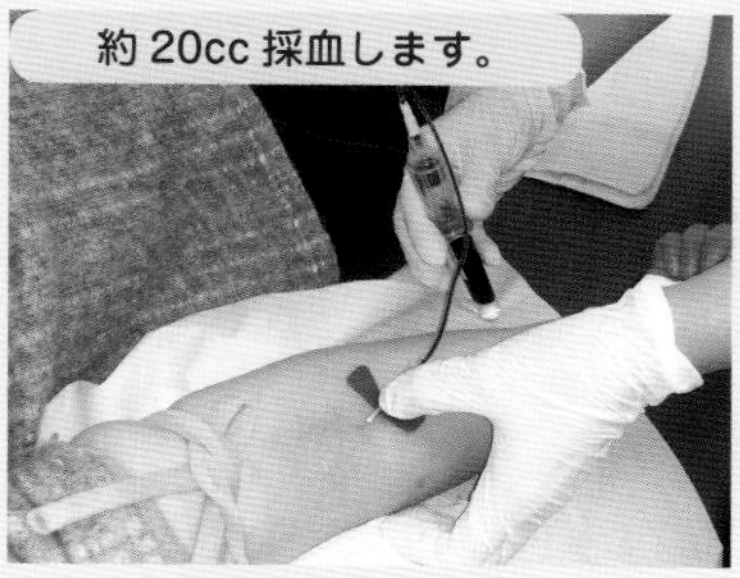
約20cc採血します。

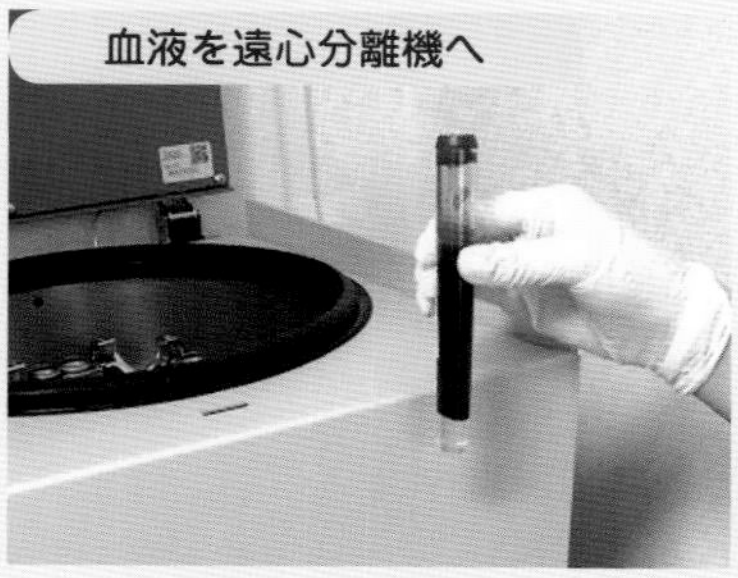
血液を遠心分離機へ

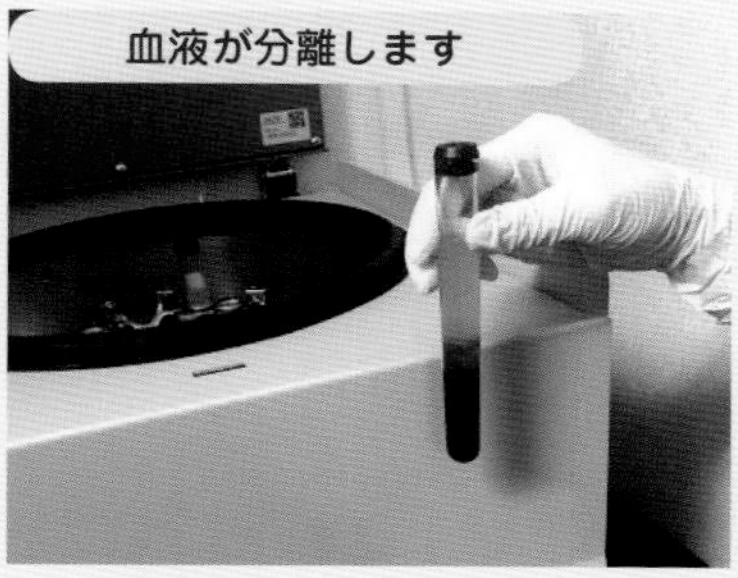
血液が分離します

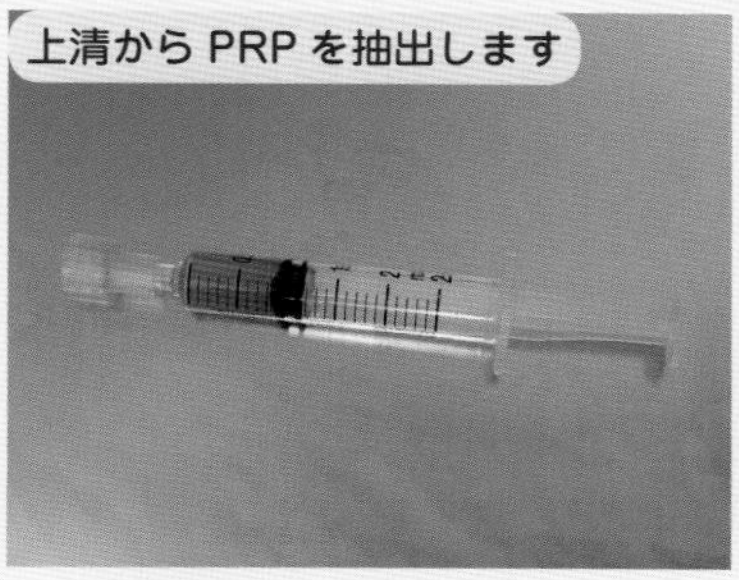
上清からPRPを抽出します

自分の血液から、PRPを抽出します。
胚移植周期に２回採血して、２回子宮へPRPを注入します。採血から40～60分ほどでPRPを抽出することができます。

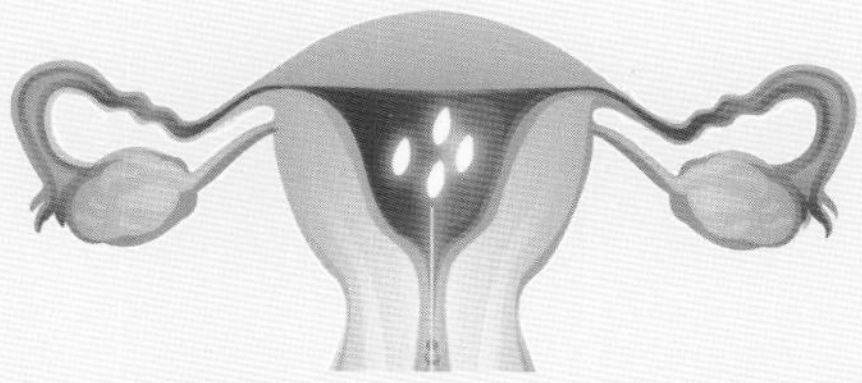

抽出したPRPは、採血したその日に子宮へ注入します。１回目から数日後に、２回目の採血をします。スケジュールは、個々によって違いがあります。

からアプローチする方法です。

では、良好胚を何度も移植しているにも関わらず着床しないのは、胚だけの問題か？といえば、そうではないようです。

私たちは、これまで１３８周期、１１５人にPRP治療を行いました。

患者さん１１５人あたり、臨床的妊娠（胎嚢が確認できた妊娠）は26人（22・6％：26／１１５）、生化学妊娠（化学流産）を含めると38人（生化学妊娠 38％：33／１１５）になります。

臨床的妊娠をされた人のうち7回以上胚移植を繰り返しても妊娠されなかった人が5人（19・2％：5／26）、44歳以上の人が3人（25％：3／12）そのなかには45歳という高年齢の人もいます。また、PRP治療後の次周期で妊娠した人は5人（13・2％：5／38）でした。これまで着床しない、生化学妊娠も流産も経験されず、辛い思いをされてきた反復不成功例の人たちばかりです。

このような体外受精‐胚移植を繰り返しても妊娠しなかった人たちが、妊娠して、赤ちゃんを授かることに、私たち医師をはじめとするスタッフもPRP治療に手応えを感じています。

凍結融解胚移植と PRP治療

高木病院不妊センターでは、PRP治療は、主に凍結融解胚移植周期で行っています。

凍結融解胚は、初期胚の場合もあれば、胚盤胞の場合もあります。また、移植周期はホルモン補充周期か、自然周期になります。

凍結融解胚盤胞移植の場合のPRP治療のスケジュールは、ホルモン補充周期か、自然周期か、または人によって、通院日や回数に違いはありますが、月経開始から2～4日目に1回目の受診をしていただきます。PRP治療は、月経周期の10日目前後に1回目、12日目前後に2回目のPRP投与を行います。間隔としては、1回目投与から約2日後に2回目の投与となり、当日から2日後にエコー検査で子宮内膜の状態や厚さを確認して、約6日後が胚移植日になります。

PRP治療を行う日は、採血から40～60分ほどでPRPが抽出でき、その後、子宮へ注入します。注入後は、30分ほど安静にして、特に問題がなければ帰っていただいています。

PRP治療を行うにあたって、特に大きな注意はありませんが、妊娠判定日までは性生活を避けていただくことや、ホルモン補充

PRP 治療から妊娠へ 高木病院不妊センターの成績

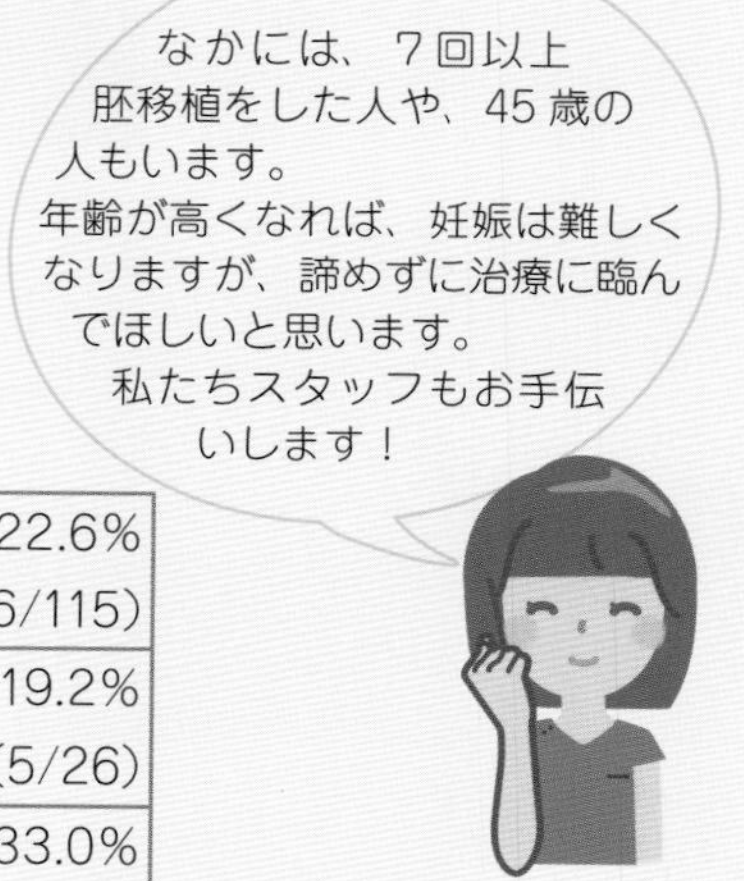

2019 年 11 月 30 日～ 2021 年 8 月 31 日

胚移植 138 周期の成績

妊娠率（臨床的妊娠：胎嚢確認）	19.6% (27/138)
流産率	22.2% (6/27)
妊娠率（生化学妊娠）	29.7% (41/138)

症例 115 人の成績

妊娠率（臨床的妊娠：胎嚢確認）	22.6% (26/115)
流産率	19.2% (5/26)
妊娠率（生化学妊娠）	33.0% (38/115)

体外受精患者の年齢分布 2020 年

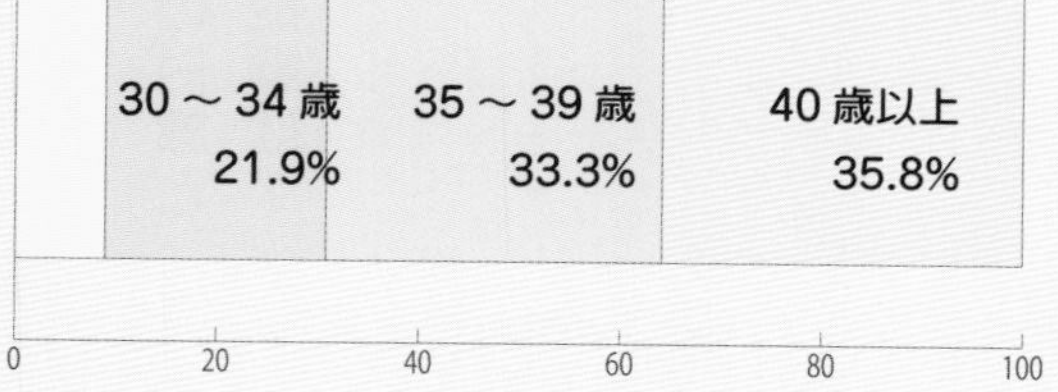

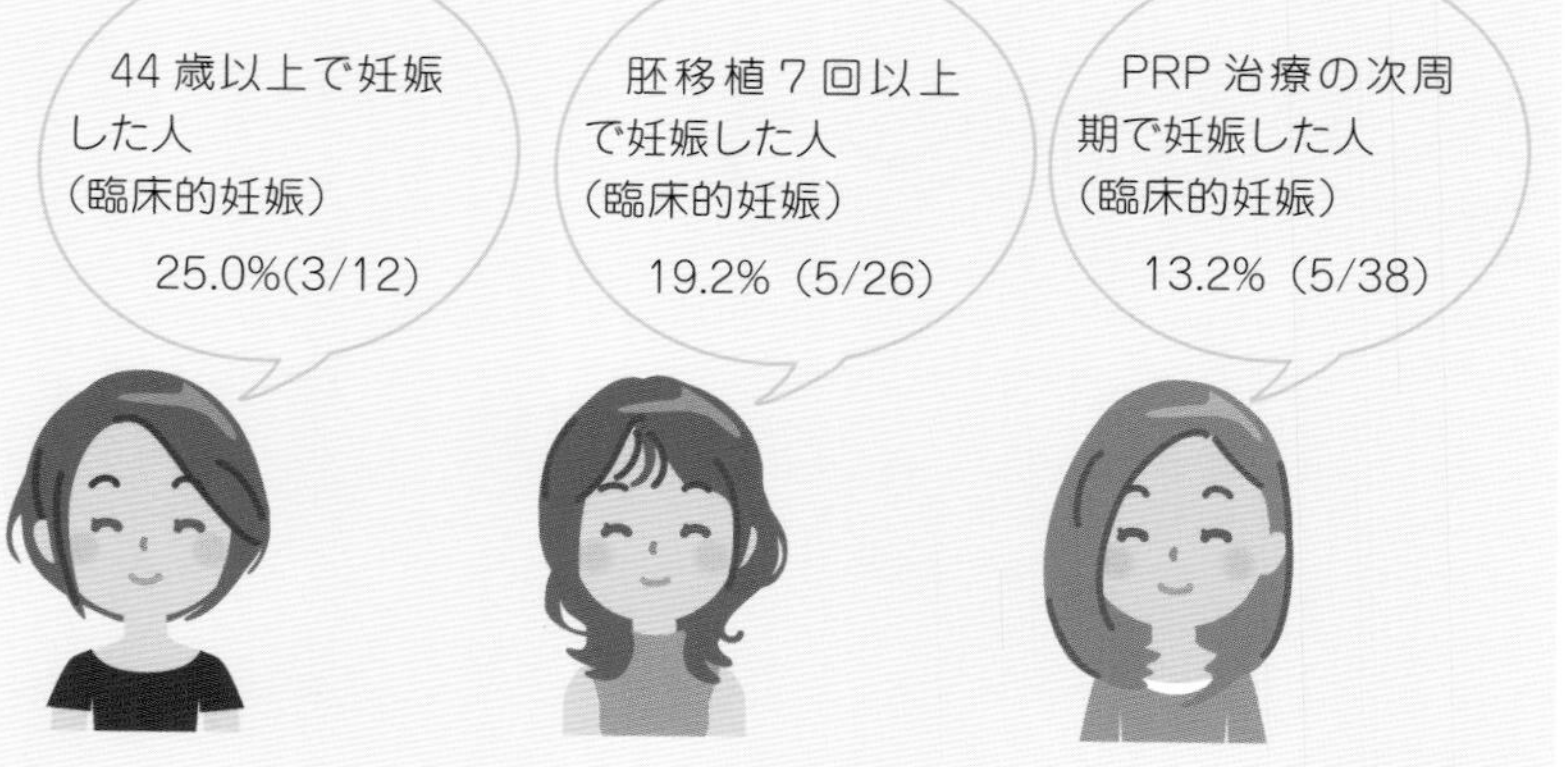

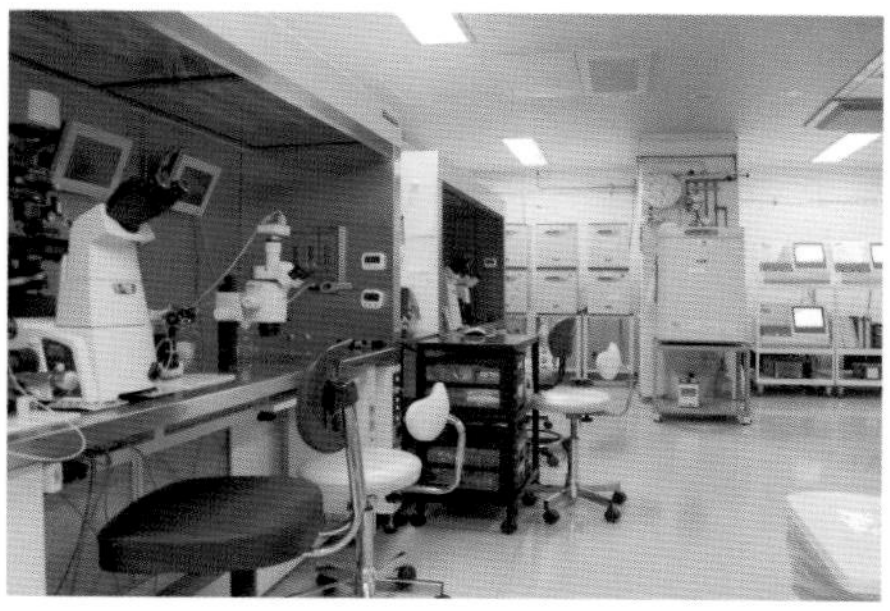

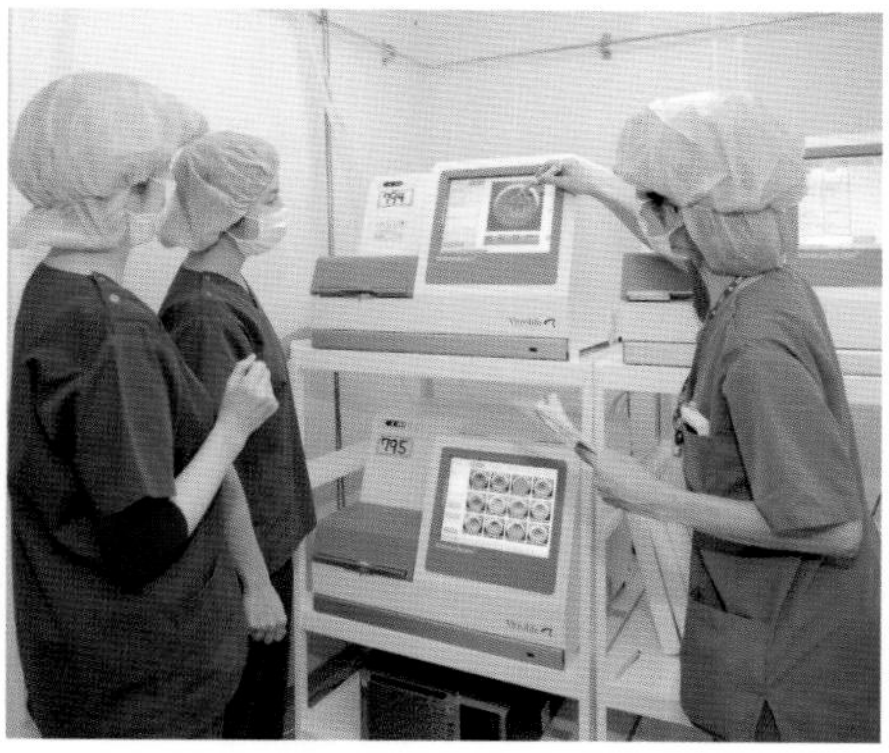

培養室は広く、作業動線が十分に確保されていること、またクリーンベンチのなかにICSIなどを行う倒立顕微鏡が設置されているのが特徴的でした。
胚は、すべてタイムラプス型インキュベーターで培養しており、胚盤胞への到達率も高くなったと胚培養士さんが話していました。

凍結融解胚盤胞移植＋PRP治療周期のスケジュール

	2～4日	10日目前後	12日目前後	2回目PRPの当日～2日後	胚移植日の5日前	胚移植
月経開始	受診 エコー検査	PRP 1回目	PRP 2回目	エコー検査	黄体ホルモン剤	

周期の場合は薬を忘れないようしていただくことなどを伝えています。

すべては 患者さんのために

良好胚を移植しているのにも関わらず妊娠が成立しない場合、胚の問題はPGT-Aをして、染色体に問題のない胚を移植することで妊娠が期待できます。

子宮の問題については、着床の窓の検査をすることで胚移植をするタイミングがわかり、子宮内フローラや慢性子宮内膜炎などの検査で、子宮の環境を知ることができます。そして、着床環境を整えるPRP治療と、できることが増えてきました。

「ここまでやったけど、赤ちゃんが授からなかったんだから…」「もう年齢的に難しいのかな…」と治療を諦めてしまいそうなカップルも、いろいろな治療で赤ちゃんを授かるケースが増えています。

では、どの検査を、どの治療を選択すれば良いのかとなると、その優先順位や組み合わせは、カップルごとに違います。また、検査や治療の費用は高額ですが、妊娠への期待も高まっていますから、諦めずにトライしてほしいと思います。

これまで紹介してきたPRP治療については、何度も何度も胚移植をされてきた人が、初回のPRP治療で妊娠している症例は少なくありませんし、翌周期の胚移植で妊娠されている人もいて、そのなかには、年齢の高い人もいます。

体外受精を受けられるカップルのなかでも、対象となる人は少ないのですが、PRP治療導入前であれば、繰り返し胚移植をするか、諦めるかだったかもしれません。また、通院されている病院やクリニックでPRP治療を行っていなくても、ぜひ、医師に相談してみてください。

高木病院不妊センターでは、PRP治療だけを受けに来る人もいます。そして、PRP治療だけを受けられて、もともと通われている病院やクリニックで胚移植をして、妊娠した人もいます。

妊娠しない理由がよくわからないまま、何度も胚移植を繰り返しているのなら、いろいろな情報を仕入れながら、医師に相談しましょう。

すべては、赤ちゃんを授かりたいと願うカップルのためにある検査や治療です。

小島 加代子 医師
高木病院 不妊センター

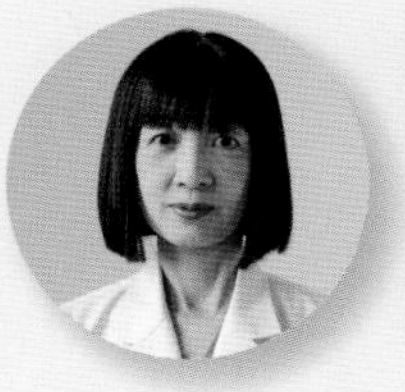

高木病院 副院長・不妊センター長
佐賀医科大学卒業
［福岡シミュレーション医学センター長］
［国際医療福祉大学大学院教授］
佐賀大学医学部臨床教授
医学博士
日本産科婦人科学会認定産婦人科専門医
日本生殖医学会認定生殖医療専門医

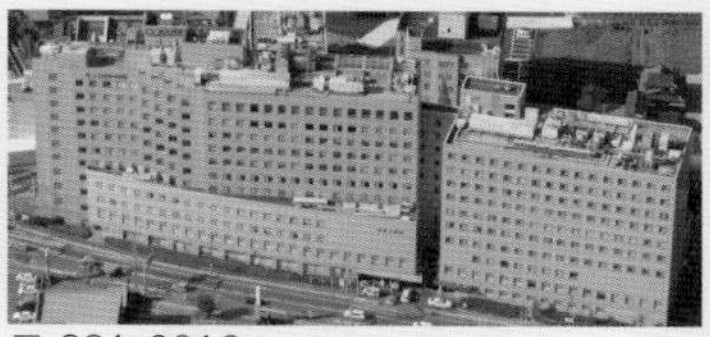

〒831-0016
福岡県大川市大字酒見141番地11
高木病院 不妊センター
0944-87-0068（予約制）
診療日：月～土曜日
午前診療10：00～12：00
午後診療14：00～16：00
（日曜日と祝日は除く）

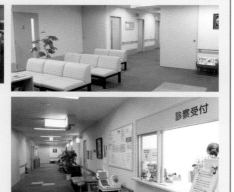

コスト、来院回数、ＯＨＳＳの発症を抑えられる ＭＰＡ法。現在、約８割の患者様が選択しています。

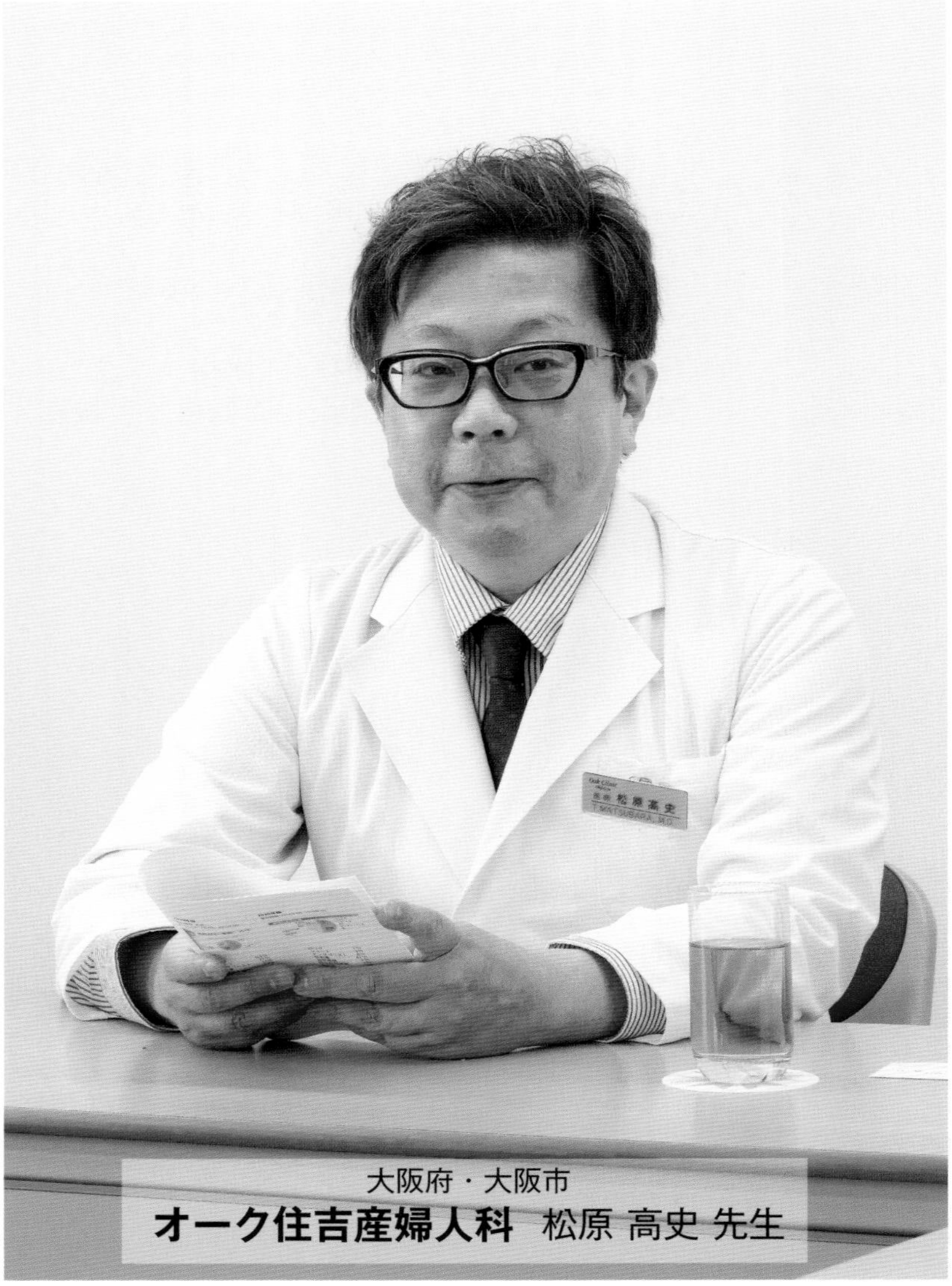
大阪府・大阪市
オーク住吉産婦人科　松原 高史 先生

体外受精の方法のひとつに排卵誘発剤を使って卵巣を刺激し、複数の卵を育てる刺激法があります。これまでは、採卵前に排卵してしまわないように、点鼻薬のブセレキュアや注射薬のセトロタイドを使って排卵をコントロールする刺激法が主流でした。

この排卵を抑制する方法として、メドロキシプロゲステロン（ＭＰＡ）を内服するＭＰＡ法を選択する人が増加していると聞きます。

今回は、このＭＰＡを使用した排卵誘発についてオーク住吉産婦人科の松原高史先生にくわしくうかがいました。

最近の主流は ＨＭＧ-ＭＰＡ法

■最初に排卵誘発法がどのように変化しているのか、教えてください。

以前は、ＦＳＨ／ＨＭＧ注射で卵巣を刺激し、点鼻薬や内服薬で排卵を抑えるロング法やショート法が主流でした。その後、注射で排卵を抑えるアンタゴニスト法が加わったのですが、ここに、ＨＭＧ-ＭＰＡ法が加わり、選択する方が増えてきています。

ＨＭＧ-ＭＰＡ法が具体的にどんな方法かというと、メドロキシプロゲステロン（ＭＰＡ）という黄体ホルモン剤の作用で排卵を抑制するものです。

ＭＰＡは新しい薬ではなく、以前から使われていた薬剤ですが、1日10ミリグラムを排卵誘発時に併用すると、自然排卵が抑制されます。

点鼻薬のブセレキュアや注射薬のセトロタイドを使用する方法と比較しても採卵数、受精率、分割の状態、妊娠率、流産率など、全項目にわたって結果は遜色ありません。

約８割が ＭＰＡ法を選択

■現在、ＭＰＡ法を選ぶ方はどれくらいなのでしょうか?

一口に排卵誘発法といっても複数あるので、特に初めて採卵される方はどの方法がいいか分からないとおっしゃいます。

もちろん各々の採卵法について説明をして選んでいくのですが、そこでＭＰＡ法を選ぶ患者様は増えています。

低刺激法は別として、刺激法に限定していうと、当院では現在8割ほどの患者様がＭＰＡ法を選択しているのではないでしょうか。

ただし、従来通り、他の方法を選択する方もいらっしゃいます。

たとえば今までショート法やアンタゴニスト法でよく採卵できてい

た場合など、そのままの方法で採卵することもあります。

来院回数、コスト OHSSの発症を抑える

■ MPAの特徴、メリットを教えてください。

MPAの特長としては、内服薬であることが挙げられます。

アンタゴニスト法のセトロタイドの場合、自己注射でなければ注射のたびに来院が必要になりますが、MPA法では超音波での卵胞チェック以外、来院の必要がありません。

また、卵子を最終成熟させるためのHCG注射の代わりに点鼻薬でも可能です。トータルの来院回数を減らせれば治療の予定を立てやすいです。

加えて注射などと比べてコストが安価であること（1日110円）、排卵誘発剤の使用による卵巣過剰刺激症候群（OHSS）の発症を低く抑えられることもメリットとして挙げられます。

治療する！と決めた その日からスタート可能

■ コスト、安全面、スケジュールの各面でメリットがあるのは嬉しいですね。

はい、またHMG-MPA法だと、ランダムスタートといって月経周期のどの時期からでも排卵誘発が可能です。つまり月経周期のいつからでも治療を始められるのもメリットといえるでしょう。

そもそもランダムスタートが採用されるようになったきっかけはがん患者さんでした。がん治療をされる方が卵子凍結をする時にできるだけ急いで採卵しないといけないため、治療を決めた当日からでも始められる方法です。

ただし、がん患者さんに限らず、遠方の方だったり、高齢でなるべく急いで治療をしたい方などランダムスタートのニーズは高く、選択する方が増えているといえるでしょう。

妊娠率、卵の質は 他の方法と変わらない

■ では逆にMPA法のデメリットがあれば教えてください。

しいてデメリットを挙げるとすれば新鮮胚移植ができないことです。ただし、最近は凍結胚移植をする方が多いので、大きな問題にはならないでしょう。むしろすべての胚を凍結する場合には適した方法といえると思います。

一部の患者様からは「低刺激法のほうが採れる卵の質が良いのでは…」「低刺激法のほうが妊娠しやすいのでは…」と聞かれることがあるのですが、妊娠率に変わりはありませんし、卵のクオリティーも同様です。

主治医と相談し 最適な誘発方法を選ぶ

■ 最後に患者様へのメッセージをお願いいたします。

今回は、HMG-MPA法についてお話しましたが、実際にどの採卵方法にするかは、患者様のご希望や状態に合わせて、一番適切だと思われる方法を選択していきます。

一口にMPA法といってもOHSSになりやすい方もいれば、卵が育ちにくい方もいらっしゃいますので、個々の状況に応じてどの方法を選択するか見極めることが重要です。

周期ごとに合った方法が違うこともありますし、毎回同じではなく、常にその時、一番良いと思われる方法を選択していくことが大事だと考えます。

ぜひ主治医と相談のうえ、あなたに合った方法を選択してくださいね。

HMG－MPA法

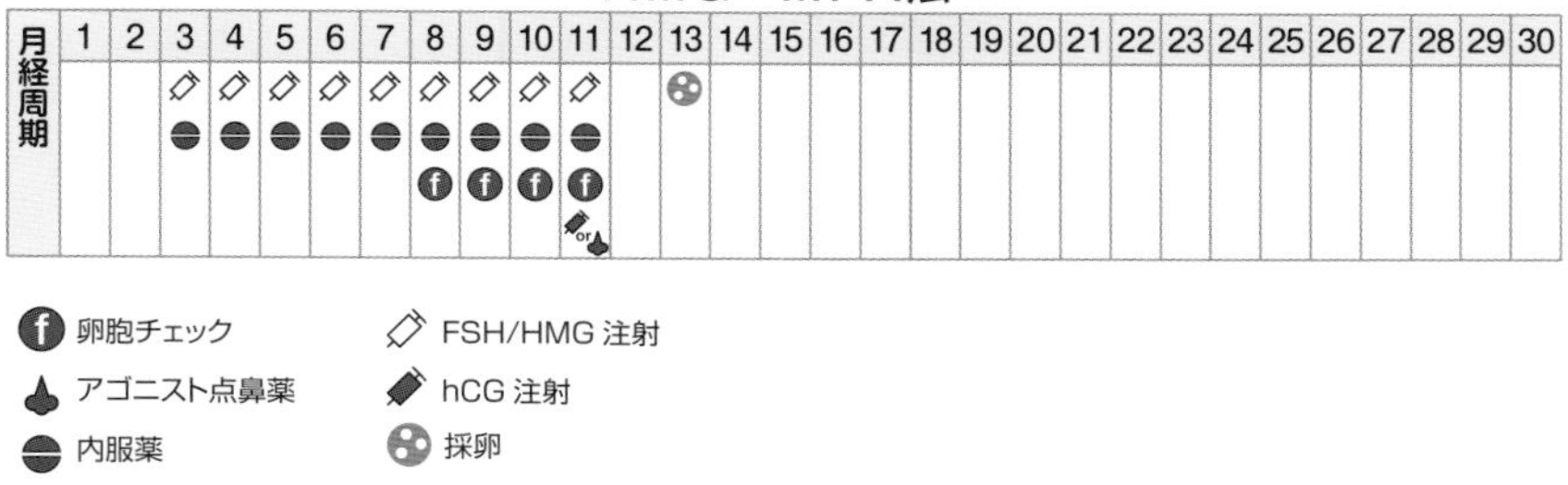
月経周期
1 2 3 4 5 6 7 8 9 10 11 12 13 14 15 16 17 18 19 20 21 22 23 24 25 26 27 28 29 30
or
卵胞チェック
アゴニスト点鼻薬
内服薬
FSH/HMG 注射
hCG 注射
採卵

松原 高史 医師 プロフィール

● 関西医科大学医学部卒業、関西医科大学大学院医学研究科修了。同大学附属病院助教、診療講師、外来医長として勤務。寺西報恩会長吉総合病院、なりもとレディースホスピタルなどを経てオーク住吉産婦人科勤務。得意分野は、産婦人科内分泌学、腹腔鏡手術。

＜資格等＞ ●日本産科婦人科学会認定産婦人科専門医 ●母体保護法指定医

Oak Clinic sumiyoshi

●オーク住吉産婦人科は365日態勢の高度不妊治療施設です。国際水準の培養ラボラトリーがきめ細かくサポートし、TESEやGIFT、ZIFTまで対応しています。高度生殖補助医療のほかにも、不育外来や男性不妊外来も設けています。

オーク住吉産婦人科

電話番号．0120-009-345

診療科目／ 婦人科（生殖医療）、婦人科

診療受付／ 月～金 9：00～16：30　17：00～19：00
土曜　9：00～16：00
日・祝 9：30～15：00

休 診 日／ なし

変更情報などは、HPでの確認をお願いします。
https://www.oakclinic-group.com

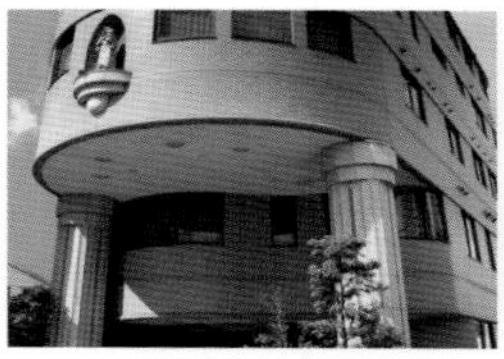
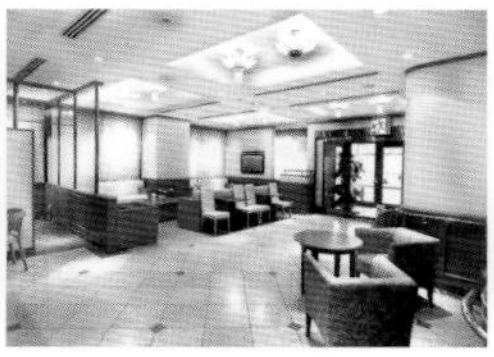
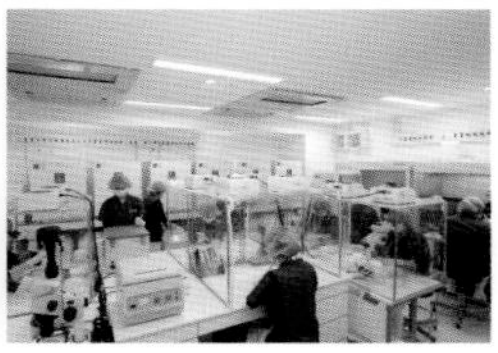

所 在 地● 〒557-0045 大阪府大阪市西成区玉出西 2-7-9

アクセス● 地下鉄 四つ橋線 玉出駅5番出口徒歩0分

どこに行けばいいの？

私たち、ふたりでいっしょに診てもらえるクリニックを探しています！

不妊治療は、ふたりの赤ちゃんを授かるための治療です。
基本的には、不妊治療施設はどこでもふたり一緒に診てもらうことができますが、男性に不妊原因が見つかった場合、男性不妊の専門家である泌尿器科医の診察・検査・治療が必要になります。そのため、病院選びの時に最初から、男性不妊外来や泌尿器科生殖医療専門医の診察ができる治療施設を選ぶことも大切です。
ふたり一緒に専門的な検査や治療を受けることができれば、知識や理解だけでなく、協力しやすく、絆も深まるのではないかと思います。
ここでは、男性不妊診療にも力を入れているクリニックをアンケート（左ページ参照）の回答とともにご紹介します。

神奈川レディースクリニック

TEL: 045-290-8666

神奈川県横浜市神奈川区西神奈川 1-11-5 ARTVISTA 横浜ビル

Access：JR 東海道線・横浜線東神奈川駅 徒歩５分、東急東横線東白楽駅 徒歩７分、京急本線京急東神奈川駅 徒歩８分

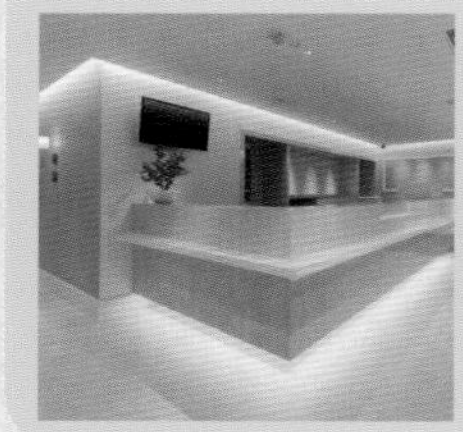

診療時間

		月	火	水	木	金	土	日	祝
午前	8：30～12：30	●	●	●	★	●	▲	▲★	▲
午後	14：00～19：00	●	●	■	★	●	―	―	―

▲土・日（第2・第4）・祝日の午前は 8:30～12:00、午後休診 ■水曜午後は14:00～19:30 ★木曜、第1・第3・第5日曜の午前は予約制

男性不妊外来　毎月 第1土曜日9:00～15:00 第3・5土曜日 14:00～18:00 第4日曜日9:00～15:00 完全予約制

髙橋産婦人科

TEL: 058-263-5726

岐阜県岐阜市梅ヶ枝町 3 丁目 41-3

Access：岐阜バス 鏡島市橋線　JR 岐阜駅 西野町車番 55

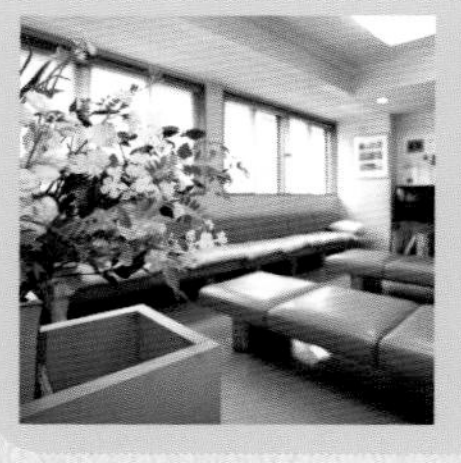

診療時間

		月	火	水	木	金	土	日	祝
午前	9：00～12：00	●	●	●	●	●	●	―	―
午後	16：00～19：00	●	●	●	―	●	▲	―	―

△土曜日の午後は 14：00～16：00

男女不妊症外来　男性不妊・女性不妊の区別はありませんので、ご主人も診療時間内にお気軽にお越しください。

明大前アートクリニック

TEL: 03-3325-1155

東京都杉並区和泉 2-7-1 甘酒屋ビル 2F

Access：京王線・京王井の頭線 明大前駅より徒歩５分

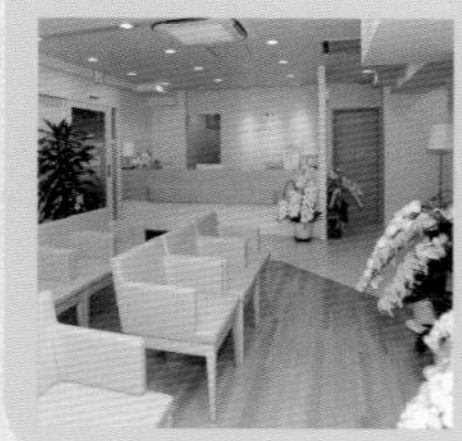

診療時間

		月	火	水	木	金	土	日	祝
午前	9：30～12：30	●	●	●	●	●	●	―	―
午後	15：30～20：00	●	▲	●	▲	●	▲	―	―

△火・木の午後は15:30～18:00、土曜午前は 9:00～12:00・午後は15:00～17:00

男性不妊外来　木曜日（不定期）：17:00 ～ 18:00、土曜日（不定期）：15:00 ～ 16:00

恵愛生殖医療医院

TEL: 048-485-1185

埼玉県和光市本町 3-13 タウンコートエクセル3F

Access：東武東上線／東京メトロ有楽町線／副都心線・和光市駅南口駅前 40 秒

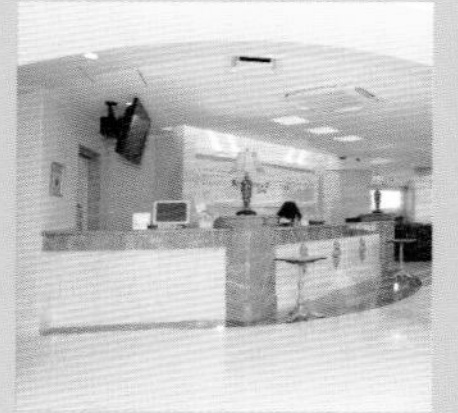

診療時間

		月	火	水	木	金	土	日	祝
午前	9：00～12：30	●	●	●	●	●	●	―	―
午後	15：00～18：30	●	●	●	●	●	―	―	―

※受付は、診療時間の 30 分前からとなります。※初診の患者さまの受付は、午前は 11:30 まで、午後は 16:30 まで。

男性不妊外来　毎週木曜日：午前　9:00～ 9:30、毎週金曜日：午後 15:00～16:30

アンケートをしてみました

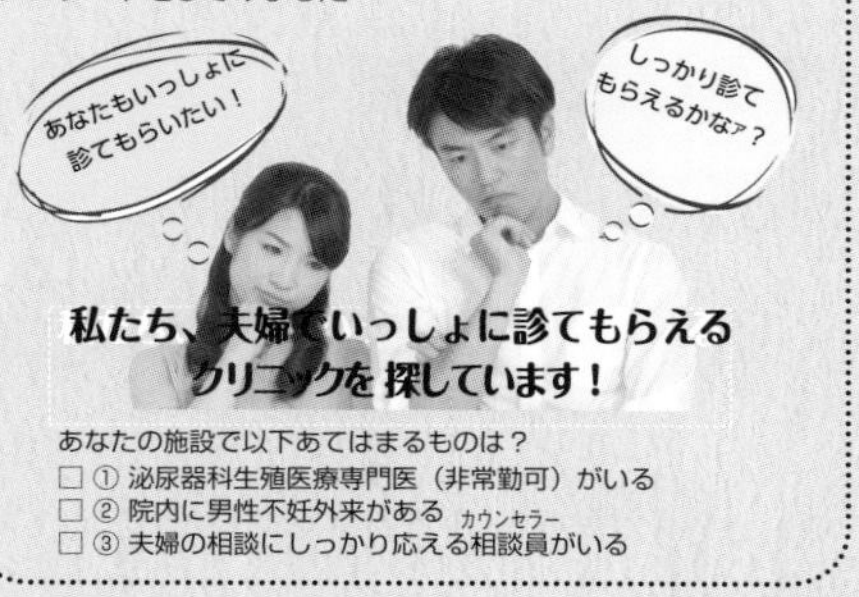
あなたもいっしょに
診てもらいたい！
しっかり診て
もらえるかなァ？
私たち、夫婦でいっしょに診てもらえる
クリニックを 探しています！
あなたの施設で以下あてはまるものは？
□ ① 泌尿器科生殖医療専門医（非常勤可）がいる
□ ② 院内に男性不妊外来がある
□ ③ 夫婦の相談にしっかり応える相談員《カウンセラー》がいる

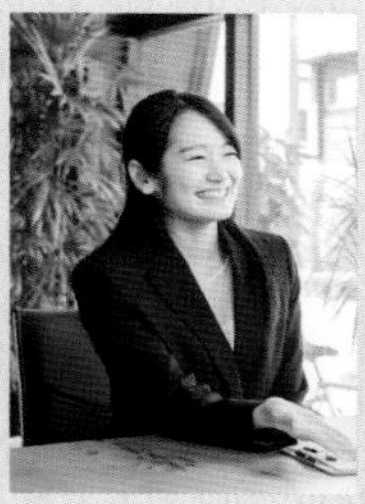

＜表中の1、2、3、の説明＞

1. 泌尿器科生殖医療専門医がいる（非常勤を含む）
2. 院内に男性不妊外来がある
3. 夫婦の相談にしっかり答える相談員（カウンセラー）がいる

※アンケート形式で知り得た情報ですので、詳しくは読者の判断でご確認ください。

県名	クリニック	住所	電話番号	1	2	3
栃木県	那須赤十字病院	大田原市中田原	0287-23-1122			●
埼玉県	恵愛生殖医療医院	和光市本町	048-485-1185	●	●	
千葉県	西船橋こやまウィメンズクリニック	船橋市印内町	047-495-2050			●
東京都	神田ウィメンズクリニック	千代田区神田鍛冶町	03-6206-0065			●
	あいだ希望クリニック	千代田区神田鍛冶町	03-3254-1124			●
	Natural ART Clinic 日本橋	中央区日本橋	03-6262-5757			●
	新橋夢クリニック	港区新橋	03-3593-2121			●
	東京慈恵会医科大学附属病院	港区西新橋	03-3433-1111		●	●
	芝公園かみやまクリニック	港区芝	03-6414-5641		●	●
	とくおかレディースクリニック	目黒区中根	03-5701-1722			●
	田園都市レディースクリニック　二子玉川分院	世田谷区玉川	03-3707-2455	●	●	●
	杉山産婦人科 新宿	新宿区西新宿	03-5381-3000	●	●	●
	明大前アートクリニック	杉並区和泉	03-3325-1155	●	●	●
	松本レディース リプロダクションオフィス	豊島区東池袋	03-6907-2555	●	●	●
	幸町 IVF クリニック	府中市府中町	042-365-0341		●	●
神奈川県	みなとみらい夢クリニック	横浜市西区みなとみらい	045-228-3131	●	●	●
	神奈川レディースクリニック	横浜市神奈川区西神奈川	045-290-8666	●	●	●
	田園都市レディースクリニック あざみ野本院	横浜市青葉区あざみ野	045-905-5524	●	●	●
	馬車道レディスクリニック	横浜市中区相生町	045-228-1680			●
	福田ウィメンズクリニック	横浜市戸塚区品濃町	045-825-5525	●	●	
	矢内原ウィメンズクリニック	鎌倉市大船	0467-50-0112	●	●	●
	湘南レディースクリニック	藤沢市鵠沼花沢町	0466-55-5066			●
長野県	佐久平エンゼルクリニック	佐久市長土呂	0267-67-5816		●	●
岐阜県	髙橋産婦人科	岐阜市梅ケ枝町	058-263-5726		●	●
静岡県	いながきレディースクリニック	沼津市宮前町	055-926-1709	●	●	●
	岩端医院	沼津市大手町	055-962-1358		●	●
愛知県	ART クリニックみらい	岡崎市大樹寺	0564-24-9293	●	●	●
	さわだウィメンズクリニック	名古屋市千種区四谷通	052-788-3588			●
滋賀県	リプロダクション浮田クリニック	大津市本堅田	077-572-7624	●	●	●
兵庫県	神戸 ART レディスクリニック	神戸市中央区雲井通	078-261-3500			●
広島県	IVF クリニックひろしま	広島市南区松原町	082-264-1131	●	●	●
福岡県	アイブイエフ詠田クリニック	福岡市中央区天神	092-735-6655			●

このコーナーでは、全国の不妊治療・体外受精専門クリニックで行われている不妊セミナー（勉強会や説明会）の情報を紹介しています。

あなたの今後の治療にお役立ち！

Seminar information

　病院やクリニックで行われている勉強会・説明会では、医師が日頃から患者さんに伝えたい治療方針や内容など、参加者にとても丁寧に、正確で最新、最適な情報を提供しています。病院選びをするときには、いくつかの勉強会に参加してみるのがおススメです。自分たち夫婦に合った医師選び、病院選びがきっとできるでしょう。
　ぜひ、ふたり一緒に参加してみてくださいね！

（P.93の全国の不妊治療病院＆クリニックも、ぜひご活用ください）

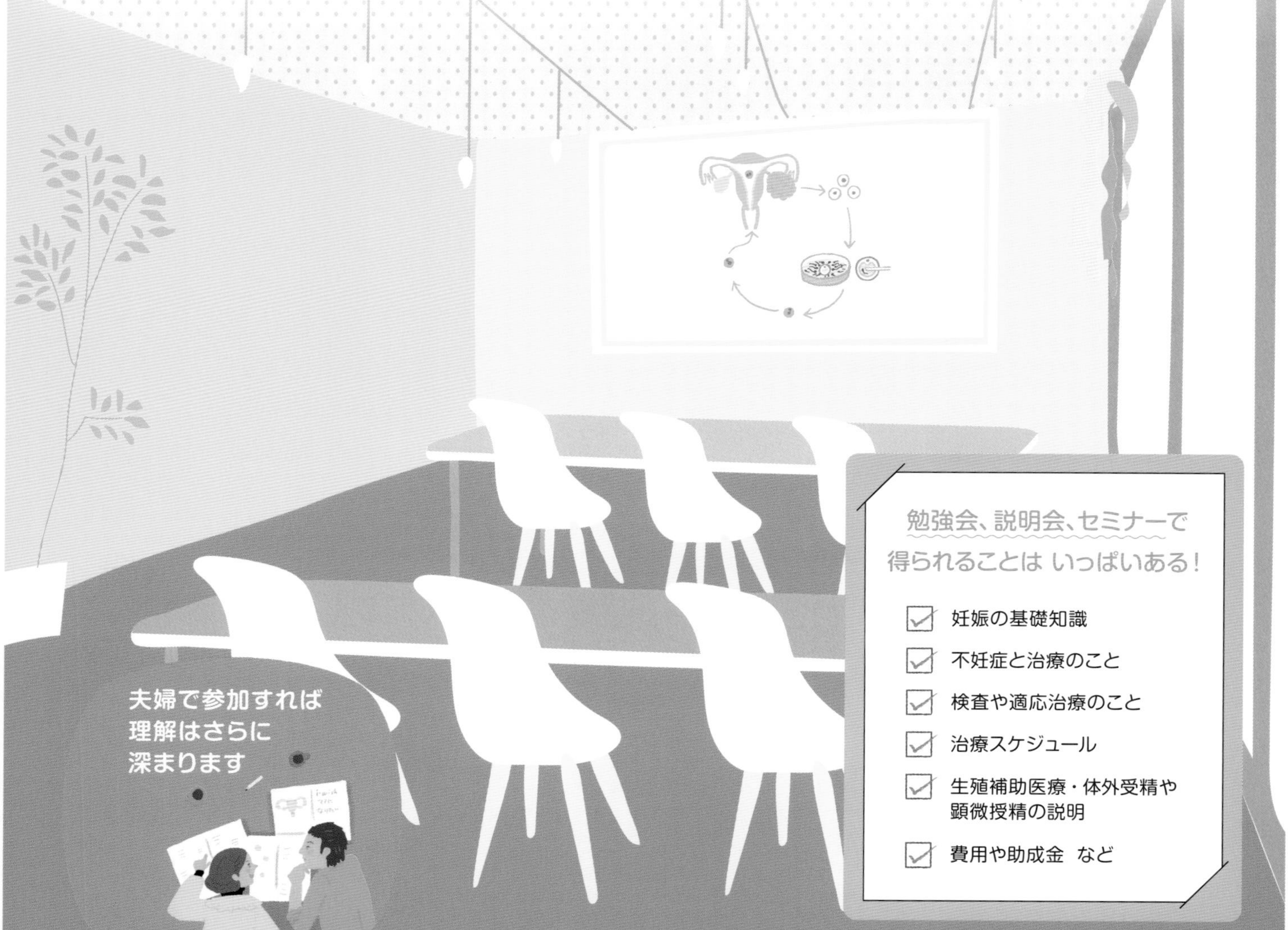

勉強会、説明会、セミナーで得られることは いっぱいある！

- 妊娠の基礎知識
- 不妊症と治療のこと
- 検査や適応治療のこと
- 治療スケジュール
- 生殖補助医療・体外受精や顕微授精の説明
- 費用や助成金 など

※ 新型コロナウイルスの影響により、治療施設における勉強会などのスケジュールや開催方法に変更が生じることがあります。詳細は、各施設のホームページなどで、あらかじめご確認ください。

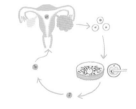

Saitama Access 東武東上線・東京メトロ有楽町線・副都心線 和光市駅南口 徒歩 40 秒

恵愛生殖医療医院

埼玉県和光市本町 3-13 タウンコートエクセル 3F
TEL : 048-485-1185

https://www.tenderlovingcare.jp
参加予約▶ TEL : 048-485-1185

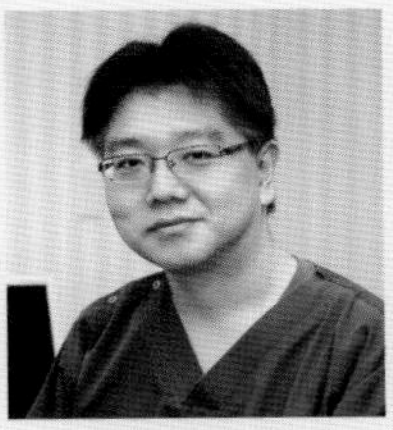

林 博 医師

■名称…………生殖医療セミナー
■日程…………原則土曜日15時半～約1時間半程度
■開催場所……当院内
■予約…………必要
■参加費用……無料
■参加…………他院の患者様OK
■個別相談……無し

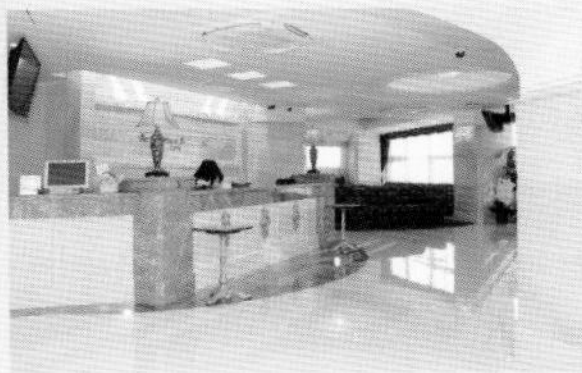

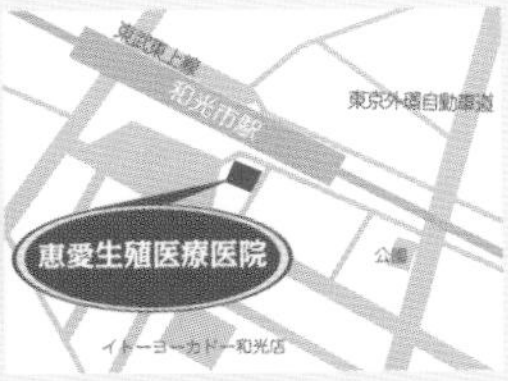

● 世の中には不妊症や不育症に関しての情報があふれていますが、なかには誤った情報もあります。正しい知識をより深めてもらうための講義形式のセミナーです。また、新型コロナウイルス感染拡大状況によりセミナー形式が変更となる可能性があります。詳細は、ホームページをご覧ください。（他院で治療中の患者様は、事前の受付、予約が必要です）

Chiba Access JR 総武線・武蔵野線・東京メトロ東西線 西船橋駅南口 徒歩 3 分

西船橋こやまウィメンズクリニック

千葉県船橋市印内町６３８－１ ビューエクセレント 2F
TEL: 047-495-2050

https://koyama-womens.com
参加予約▶ TEL : 047-495-2050

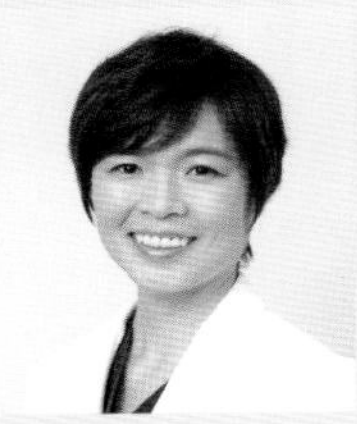

小山 寿美江 医師

■名称…………体外受精治療説明会
■日程…………月２回
■開催場所……クリニック内
■予約…………必要
■参加費用……無料
■参加…………他院の患者様OK
■個別相談……有り

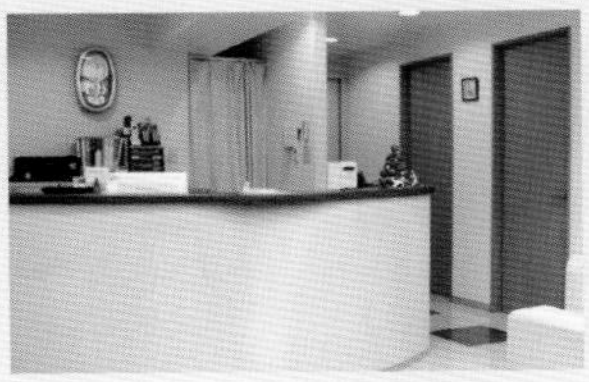

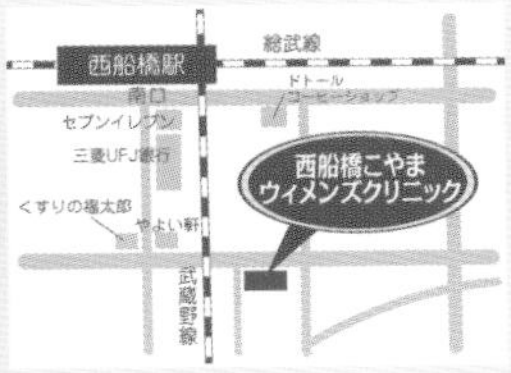

● 西船橋こやまウィメンズクリニックはタイミング法や人工授精及び体外受精・顕微授精などの高度生殖補助医療を専門とする不妊治療クリニックです。不妊にお悩みの方はまずご来院ください。ご希望を伺い、最適な治療方法をご提案します。また看護師による不妊カウンセリングや「体外受精治療説明会」を月１～２回定期的に実施しております。

Tokyo Access JR 神田駅より 徒歩3分

あいだ希望クリニック

東京都千代田区神田鍛冶町3- 4 oak 神田鍛冶町ビル2F
TEL: 03-3254-1124

https://www.aidakibo.com
参加予約▶ ホームページの
申込みフォームより

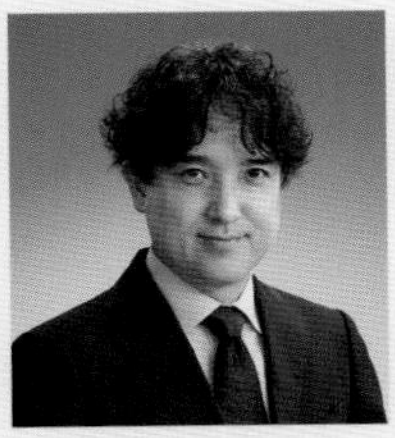

会田 拓也 医師

■名称…………自然周期体外受精セミナー
■日程…………月１～２回
■開催場所……クリニック内
■予約…………必要
■参加費用……無料
■参加…………他院の患者様OK
■個別相談……有り

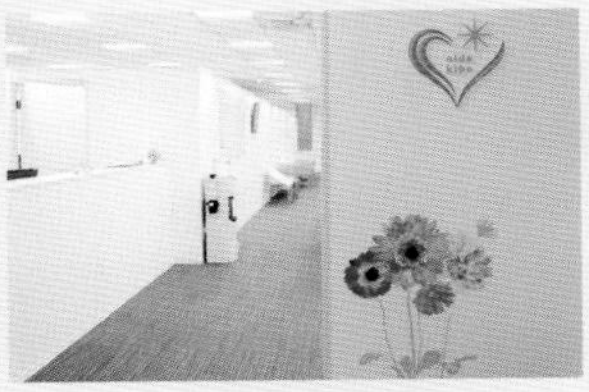

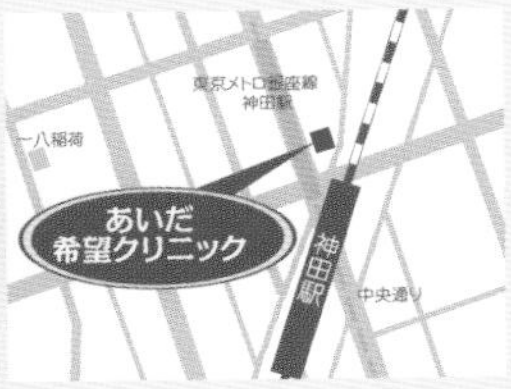

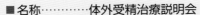

● 体外受精に対する疑問、不安をセミナーを通して解決してみませんか？ お一人での参加も可能です。通院する施設での開催ですので、治療についてはもちろんのこと、通院時間やクリニックの雰囲気を感じていただけます。
COVID-19 感染予防対策のため、人数を制限し実施します。マスクの着用をお願いします。

Tokyo　Access　東京メトロ銀座線、東西線、都営浅草線日本橋駅（B6 出口）直結

Natural ART Clinic 日本橋

東京都中央区日本橋2- 7- 1 東京日本橋タワー8F
TEL : 03-6262-5757

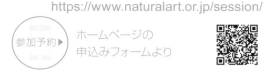

https://www.naturalart.or.jp/session/
参加予約▶ ホームページの申込みフォームより

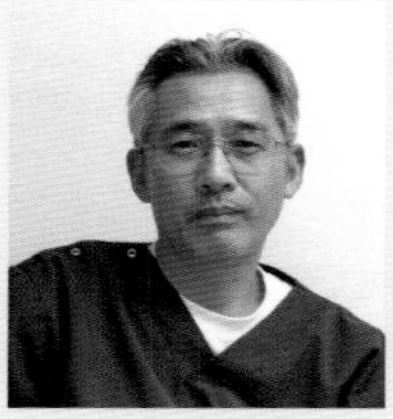
寺元 章吉 医師

- ■名称…………体外受精説明会・カウンセリング
- ■日程…………定期的に開催
- ■開催場所……Natural ART Clinic 日本橋他
- ■予約…………必要
- ■参加費用……無料
- ■参加…………他院の患者様OK
- ■個別相談……有り

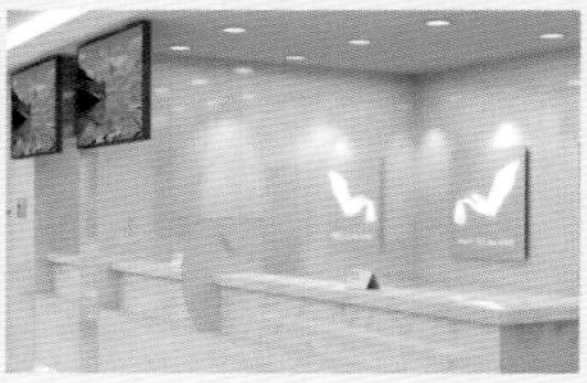

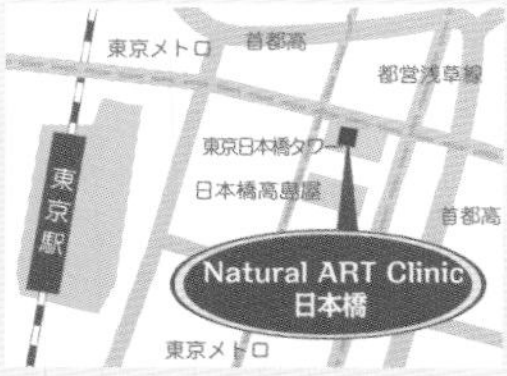

● 定期的に不妊治療 / 体外受精説明会・カウンセリングを行っております。
医師による当院の体外受精方法・方針を専門的な知識を織り込みご説明いたします。

Tokyo　Access　JR 新橋駅日比谷口 徒歩2分、地下鉄銀座線・都営浅草線新橋駅8番出口 徒歩1分、地下鉄都営三田線内幸町駅A1出口 徒歩1分

新橋夢クリニック

東京都港区新橋2- 5- 1 EXCEL 新橋
TEL : 03-3593-2121

https://www.yumeclinic.net/session/
参加予約▶ ホームページの申込みフォームより

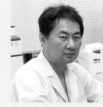

瀬川 智也 医師

- ■名称…………体外受精説明会・妊活検査相談会
- ■日程…………定期的に開催
- ■開催場所……新橋夢クリニック他
- ■予約…………必要
- ■参加費用……無料
- ■参加…………他院の患者様OK
- ■個別相談……有り

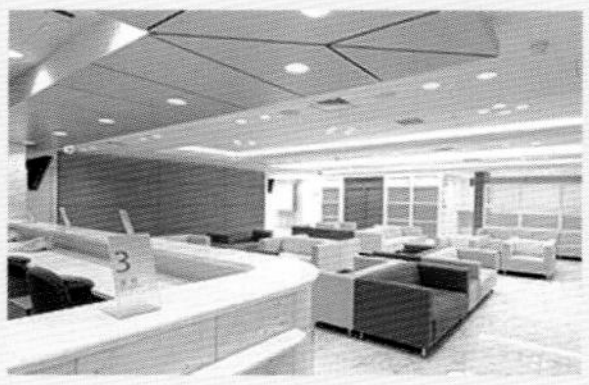

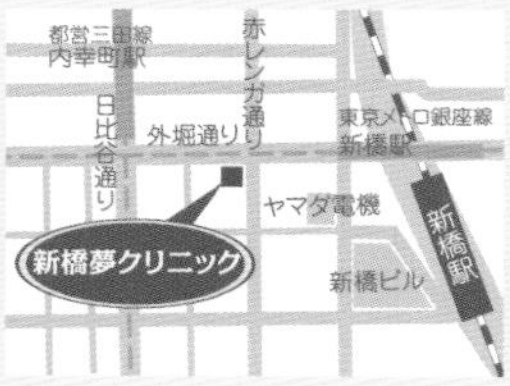

● 定期的に不妊治療 / 体外受精説明会、妊活検査相談会を行っております。医師はじめ培養士・看護師・検査技師・受付による当院の体外受精方法・方針を専門的な知識を織り込みご説明いたします。

Tokyo　Access　JR 山手線、総武線、都営大江戸線 代々木駅 徒歩5分　JR 千駄ヶ谷駅 徒歩5分　東京メトロ副都心線北参道駅 徒歩5分

はらメディカルクリニック

東京都渋谷区千駄ヶ谷 5-8-10
TEL : 03-3356-4211

https://www.haramedical.or.jp/support/briefing
参加予約▶ ホームページの申込みフォームより

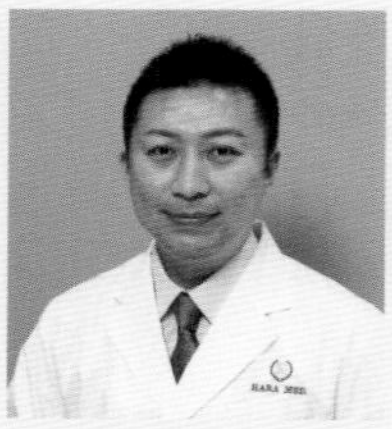
宮﨑 薫 医師

- ■名称…………体外受精説明会
- ■日程…………1ヶ月に1回
- ■開催場所……SYD ホール又は動画配信
- ■予約…………必要
- ■参加費用……無料
- ■参加…………他院の患者様OK
- ■個別相談……有り

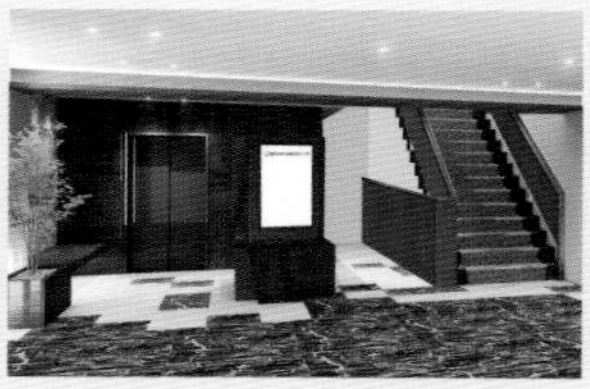

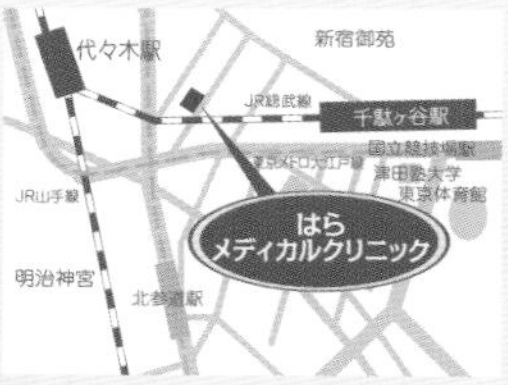

● 説明会・勉強会：はらメディカルクリニックでは、①体外受精説明会／月 1回　② 42 歳からの妊活教室／年2回
③不妊治療の終活を一緒に考える会／年2回　④卵子凍結説明会／月1回 を開催しています。
それぞれの開催日程やお申込は HP をご覧ください。

Tokyo　Access　東急東横線、大井町線「自由が丘駅」徒歩30秒

峯レディースクリニック

https://www.mine-lc.jp/

東京都目黒区自由が丘 2-10-4 ミルシェ自由が丘 4F
TEL : 03-5731-8161

お問合せ▶　TEL : 03-5731-8161

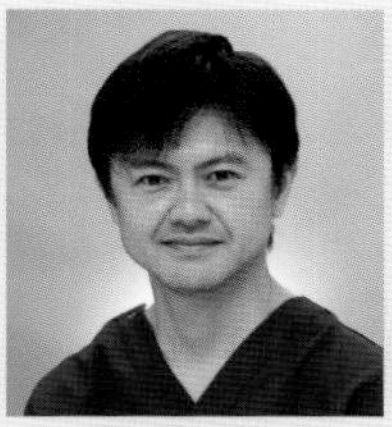

峯 克也 医師

■名称…………体外受精動画説明 (web)
■日程…………web 閲覧のため随時
■予約…………不要
■参加費用……無料
■参加…………当院通院中の方
■個別相談……オンラインによる体外受精の個別相談説明も行っております。(有料)

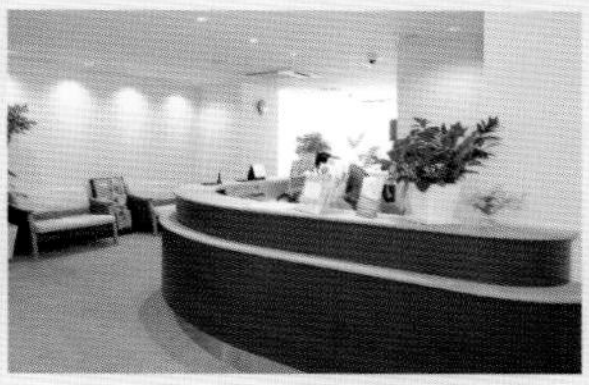

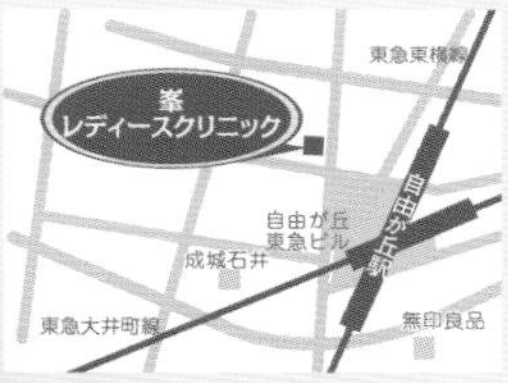

● 当院での体外受精の治療方法やスケジュールを分かりやすく動画で説明します。
体外受精をお考えのご夫婦。体外受精について知りたいご夫婦。ぜひ、ご夫婦でご覧ください。
※プライバシーの保護と新型コロナウイルス感染対策のため、動画での説明会を実施しています。ご希望の方は診察時に医師にお申し出ください。資料をお渡しします。

Tokyo　Access　東急田園都市線三軒茶屋駅 徒歩3分、東急世田谷線三軒茶屋駅 徒歩4分

三軒茶屋ウィメンズクリニック

https://www.sangenjaya-wcl.com

東京都世田谷区太子堂1-12-34- 2F
TEL: 03-5779-7155

参加予約▶　TEL : 03-5779-7155

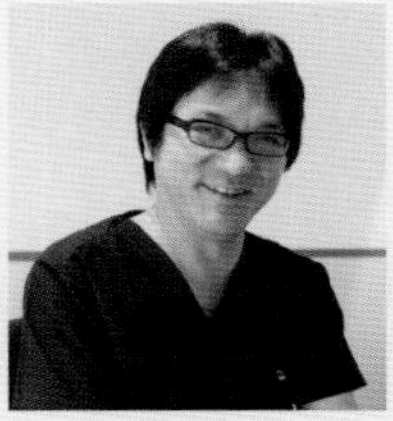

保坂 猛 医師

■名称…………体外受精勉強会
■日程…………毎月開催
■開催場所……クリニック内
■予約…………必要
■参加費用……無料
■参加…………他院の患者様OK
■個別相談……有り

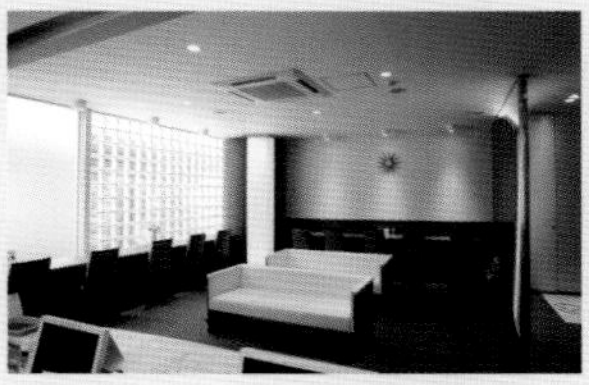

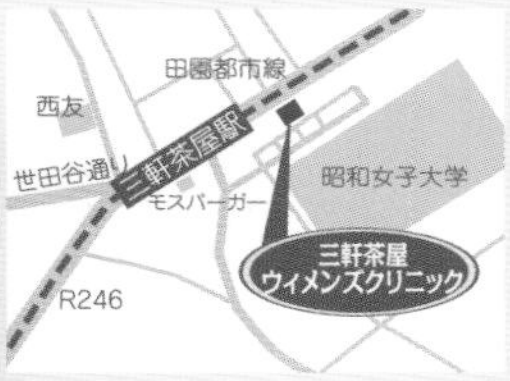

● 体外受精説明会をはじめ、胚培養士や不妊症認定看護師による相談会なども実施しております。
また、妊活セミナーも随時実施しておりますので、詳しくはホームページをご覧ください。

Tokyo　Access　京王線・京王井の頭線 明大前駅 徒歩5分

明大前アートクリニック

https://www.meidaimae-art-clinic.jp

東京都杉並区和泉 2-7-1　甘酒屋ビル 2F
TEL : 03-3325-1155

参加予約▶　TEL : 03-3325-1155

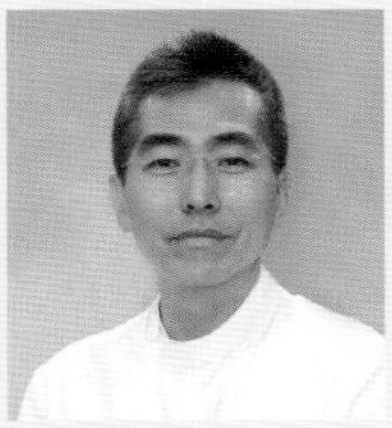

北村 誠司 医師

■名称…………体外受精説明会
■日程…………毎月２回
■開催場所……クリニック内
■予約…………必要
■参加費用……無料
■参加…………他院の患者様OK
■個別相談……有り

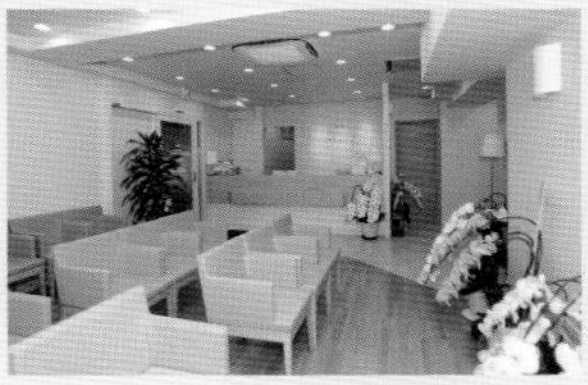

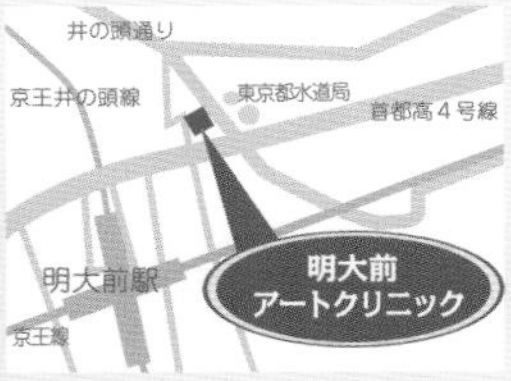

● この説明会は体外受精に対してご理解をいただき、不安や疑問を解消していく目的で行っております。また、当院で実際行われている体外受精をスライドと動画を用いて詳しく説明しております。
オンラインでも説明会の動画を視聴いただけます。当院ホームページよりお問合せ下さい。

Tokyo Access JR 山手線・東京メトロ丸ノ内線・有楽町線・副都心線・東武東上線・西武池袋線　池袋駅 東口北 徒歩 1 分

松本レディース リプロダクションオフィス

https://www.matsumoto-ladies.com

東京都豊島区東池袋 1-41-7 池袋東口ビル 7F
TEL : 03-6907-2555

参加予約▶ TEL : 03-6907-2555

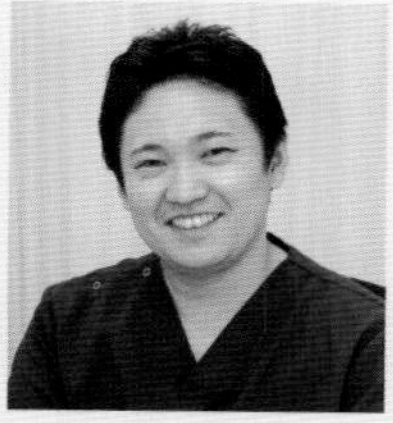

松本 玲央奈 医師

- ■ 名称…………オンライン教室
- ■ 日程…………不定期
- ■ 開催場所……オンライン教室
- ■ 予約…………必要
- ■ 参加費用……無料
- ■ 参加…………他院の患者様OK
- ■ 個別相談……有り

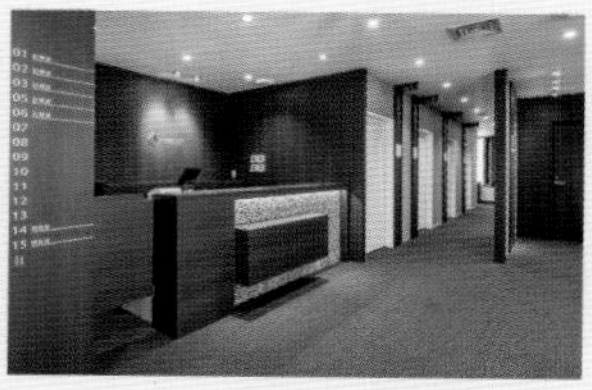

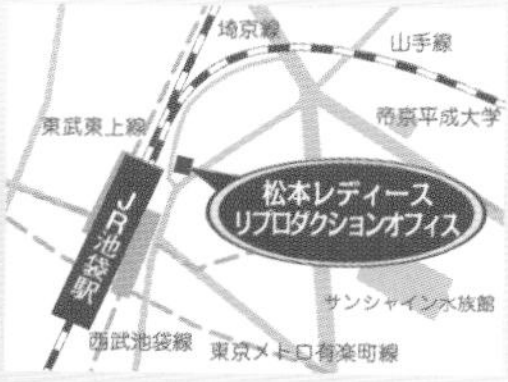

● 妊活には興味があるけど、不妊クリニックに受診するべきなのかどうか不安な方、まずは知識を得たい方など、気軽にご連絡ください。最新鋭の機器、日本トップレベルのドクターがそろっています。
日程・場所に関すること、また、オンライン教室など、当院のホームページをご確認ください。

Kanagawa Access みなとみらい線みなとみらい駅 4番出口すぐ

みなとみらい夢クリニック

https://mm-yumeclinic.com/session/

神奈川県横浜市西区みなとみらい3-6-3 MMパークビル2F・3F（受付）
TEL : 045-228-3131

参加予約▶ ホームページの
申込みフォームより

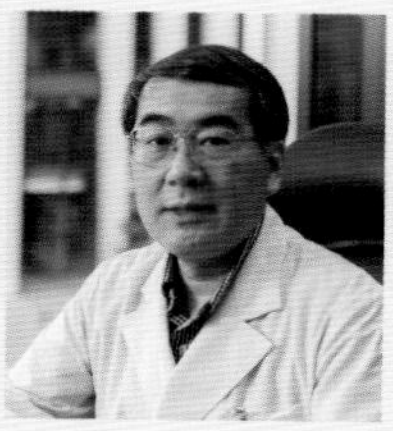

貝嶋 弘恒 医師

- ■ 名称…………不妊治療セミナー
- ■ 日程…………毎月定期開催※
- ■ 開催場所……MMパークビル
- ■ 予約…………必要
- ■ 参加費用……無料
- ■ 参加…………他院の患者様OK
- ■ 個別相談……有り

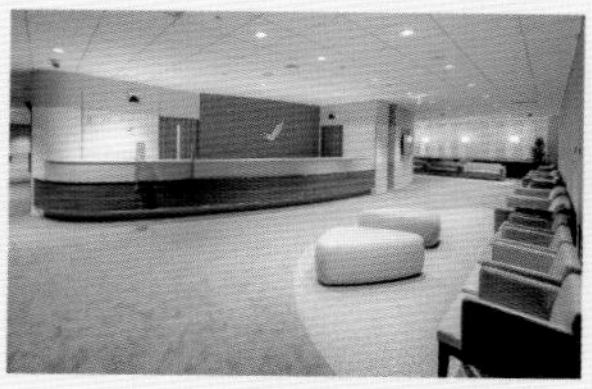

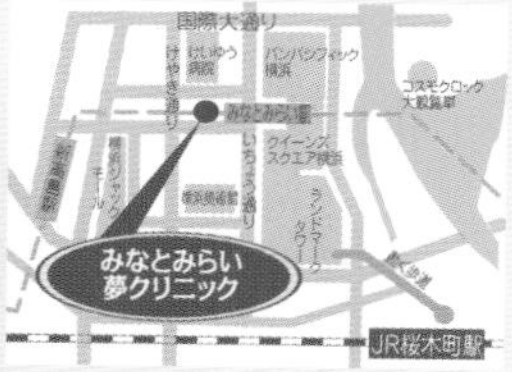

● 一般の方（現在不妊症でお悩みの方、不妊治療中の方）向けセミナーを開催しております。 当院の体外受精を中心とした治療方法・方針をスライドやアニメーションを使ってわかりやすく説明し、終了後は個別に質問にもお答えしております。※セミナー（録画）はウェブよりいつでもご覧いただけます。詳細はホームページよりご確認下さい。

Kanagawa Access JR 東海道線・横浜線東神奈川駅 徒歩5分、東急東横線東白楽駅 徒歩7分、京急本線京急東神奈川駅 徒歩8分

神奈川レディースクリニック

http://www.klc.jp

神奈川県横浜市神奈川区西神奈川1-11-5 ARTVISTA 横浜ビル
TEL: 045-290-8666

参加予約▶ TEL : 045-290-8666

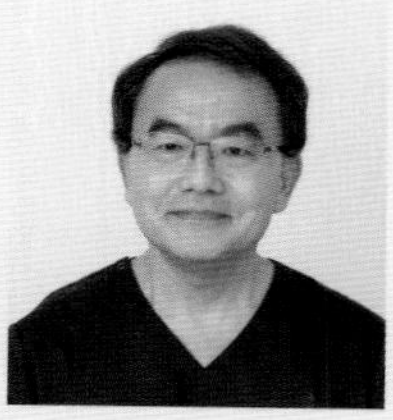

小林 淳一 医師

- ■ 名称…………不妊・不育学級
- ■ 日程…………毎月第1日曜 14:00～15:00
- ■ 開催場所……当院 6F 待合室
- ■ 予約…………必要
- ■ 参加費用……無料
- ■ 参加…………他院の患者様OK
- ■ 個別相談……有り

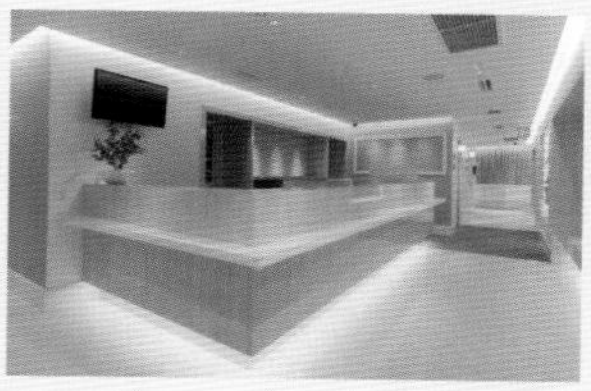

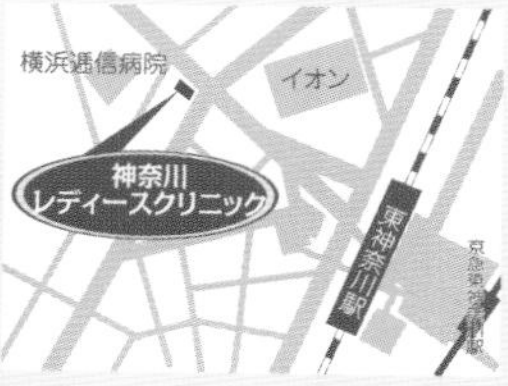

●「不妊／不育症とは」「検査／治療の進め方」「当クリニックの治療」について直接院長が説明します。不妊治療をこれから始めたいと考えている方、治療を始めてまだ間もない方などお気軽にご参加ください。体外受精のお話もあります。
詳細はホームページでご確認ください。

Kanagawa　Access　JR 関内駅北口 徒歩 5 分、横浜市営地下鉄関内駅9番出口 徒歩2分、みなとみらい線馬車道駅 徒歩2分

馬車道レディスクリニック

神奈川県横浜市中区相生町 4-65-3 馬車道メディカルスクエア 5F
TEL: 045-228-1680

https://www.bashamichi-lc.com
参加予約▶　TEL：045-228-1680

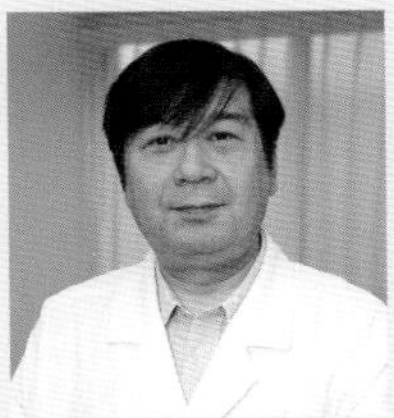
池永 秀幸 医師

■名称…………不妊学級
■日程…………毎月第４土曜日
■開催場所……当院４F 待合室
■予約…………必要
■参加費用……無料
■参加…………他院の患者様OK
■個別相談……有り

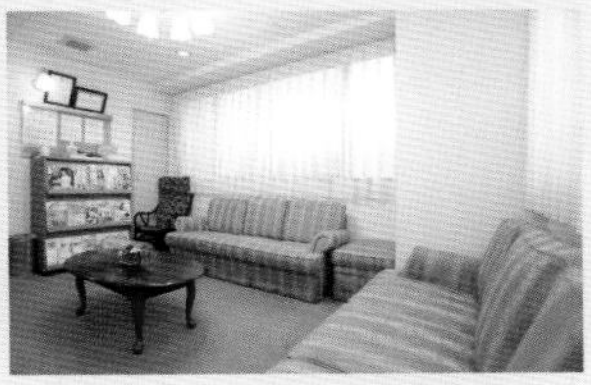

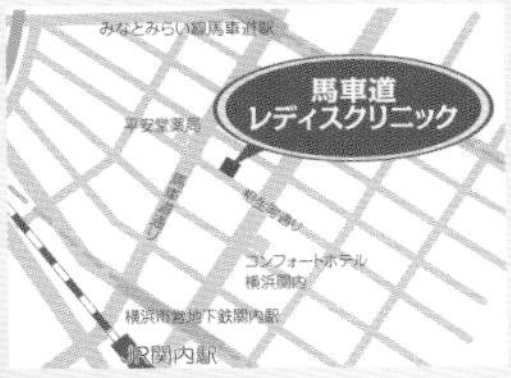

●当院では初診時に面接をし、個々の意向をお伺いした上で治療を進めています。ART 希望の方にはご夫婦で「不妊学級」に参加していただき、院長から直接、実際当院で行っている ART の流れや方法・院長の考えなどを聞いていただいています。
詳しい話やご相談希望がある方は、院長の「個別相談」または看護師・培養士・カウンセラーによる「面接」の時間を設けています。

Kanagawa　Access　JR 根岸線・横浜市営地下鉄ブルーライン 桜木町駅 北口より徒歩３分

メディカルパーク横浜

神奈川県横浜市中区桜木町 1-1-8 日石横浜ビル 4F
TEL：045-232-4741

https://medicalpark-yokohama.com
視聴▶　当院 YouTube チャンネルより

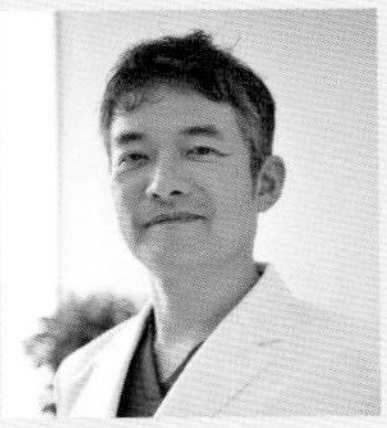
菊地 盤 医師

■名称…………体外受精説明会（動画）
■日程…………随時
■閲覧場所……YouTubeにて配信中
■予約…………YouTubeの視聴は予約不要
■参加費用……無料
■参加…………他院の患者様OK
■個別相談……YouTube視聴の場合はなし

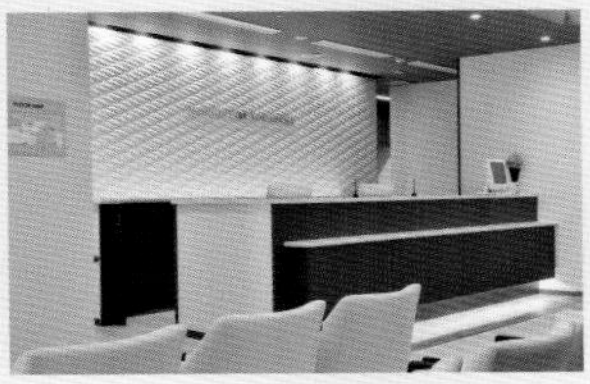

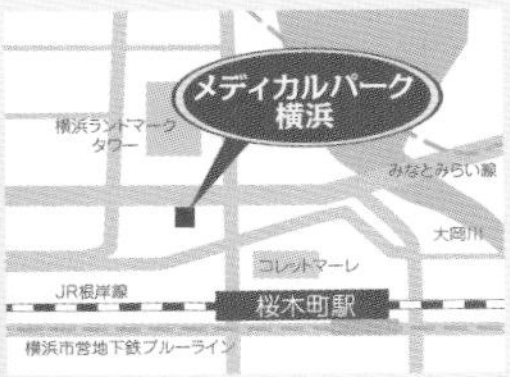

●当院では体外受精・胚移植法についての理解を深めていただくことを目的として不妊治療についての説明会を YouTube にて配信しております。説明会では、治療の実際、成功率、副作用、スケジュールや費用、助成金などについてスライドを使って具体的にわかりやすく説明しております。「メディカルパーク横浜」で検索。（右上の QR コードからもご覧いただけます）

Nagano　Access　佐久北 IC・佐久 IC より車で約 5 分　JR 佐久平駅より徒歩約 10 分

佐久平エンゼルクリニック

長野県佐久市長土呂 1210-1
TEL: 0267-67-5816

https://www.sakudaira-angel-clinic.jp/
視聴▶　当院 YouTube チャンネルより

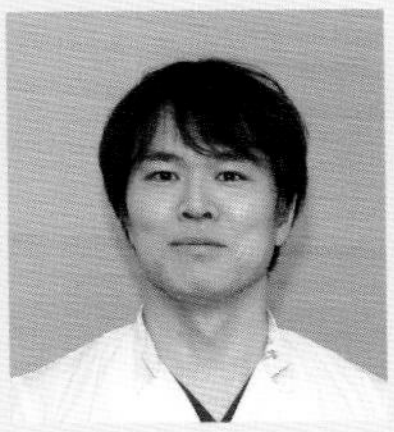
政井 哲兵 医師

■名称…………体外受精説明会
■日程…………随時
■開催場所……当院 YouTubeチャンネルより
■予約…………不要
■参加費用……無料
■参加…………他院の患者様OK
■個別相談……動画閲覧の場合はなし

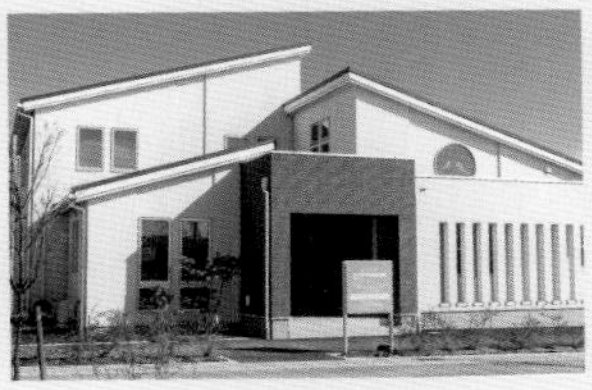

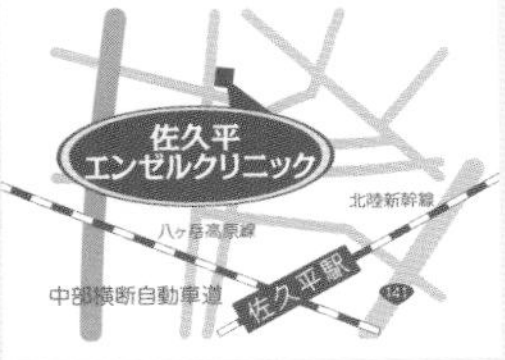

●新型コロナウイルス感染拡大予防のため、オンライン上で説明動画を配信しています。詳細はホームページでご確認ください。

Shiga　Access　JR 湖西線堅田駅から徒歩 3 分

リプロダクション浮田クリニック

https://repro.ukita.gr.jp

滋賀県大津市真野 1-45-8

TEL: 077-572-7624

参加予約▶ ホームページの申込みページより

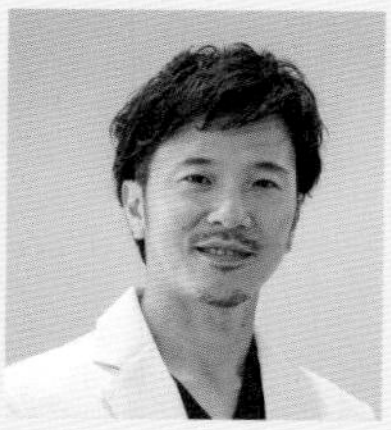

浮田 祐司 医師

■名称…………ARTセミナー
■日程…………定期的に開催
■開催場所……クリニック内
■予約…………必要
■参加費用……無料
■参加…………他院の患者様OK
■個別相談……有り

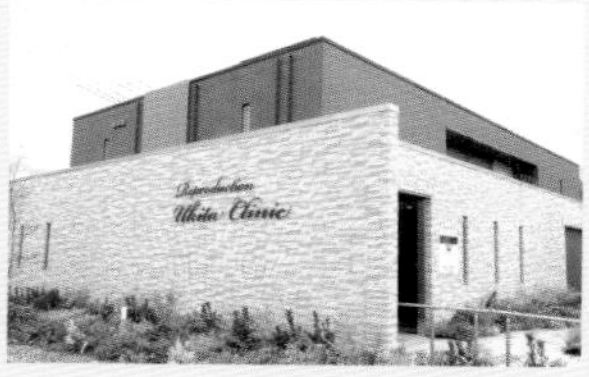

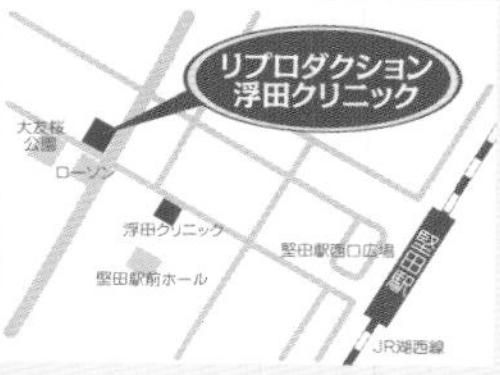

●ART セミナーは、高度生殖医療 (体外受精・顕微授精など) について、医師が詳しく解説いたします。当クリニックを受診中の方は、高度生殖医療を開始する前にご夫婦での参加をお願いしています。他院受診中の患者様も受講可能です。詳細はホームページでご確認ください。

Osaka　Access　地下鉄堺筋線・京阪本線「北浜駅」タワー直結 / 南改札口4番出口

レディースクリニック北浜

https://www.lc-kitahama.jp

大阪府大阪市中央区高麗橋1- 7- 3 ザ・北浜プラザ3F

TEL : 06-6202-8739

参加予約▶ TEL : 06-6202-8739

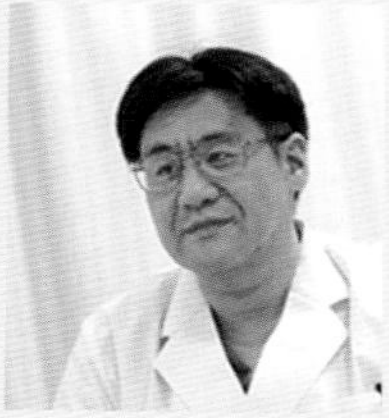

奥 裕嗣 医師

■名称…………体外受精 (IVF) 無料セミナー
■日程…………毎月第2土曜 16 :30～18 :00
■開催場所……クリニック内
■予約…………必要
■参加費用……無料
■参加…………他院の患者様OK
■個別相談……有り

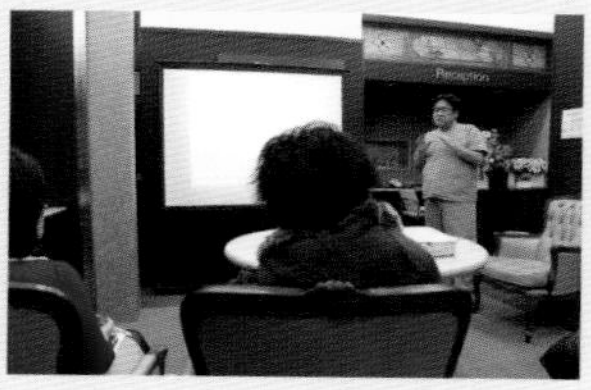

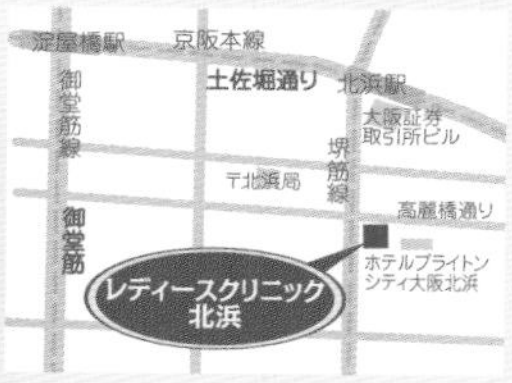

●毎月第2土曜日に体外受精教室を開き、医師はじめ胚培養士、看護師による当院の治療説明を行っています。会場は院内で、参加は予約制です。他院に通院中の方で体外受精へのステップアップを考えられている患者さんの参加も歓迎しています。ぜひ、テーラーメイドでフレンドリーな体外受精の説明をお聞きになって、基本的なことを知っていってください。

Osaka　Access　大阪メトロ 四つ橋線玉出駅　徒歩 0 分、南海本線岸里玉出駅 徒歩 10 分

オーク住吉産婦人科

https://www.oakclinic-group.com

大阪府大阪市西成区玉出西2- 7- 9

TEL : 0120-009-345

視聴▶ https://www.oakclinic-group.com/on-doga/

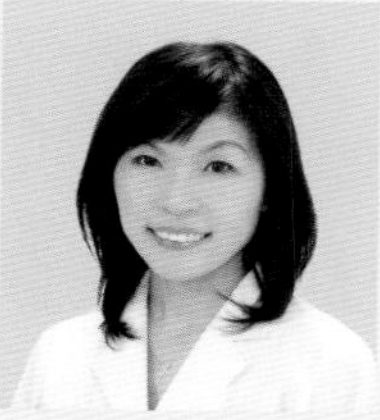

田口 早桐 医師

■名称…………オーク会セミナー動画
■日程…………随時
■開催場所……HP 内オンライン動画にて
■予約…………なし
■参加費用……無料
■参加…………他院の患者様OK
■個別相談……メールにて

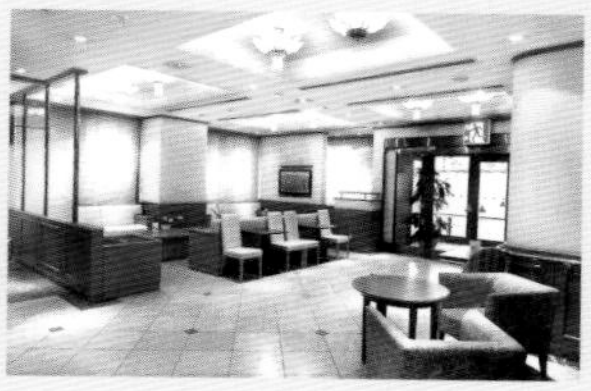

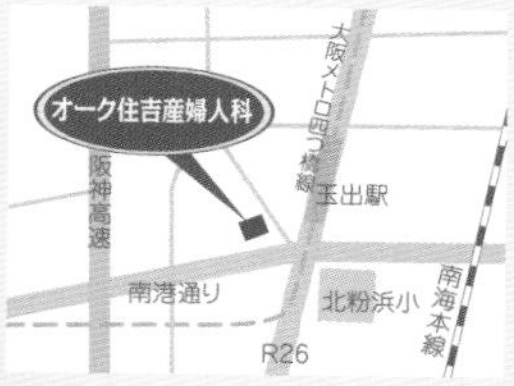

●新型コロナウイルス感染拡大予防のため、オンライン上でセミナー動画を配信しています。医師が妊娠成立の仕組みと妊娠が成立しない原因について考えられること、さらに、体外受精による治療がどういうものなのかを詳しくお伝えしています (右上の QR コードからもご覧いただけます)。オンライン診療にも力を入れており、来院回数をできるだけ減らした治療を選択することが可能です。

Hyogo　Access　地下鉄海岸線旧居留地・大丸前駅 徒歩1分、JR 神戸線・阪神本線 元町駅 徒歩3分、JR 神戸線三宮駅 徒歩8分

神戸元町夢クリニック

兵庫県神戸市中央区明石町44 神戸御幸ビル3F
TEL : 078-325-2121

https://www.yumeclinic.or.jp
視聴▶ 当院 YouTube チャンネルより

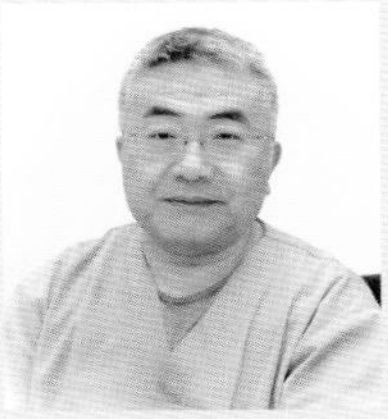
河内谷 敏 医師

■名称…………体外受精説明会（動画）
■日程…………随時
■開催場所……当院 YouTubeチャンネルより
■予約…………不要
■参加費用……無料
■参加…………他院の患者様OK
■個別相談……動画閲覧の場合はなし

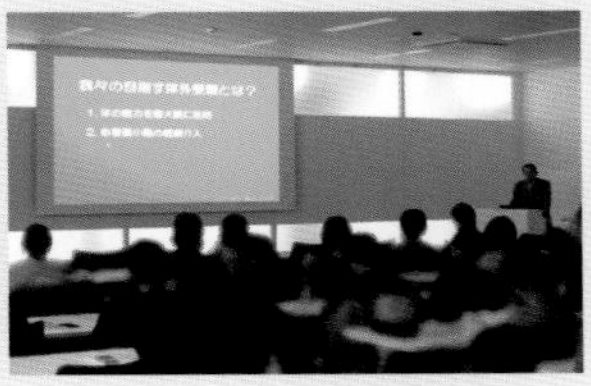

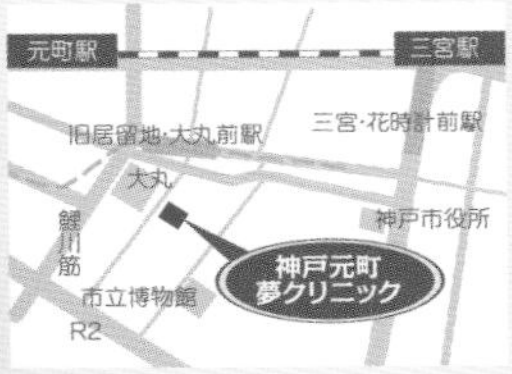

● 新型コロナウイルス感染症（COVID-19）の影響を考慮し、当面の間説明会は中止しております。代わりに、当院の説明会でお話しする内容を動画形式にし、当院 YouTube チャンネルでご覧いただけます。当院ホームページ説明会のページにリンクがございますので、そちらからご覧ください。（右上の QR コードからもご覧いただけます）

Hyogo　Access　JR・山陽電車姫路駅 徒歩6分

Koba レディースクリニック

兵庫県姫路市北条口2-18 宮本ビル1F
TEL: 079-223-4924

https://www.koba-ladies.jp
参加予約▶ TEL : 079-223-4924

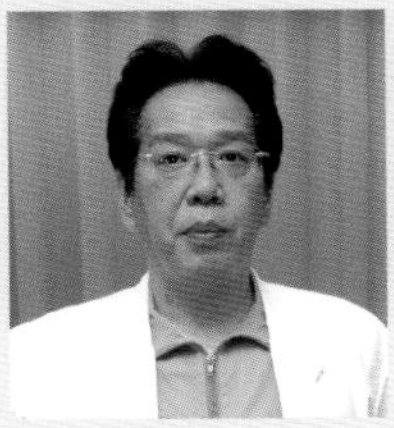
小林 眞一郎 医師

■名称…………体外受精セミナー
■日程…………原則第３土曜 14:00～16:00
■開催場所……宮本ビル７F
■予約…………必要
■参加費用……無料
■参加…………他院の患者様OK
■個別相談……有り

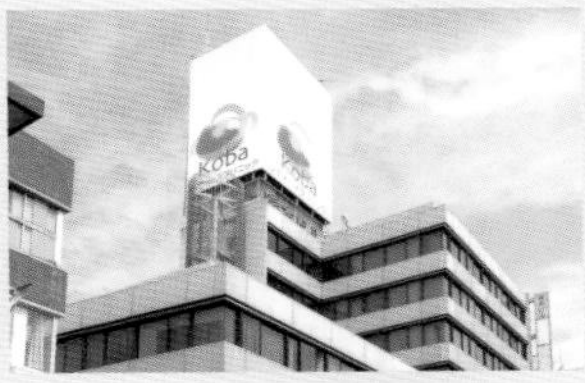

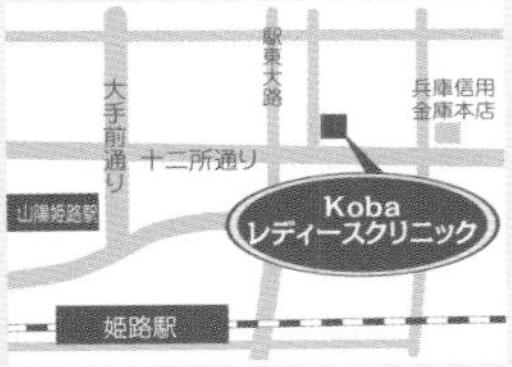

● 体外受精（顕微授精）の認識度を UP すること。そして正しい情報を伝えること。一般の患者さんへ　ご主人は、はっきり言って体外受精というものを正しく把握されていませんので、歴史的な流れ、システム、料金、自治体のサポート、合併症などすべてお話しています。

ふたりで勉強会に参加するメリットは？

★ 妊娠や出産、不妊治療に関する知識を一緒に深めることができます。
★ 不妊治療を進めるうえで、情報を共有しやすくなります。
★ ふたりが協力しあって治療に取り組みやすくなり、治療にかかるストレスの軽減につながります。

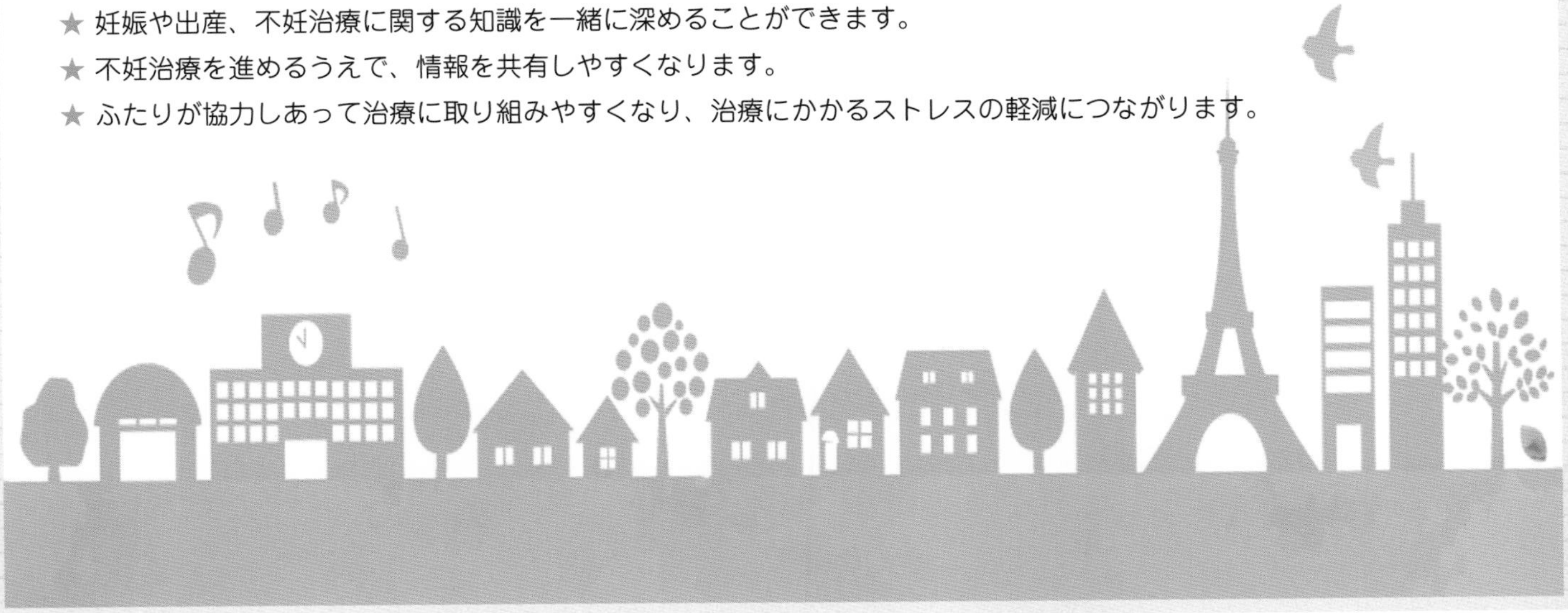

赤ちゃんがほしい！ ママ＆パパになりたい！

見つけよう！ 私たちにあった クリニック

なかなか妊娠しないなぁ。どうしてだろう？

心配になってクリニックへ相談へ行こうと思っても、「たくさんあるクリニックから、どう選べばいいの？」と悩むこともあるかもしれませんね。

ここでは、クリニックからのメッセージと合わせて基本的な情報を紹介しています。

お住いの近く、職場の近く、ちょっと遠いけど気になるクリニックが見つかったら、ぜひ、問い合わせてみてください。 (P.93 の全国の不妊治療病院＆クリニックも、ぜひご活用ください)

今回紹介のクリニック

- 中野レディースクリニック……………… 千葉県
- オーク銀座レディースクリニック……… 東京都
- 木場公園クリニック・分院 …………… 東京都
- 小川クリニック ………………………… 東京都
- 菊名西口医院………………………… 神奈川県
- 神奈川レディースクリニック………… 神奈川県
- 佐久平エンゼルクリニック…………… 長野県
- 田村秀子婦人科医院………………… 京都府
- オーク住吉産婦人科 ………………… 大阪府
- オーク梅田レディースクリニック……… 大阪府
- つばきウイメンズクリニック…………… 愛媛県

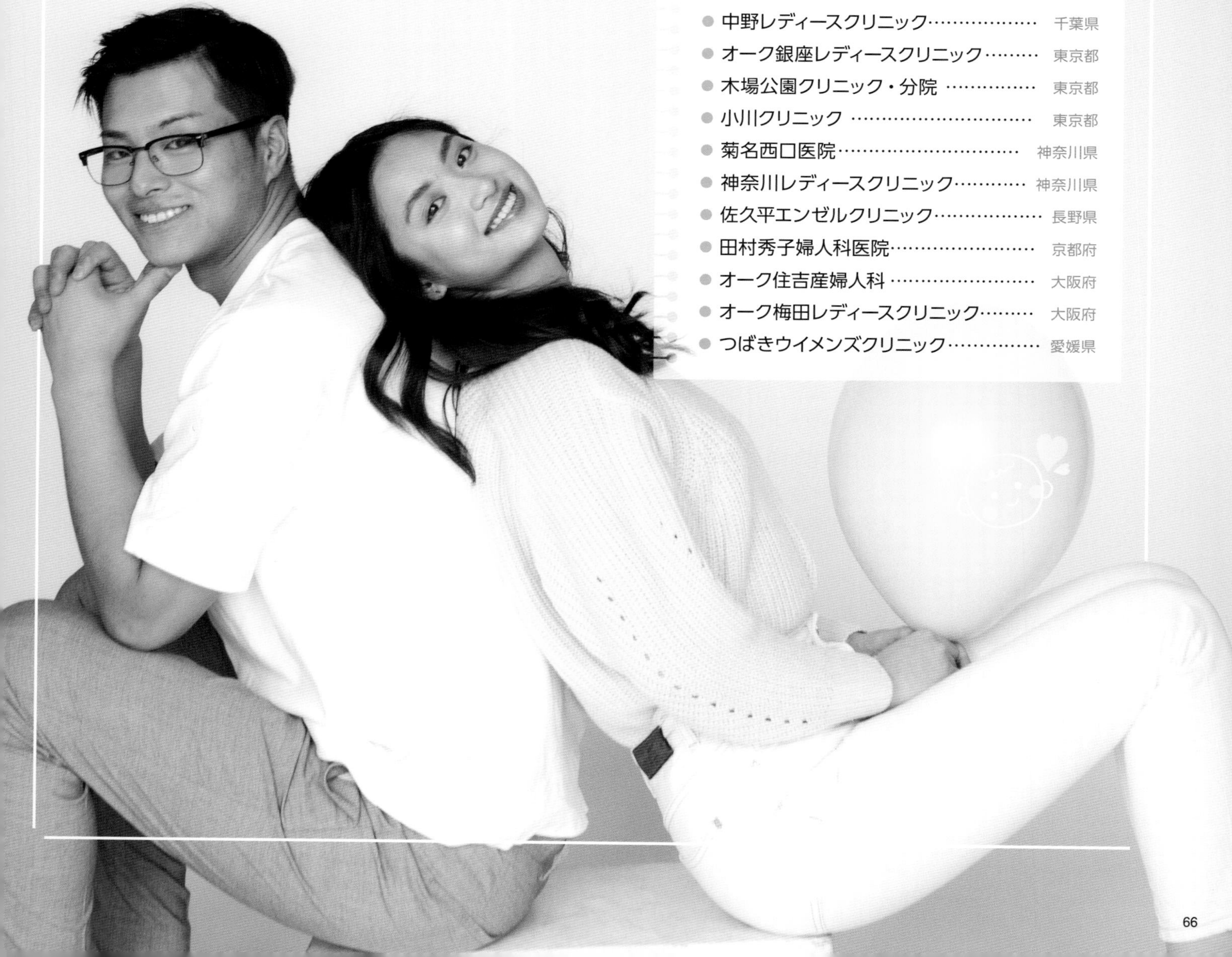

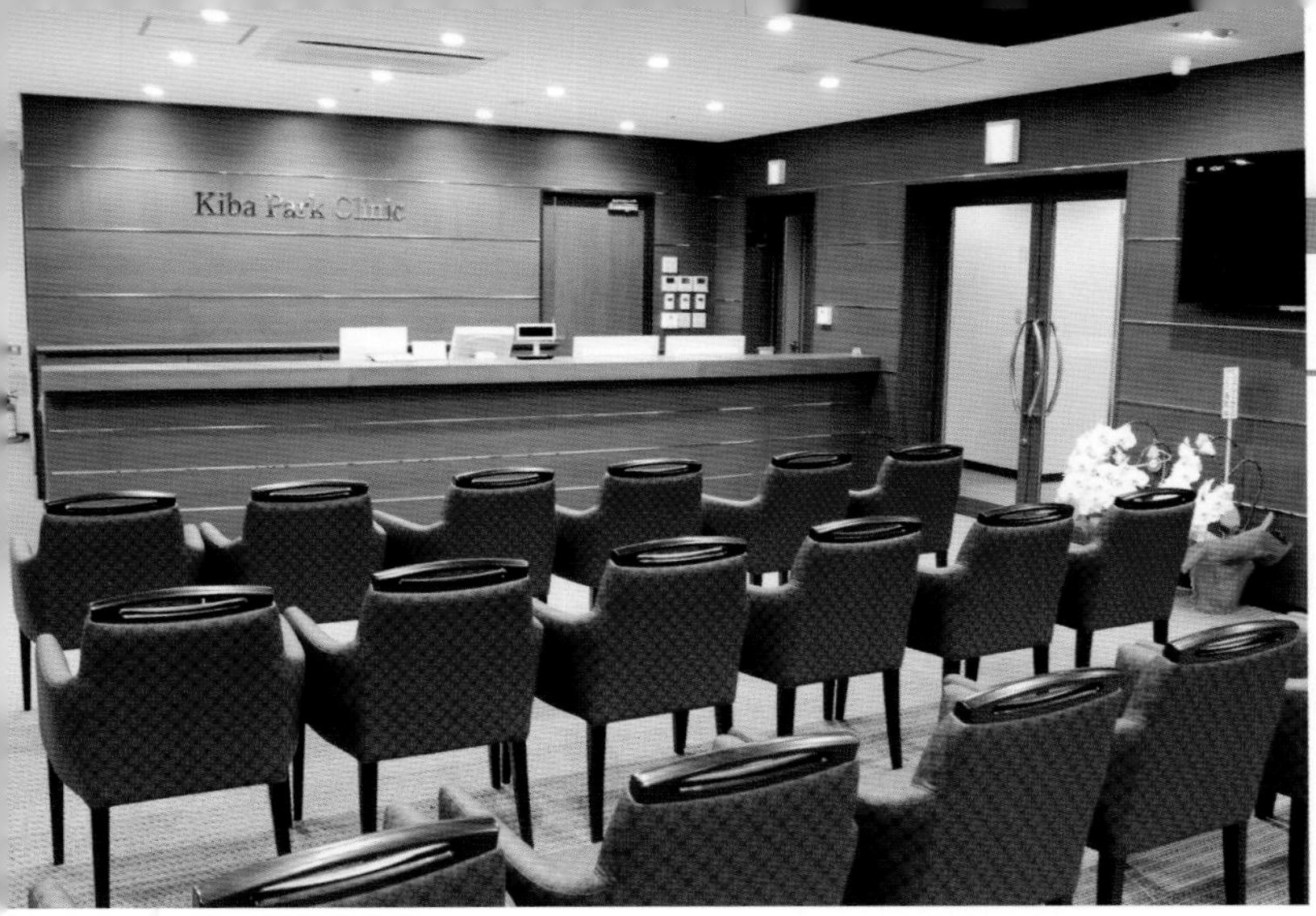

一般不妊症・体外受精・顕微授精・不育症　　東京都・江東区

木場公園クリニック・分院

TEL. 03-5245-4122　URL. https://www.kiba-park.jp

世界トップレベルの医療を提供しています

不妊症の治療は時間を要することもあり、治療方針や将来に不安を抱く方も少なくありません。

そこで私たちクリニックでは、心のケアを大事に考え、心理カウンセラーや臨床遺伝専門医が患者さまの心の悩みをバックアップしています。

医療面では、一般不妊治療から生殖補助医療（体外受精、顕微授精）まで、生殖医療専門医による大学レベルの高品位な技術を提供し、世界トップレベルの医療と欧米スタイルでご夫婦の立場に立った、心の通った女性・男性不妊症の診察・検査・治療を行っておりますので、どうぞご夫婦でご相談にいらしてください。

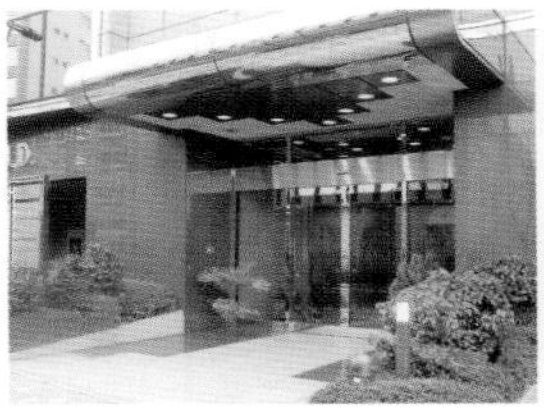

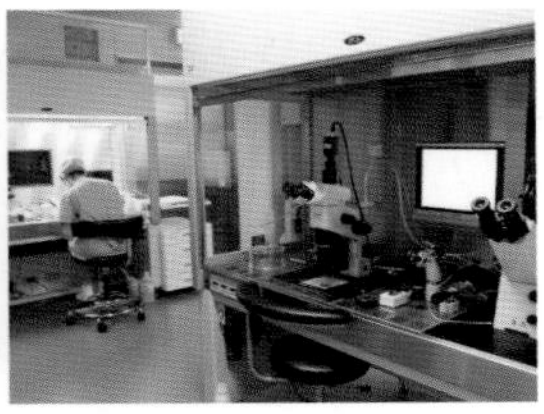

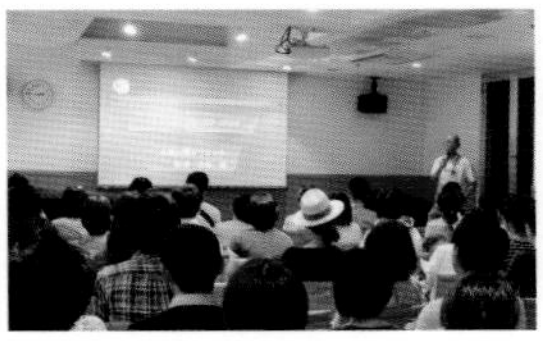

「不妊症はカップルの病気」

木場公園クリニック・分院は、カップルで受診しやすいクリニックを目指して、設計・運営しています。エントランスの雰囲気はごくシンプルで、男性だけでも入りやすいです。カップルで診察を待つ人が多いので、待合室に男性がいてもなんの違和感もありません。また、多目的ホールではセミナーなどを行っています。

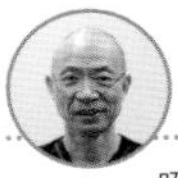

Profile. 吉田 淳 理事長

昭和61年愛媛大学医学部卒業。同年5月より東京警察病院産婦人科に勤務。平成3年より池下チャイルドレディースクリニックに勤務。平成４年日本産婦人科学会専門医を取得。その後、女性不妊症・男性不妊症の診療・治療・研究を行う。平成9年日本不妊学会賞受賞。平成11年1月木場公園クリニックを開業。「不妊症はカップルの問題」と提唱し、日本で数少ない女性不妊症・男性不妊症の両方を診察・治療できるリプロダクション専門医である。

○ 診療時間 (8:30〜12:00、13:30〜16:30)

	月	火	水	木	金	土	日
午前	○	○	○	○	○	○※	ー
午後	○	●	○	●	○	○※	ー

● 6Fのみ火曜日と木曜日の午後13:30〜18:30
※ 土曜日 午前9:00〜14:00、午後14:30〜16:00
　祝日の午前は8:30〜13:00

東京都江東区木場 2-17-13 亀井ビル

○東京メトロ東西線木場駅 3番出口より徒歩2分

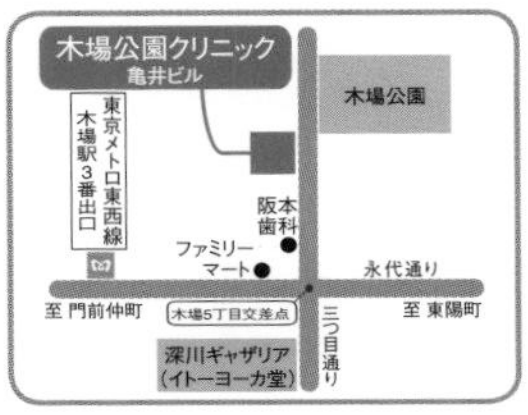

●人工授精 ●体外受精 ●顕微授精 ●凍結保存 ●男性不妊 ●カウンセリング ●女性医師 ●レーザー

体外受精・顕微授精・不妊症　　東京都・中央区

オーク銀座レディースクリニック

TEL. 0120-009-345　URL. https://www.oakclinic-group.com/

お子様を迎えるという目標に向かって、高度生殖補助医療による治療を提供しています。

患者様のお話をうかがい、お一人おひとりに合わせた治療プランをご提案します。男性不妊にも対応しており、ご夫婦で受診していただくことも可能です。また、週に3日は大阪の本院（オーク住吉産婦人科）から経験豊富な専門医が来院し、診療にあたっています。

体外受精周期の注射には365日対応しており、病院ではなく、患者様本位のスケジュールで治療を進めていただけます。

学会認定の胚培養士が在籍する国際水準の培養ラボラトリーを備え、院内の基準をクリアした胚培養士が、患者様に採卵した卵子や受精後の胚の状態をご説明しています。

患者様が一日も早く赤ちゃんを迎えられるよう、経験と技術に裏打ちされた治療でサポートして参ります。

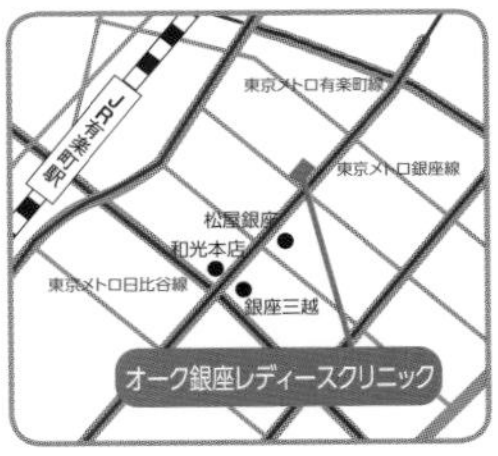

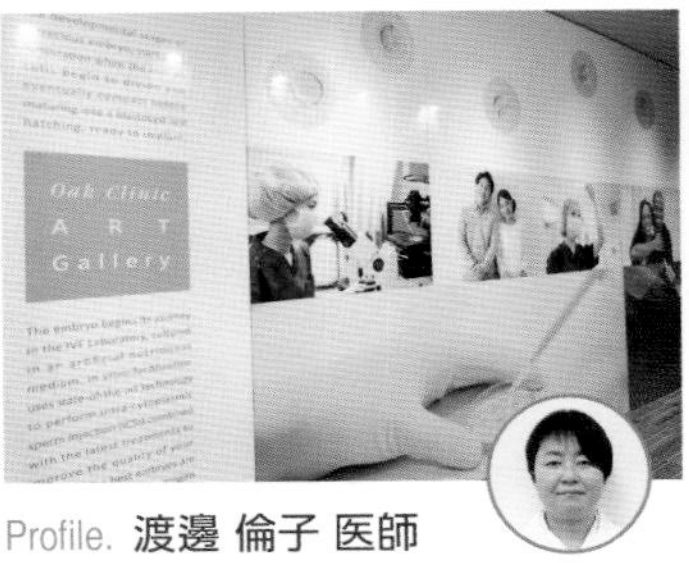

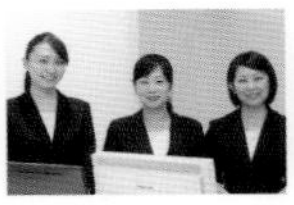

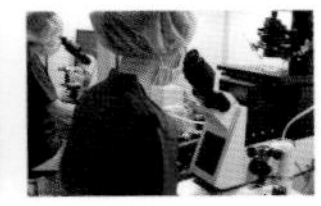

Profile. 渡邉 倫子 医師

筑波大学卒業。筑波大学附属病院、木場公園クリニック、山王病院等を経てオーク銀座レディースクリニック院長。得意分野は、男性不妊と内視鏡検査。もちろん女性不妊も専門です。男性、女性を診療できる数少ない生殖医療専門医です。

○ 診療時間

	月	火	水	木	金	土	日
午前	○	○	○	○	○	○	△
午後	○	○	○	○	○	○※	△
夜間	○	○	○	○	○	ー	ー

午前 9:00〜13:00、午後 14:00〜16:30
※土曜午後14:00〜16:00、夜間 17:00〜19:00
△日・祝日は 9:00〜15:00

東京都中央区銀座 2-6-12　Okura House 7F

○ JR 山手線・京浜東北線有楽町駅 徒歩5分、東京メトロ銀座駅 徒歩3分、東京メトロ 有楽町線 銀座1丁目駅 徒歩2分

●人工授精 ●体外受精 ●顕微授精 ●凍結保存 ●男性不妊
●漢方 ●カウンセリング ●女性医師

不妊症・婦人科一般・更年期障害・その他　　千葉県・柏市

中野レディースクリニック

TEL. 04-7162-0345　URL. http://www.nakano-lc.com

エビデンスに基づいた、イージーオーダーの不妊治療

患者様お一人おひとりに治療効果が高いレベルで実現できるよう、エビデンス（症状に対して効果があることがわかっている治療法）に基づいた治療を行っています。そして、最終的に一人でも多くの方が妊娠できるよう、それぞれの方に合った細やかな対応ができるようイージーオーダーの不妊治療をご提供しております。

不妊治療は、加齢とともに条件が悪くなりますから、みなさま、早めに私たちクリニックをお訪ねください。

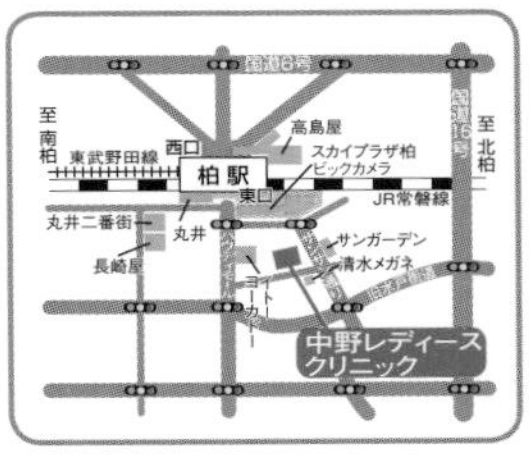

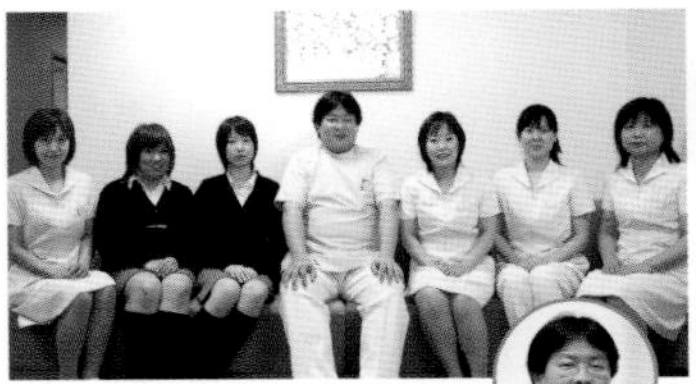

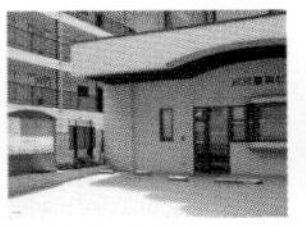

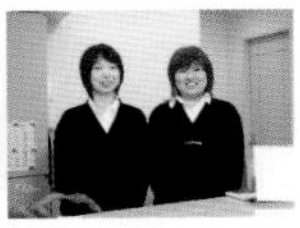

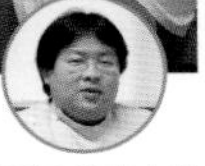

Profile. 中野 英之 院長

平成4年 東邦大学医学部卒業、平成8年 東邦大学大学院修了。この間、東邦大学での初めての顕微授精に成功。平成９年 東京警察病院産婦人科に出向。吊り上げ式腹腔鏡の手技を習得、実践する。
平成13年 宗産婦人科病院副院長。平成17年 中野レディースクリニックを開設。医学博士。
日本生殖医学会認定生殖医療専門医。

○ 診療時間 (9:00〜12:30、15:00〜19:00)

	月	火	水	木	金	土	日
午前	○	○	○	○	○	○	ー
午後	○	○	○	○	○	ー	ー
夜間	○	ー	○	ー	○	ー	ー

午後 15:00〜17:00、夜間 17:00〜19:00
※土曜午後、日・祝日は休診。
※初診の方は、診療終了1時間前までにご来院下さい。

千葉県柏市柏 2-10-11-1F

○ JR 常磐線柏駅東口より徒歩3分

●人工授精 ●体外受精 ●顕微授精 ●凍結保存
●男性不妊 ●カウンセリング

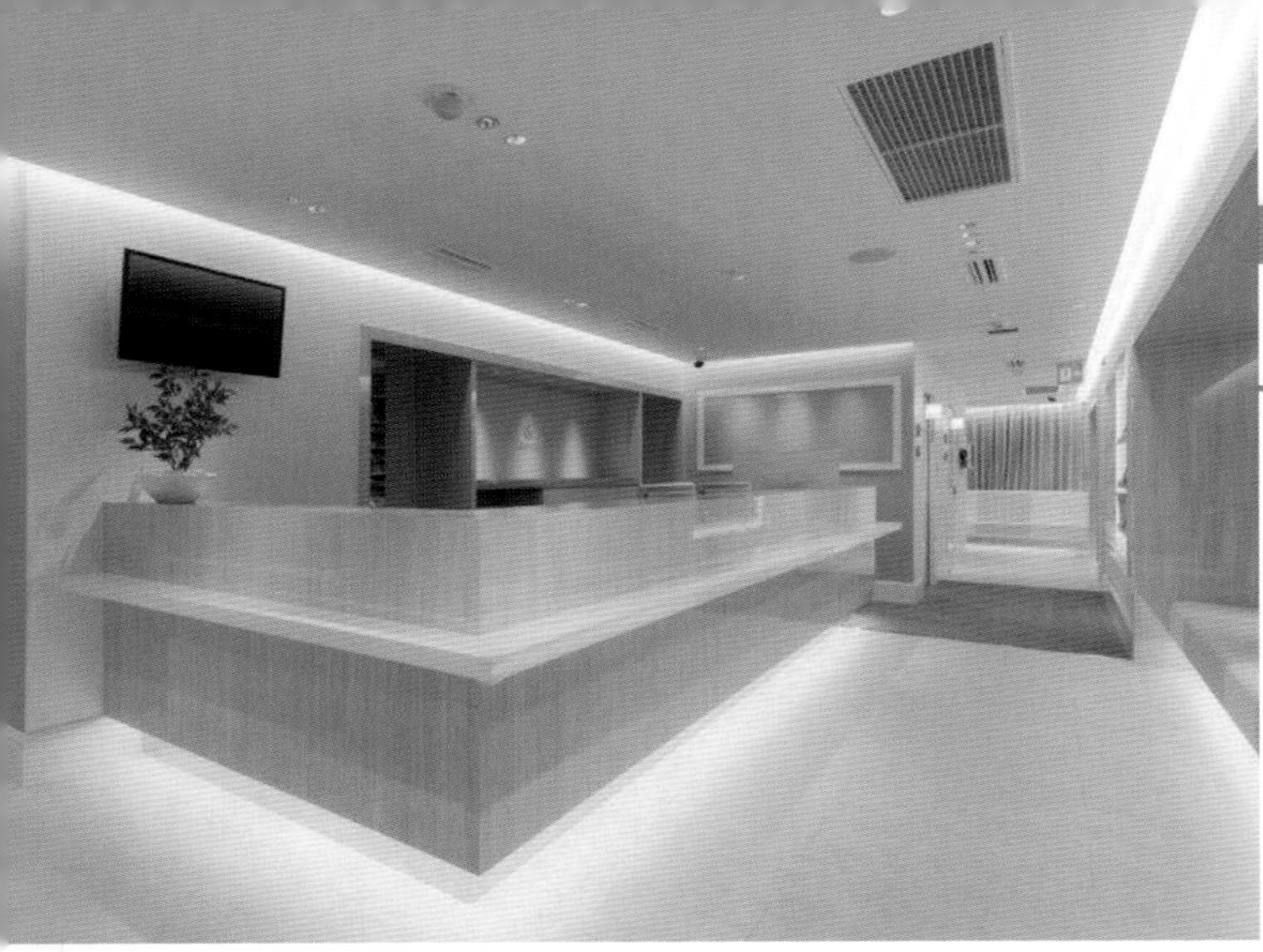

不妊不育 IVF センター・婦人科一般　　神奈川県・横浜市

神奈川レディースクリニック

TEL. 045-290-8666　URL. http://www.klc.jp

患者様お一人おひとりのお気持ちを大切に納得のいく治療を進めていきます

不妊・不育の治療をされている患者様の身近な存在として、気軽に活用できるクリニックでありたいというのが、私たちクリニックのモットーです。

不妊治療は、患者様の体調や気持ちにいかに寄り添うかが大切です。治療へのストレスや不安を少しでもとり除いて治療に臨んでいただくため、多くの相談窓口を設けておりますので、どうぞお気軽にご相談下さい。

不妊・不育症の原因は様々あり、複雑です。

患者様のお気持ちを大切に医師・培養士・看護師がチームとなって治療を進めてまいります。

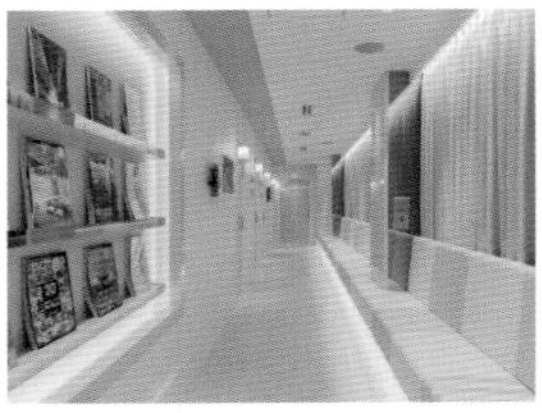

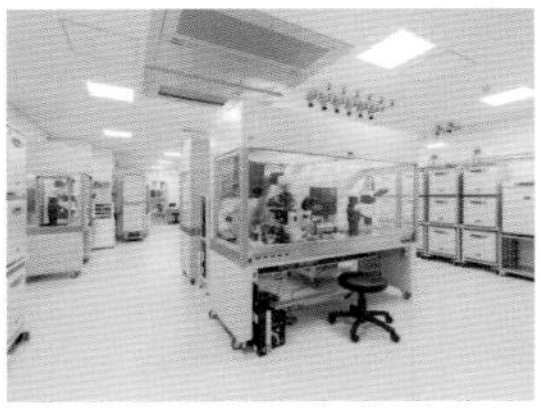

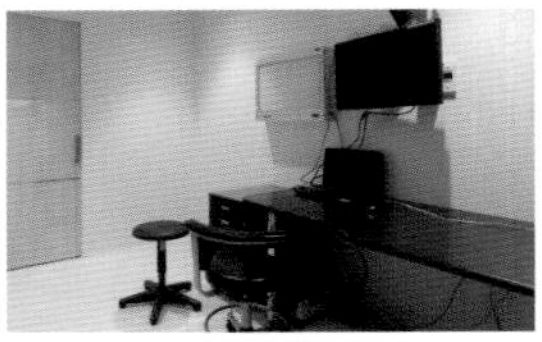

緊急時や入院の必要な方は、近隣の医療機関と提携し、24時間対応にて診療を行っております。また、携帯電話から診察の順番がわかる、受付順番表示システムを導入しております。

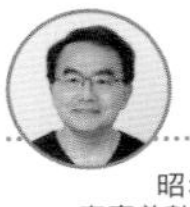

Profile. 小林 淳一 院長

昭和 56 年慶應義塾大学医学部卒業。慶應義塾大学病院にて習慣流産で学位取得。昭和 62 年済生会神奈川県病院にて、IVF・不育症を専門に外来を行う。平成 9 年新横浜母と子の病院にて、不妊不育 IVF センターを設立。平成 15 年 6 月神奈川レディースクリニックを設立し、同センターを移動する。医学博士。日本産科婦人科学会専門医。母体保護法指定医。日本生殖医学会、日本受精着床 学会、日本卵子学会会員。

○ 診療時間 (8:30～12:30、14:00～19:00)

	月	火	水	木	金	土	日
午前	○	○	○	●	○	△	△
午後	○	○	○※	●	○	―	―

△土·日(第2·第4)·祝日の午前は8:30～12:00、午後休診
※水曜午後は14:00～19:30
●木曜、第1·第3·第5日曜の午前は予約制

神奈川県横浜市神奈川区西神奈川1-11-5 ARTVISTA 横浜ビル

○ JR 東神奈川駅より徒歩5分、京急東神奈川駅より徒歩8分、東急東白楽駅より徒歩7分

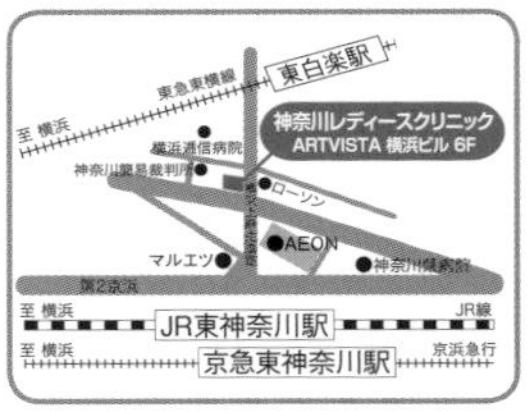

●人工授精 ●体外受精 ●顕微授精 ●凍結保存 ●男性不妊 ●漢方 ●カウンセリング ●食事指導

不妊症・産科・婦人科・小児科・内科　　神奈川県・横浜市

菊名西口医院

TEL. 045-401-6444　URL. https://www.kikuna-nishiguchi-iin.jp

約６割の方が自然妊娠！プラス思考で妊娠に向けてがんばってみませんか？

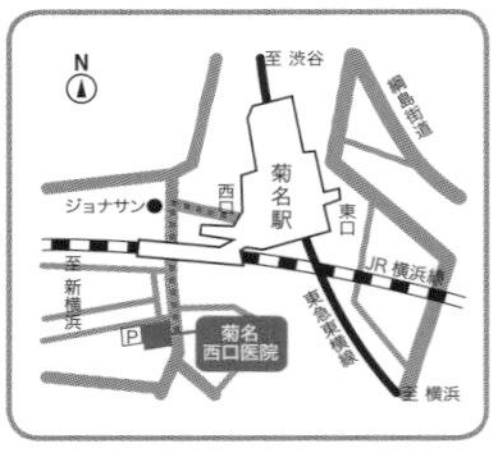

できる限り、自然に近い妊娠につながる不妊治療を心がけ、妊娠後のアフターフォローまで責任を持って診ることが、私たち菊名西口医院のモットーです。

そのため、外来の妊婦さんも約半数は不妊治療を経た妊娠成功者で、小児科の約3割はそのご夫婦のお子さんです。

「妊婦がいる外来は通院したくない」、「子どもがいる外来は通院したくない」というお気持ちは十分に受け止めています。だからこそ、そのご夫婦のように「妊娠できるんだ！」と、妊娠に向けてプラス思考へ切り替えてみませんか。

無理のない範囲で、根気強く。

基礎体温をつける気持ちになれないほど落ち込んだら、何カ月でも待ちます。通院をしばらく休んでも良いのですよ。…『待つことも治療』ですから。

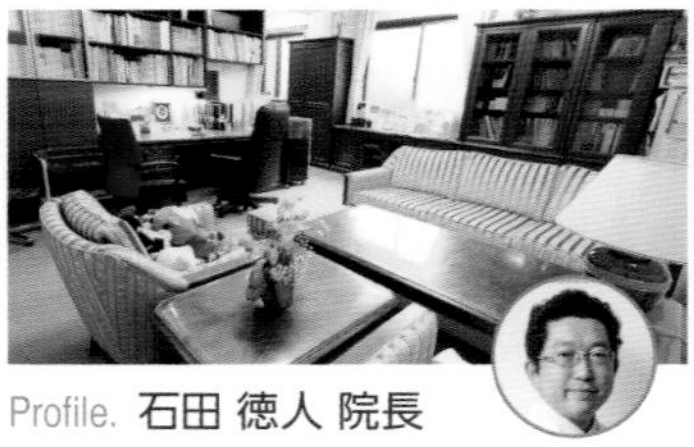

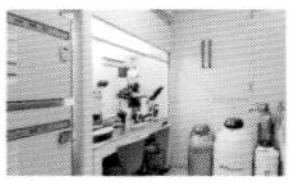

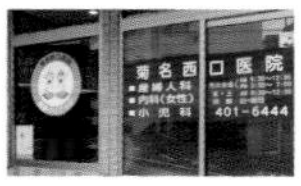

Profile. 石田 徳人 院長

平成2年 金沢医科大学卒業。同年聖マリアンナ医科大学産婦人科入局。平成8年 聖マリアンナ医科大学大学院修了。平成8年 カナダ McGill 大学生殖医学研究室客員講師。平成9年 聖マリアンナ医科大学産婦人科医長。平成13年 菊名西口医院開設。
日本産科婦人科学会専門医。日本生殖医学会会員。日本受精着床学会会員。男女生み分け研究会会員。母体保護法指定医。医学博士。

○ 診療時間 (9:30～12:30、15:30～19:00)

	月	火	水	木	金	土	日
午前	○	○	○	○	○	○	―
午後	○	○	○	―	○	―	―

※木・土曜午後、日曜・祝日は休診。
※土曜午後、日曜·祝日は体外受精や顕微授精などの特殊治療を行う患者さんのみを完全予約制にて行っています。
※乳房外来、小児予防接種は予約制。

神奈川県横浜市港北区篠原北 1-3-33

○ JR横浜線·東急東横線 菊名駅西口より徒歩1分 医院下に駐車場4台有り。(車でお越しの方は、その旨お伝え下さい。)

●人工授精 ●体外受精 ●顕微授精 ●凍結保存 ●男性不妊 ●漢方 ●カウンセリング ●食事指導 ●運動指導

不妊症・婦人科一般・産科・更年期障害・その他　　東京都・豊島区

小川クリニック

TEL. 03-3951-0356　URL. https://www.ogawaclinic.or.jp

希望に沿った治療の提案で、無理のない妊娠計画を実現

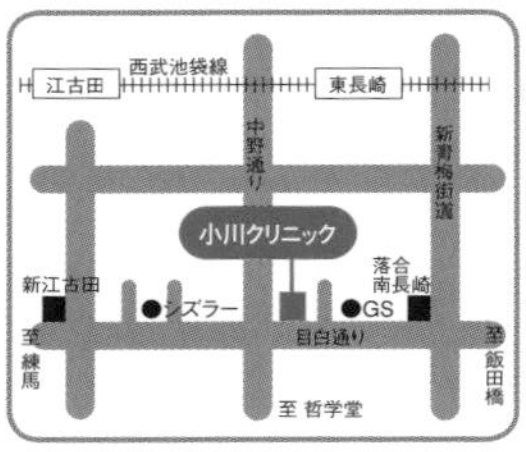

不妊治療の基本は、なるべく自然に近い形で妊娠を叶えることです。やみくもに最新治療の力を借りることは、避けなければなりません。

私たちクリニックでは、まずタイミング法より始め、漢方療法、排卵誘発剤、人工授精など、その人の状態により徐々にステップアップしていきます。

開院以来、高度生殖医療(体外受精、顕微授精など)の治療に到達する前に多くの方々が妊娠されています。

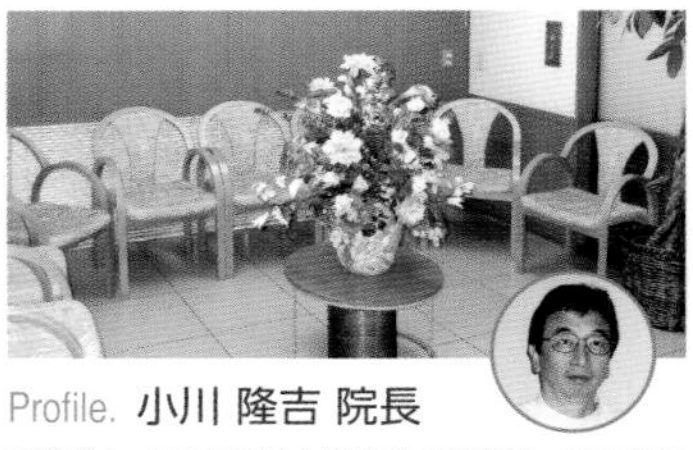

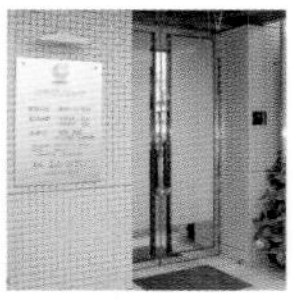

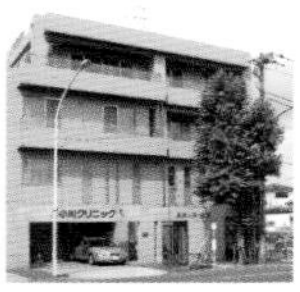

Profile. 小川 隆吉 院長

医学博士。元日本医科大学産婦人科講師。1975年日本医科大学卒業後、医局を経て1995年4月まで都立築地産院産婦人科医長として勤務。セックスカウンセラー·セラピスト協会員。日本生殖医学会会員。1995年6月不妊症を中心とした女性のための総合クリニック、小川クリニックを開院。著書に「不妊の最新治療」「ここが知りたい不妊治療」「更年期を上手に乗り切る本」「30才からの安産」などがある。

○ 診療時間 (9:00～12:00、15:00～18:00)

	月	火	水	木	金	土	日
午前	○	○	○	○	○	○	―
午後	○	○	―	○	○	―	―

※水·土曜の午後、日·祝日は休診。緊急の際は、上記に限らず電話連絡の上対応いたします。

東京都豊島区南長崎 6-7-11

○ 西武池袋線東長崎駅、地下鉄大江戸線落合南長崎駅より徒歩8分

●人工授精 ●男性不妊 ●漢方 ●カウンセリング

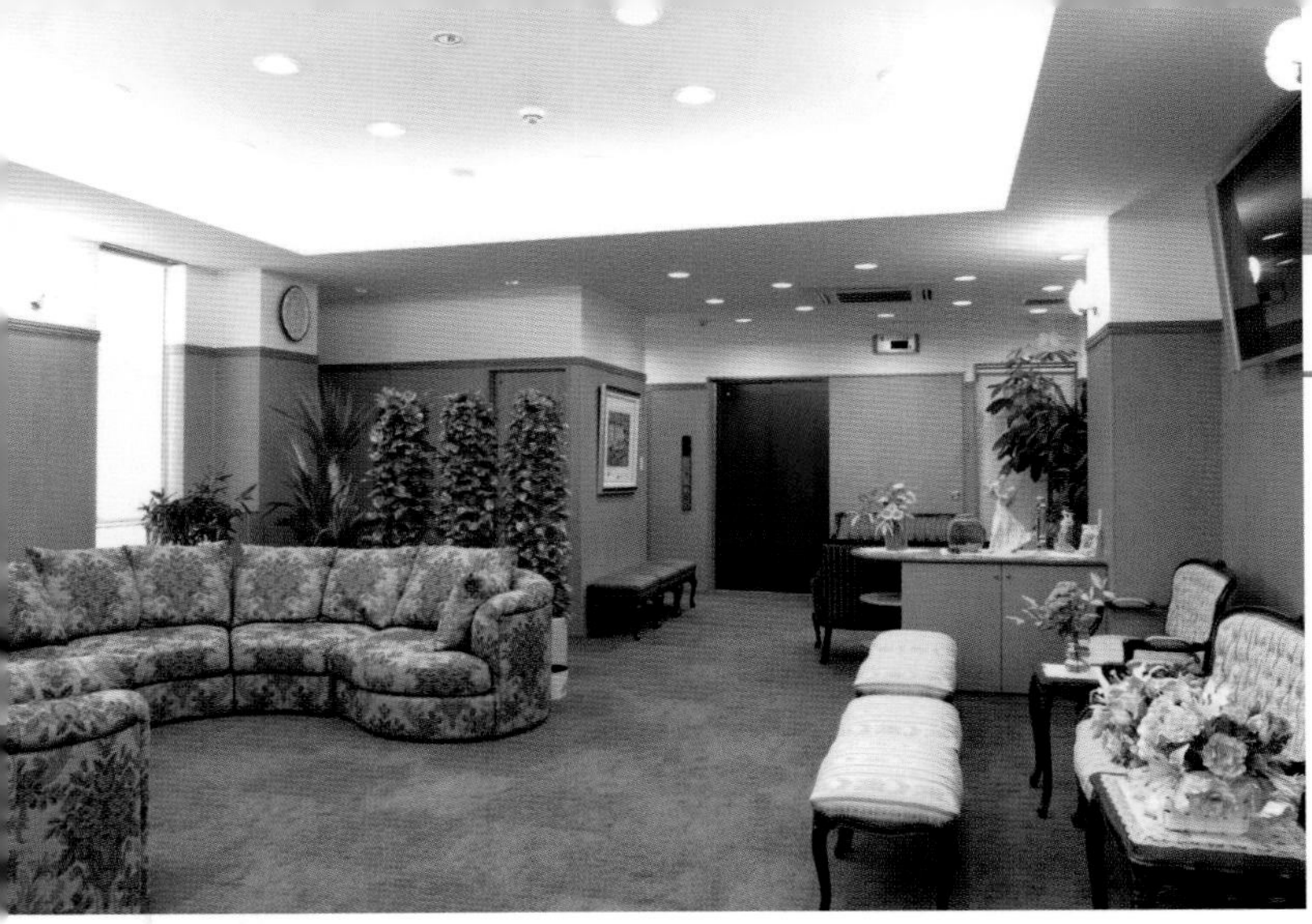

不妊症専門　京都府・京都市

田村秀子婦人科医院

TEL. 075-213-0523　URL. https://www.tamura-hideko.com/

心の持ち方や考え方、生活習慣などを聞き、その人だけのオーダーメイドな治療の提案

『これから病院に行くんだ』という気持ちでなく、もっとリラックスした気持ちで、たとえばレストランに食事に行く時やウィンドウショッピングの楽しさ、ホテルでお茶をする時の心地良さで来ていただけるような病院を目指しています。

また、不妊症は子どもが欲しくても自分ではどうしようもなく、かつ未体験のストレスとの戦いでもありますから、できればここに来たら、お姫さまのように自分主体でゆとりや自信を持てる雰囲気を作るよう心がけています。

我々は皆様が肩の力を抜いて通院して下さってこそ、治療の最大の効果を発揮できるものと思っております。ですから、そんな雰囲気作りに、これからも力を注いでいきたいと思っています。

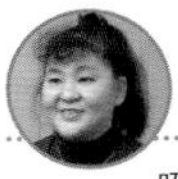

Profile. 田村 秀子 院長

昭和 58 年、京都府立医科大学卒業。平成元年同大学院修了。同年京都第一赤十字病院勤務。平成 3 年、自ら治療し、妊娠 13 週での破水を乗り越えてできた双子の出産を機に義父の経営する田村産婦人科医院に勤務して不妊部門を開設。平成 7 年より京都分院として田村秀子婦人科医院を開設。平成 15 年 8 月、現地に発展移転。現在、自院、田村産婦人科医院、京都第二赤十字病院の 3 施設で不妊外来を担当。専門は生殖内分泌学。医学博士。

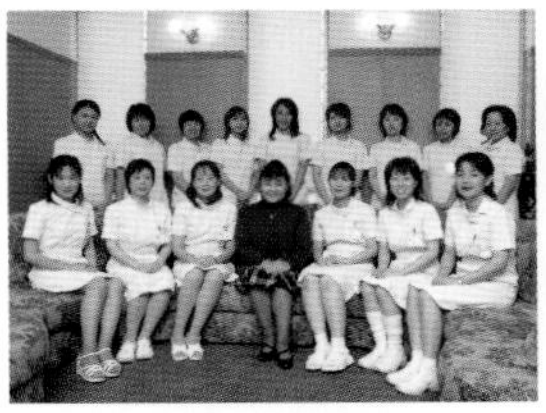

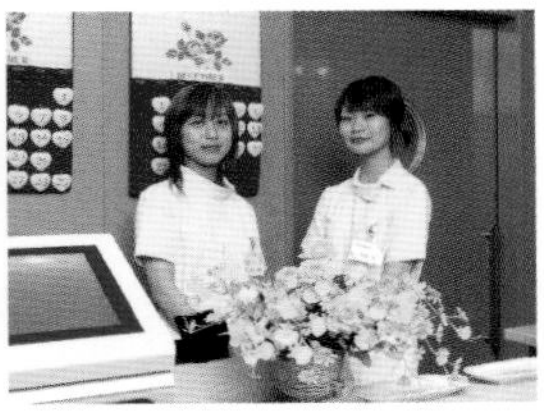

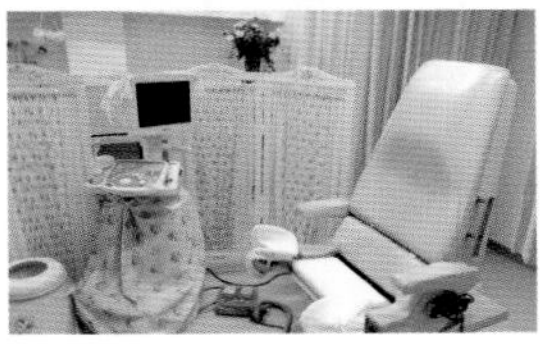

やわらかくあたたかいカラーリング。アロマテラピーによる心地よい香り。さらに、冷たさを感じないようにと医療機器に覆いかけられたクロスなど、院内には細かな配慮がなされている。体外受精のあとに安静室（個室）でもてなされる軽食も好評。

○ 診療時間 (9:30～12:00、13:00～19:00)

	月	火	水	木	金	土	日
午前	○	○	○	○	○	○	ー
午後	○	○	○	○	○	ー	ー
夜間	○	○	○	○	○	ー	ー

午後 13:00～15:00、夜間 17:00～19:00
※日・祝祭日休診

京都府京都市中京区御池高倉東入ル御所八幡町 229

○ 市営地下鉄烏丸線 御池駅 1 番出口 徒歩 3 分

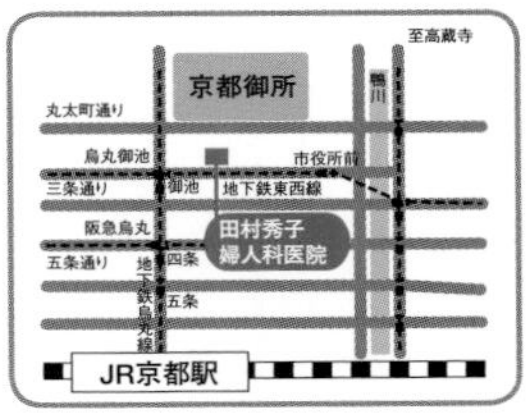

●人工授精 ●体外受精 ●顕微授精 ●凍結保存 ●男性不妊 ●漢方 ●カウンセリング ●女性医師

不妊症・リプロダクションセンター・体外受精ラボラトリー・サージセンター　大阪府・大阪市

オーク住吉産婦人科

TEL. 0120-009-345　URL. https://www.oakclinic-group.com/

高度生殖補助医療の専門クリニック。年中無休の体制で最先端の治療を提供します。

24時間365日体制の高度生殖補助医療実施施設です。働きながら不妊治療を受けていただきやすい体制を整えています。

生殖医療に長年携わっている専門医が、患者様お一人おひとりのお話をうかがった上で治療プランをご提案いたします。男性不妊にも対応し、ご夫婦での受診も可能です。

国際水準の培養ラボラトリーには、学会認定の胚培養士が多数在籍し、日々技術の習得や研究にあたっています。

患者様が納得して治療を受けて頂けるようドクター、スタッフが一丸となって治療に取り組んでいます。

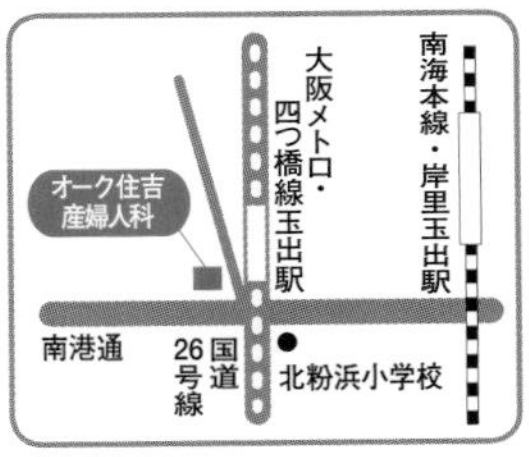

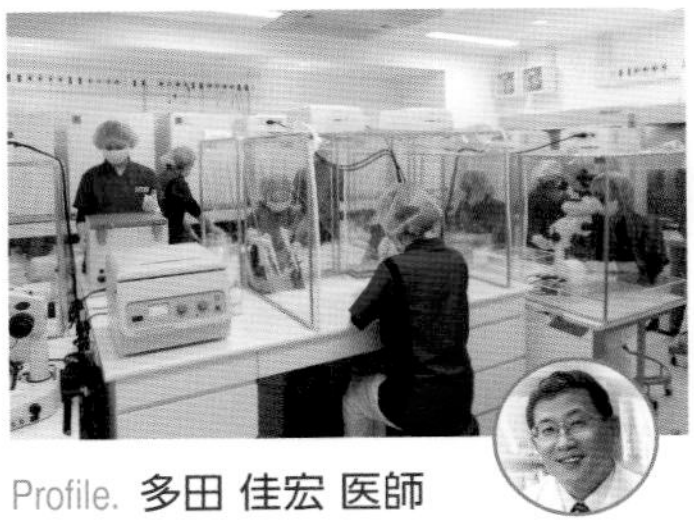

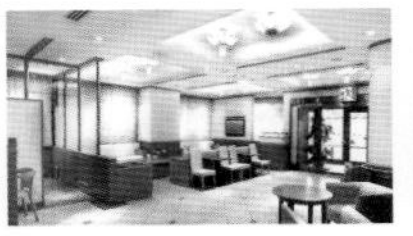

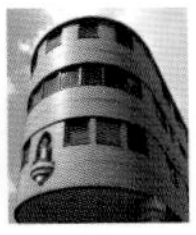

Profile. 多田 佳宏 医師

京都府立医科大学卒業。同大学産婦人科研修医、国立舞鶴病院、京都府立医科大学産婦人科修練医、京都市立病院、松下記念病院などを経て当院へ。女性の不妊治療の診察とともに、男性不妊も担当。医学博士。産婦人科専門医、生殖医療専門医。

○ 診療時間

	月	火	水	木	金	土	日
午前･午後	○	○	○	○	○	●	△
夜間	○	○	○	○	○	ー	ー

午前･午後 9:00～16:30、夜間 17:00～19:00
● 土は9:00～16:00、△ 日･祝日は9:30～15:00
卵巣刺激のための注射、採卵、胚移植は日･祝日も行います。

大阪府大阪市西成区玉出西 2-7-9

○ 大阪メトロ 四つ橋線玉出駅 5 番出口徒歩 0 分
南海本線岸里玉出駅徒歩 10 分

●人工授精 ●体外受精 ●顕微授精 ●凍結保存 ●男性不妊
●漢方 ●カウンセリング ●女性医師

不妊症・産婦人科　長野県・佐久市

佐久平エンゼルクリニック

TEL. 0267-67-5816　URL. https://www.sakudaira-angel-clinic.jp/

患者様との対話を重視し、患者様の希望や思いに寄り添った生殖医療を提供いたします。

生殖医療は患者様の不妊の原因を一つひとつしっかり分析して、その方その方にあったオーダーメイド医療を行ってこそ成果が期待できます。

当院ではすべての患者様に画一的な治療は行いません。個々の患者様の体の状態、治療に対する要望、を詳細に確認し、患者様ごとに最適な治療をご提案することをモットーにしています。

また、無駄な検査や治療を極力省略し治療にかける時間をなるべく短く、できるだけ早く結果を出すことを目標にしています。妊娠、出産を経てこれから生まれてくるお子様と過ごす時間をいかに長く有意義なものにするか？生殖医療の最大の目標はそこにあると当院では考えています。

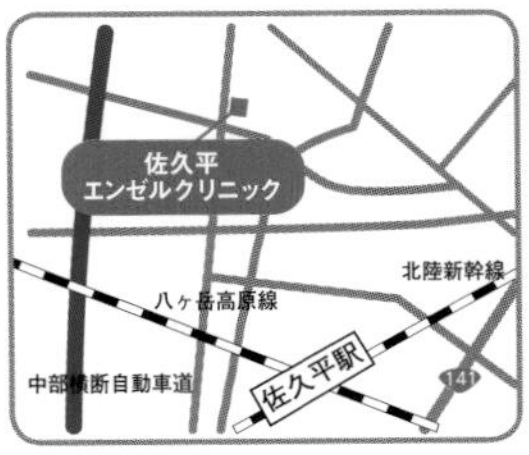

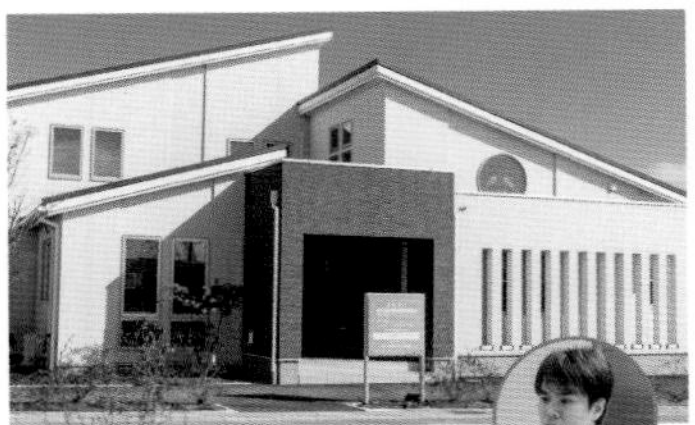

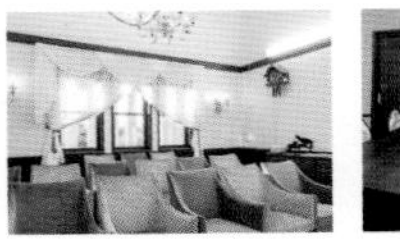

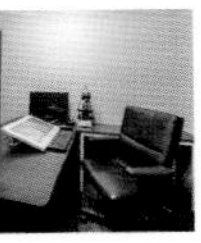

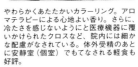

Profile. 政井 哲兵 院長

鹿児島大学医学部卒業、東京都立府中病院 (現東京都立多摩医療センター) 研修医。2005 年 東京都立府中病院産婦人科、2007 年 日本赤十字社医療センター産婦人科、2012 年 高崎 ART クリニック、2014 年 佐久平エンゼルクリニック開設。
産婦人科専門医、生殖医療専門医。

○ 診療時間 (8:30～12:00、14:00～18:00)

	月	火	水	木	金	土	日
午前	○	○	○	○	○	○	△
午後	○	○	ー	○	○	ー	△

※最終受付は17:30。※水曜､土曜の午後は休診。△医師が必要と判断した場合は診察、採卵等の処置を行います。※体外受精説明会は､WEB 配信方式としております。

長野県佐久市長土呂1210-1

○ 佐久北IC・佐久ICより車で約5分
JR佐久平駅より徒歩約10分

●人工授精 ●体外受精 ●顕微授精 ●凍結保存
●男性不妊 ●漢方 ●カウンセリング

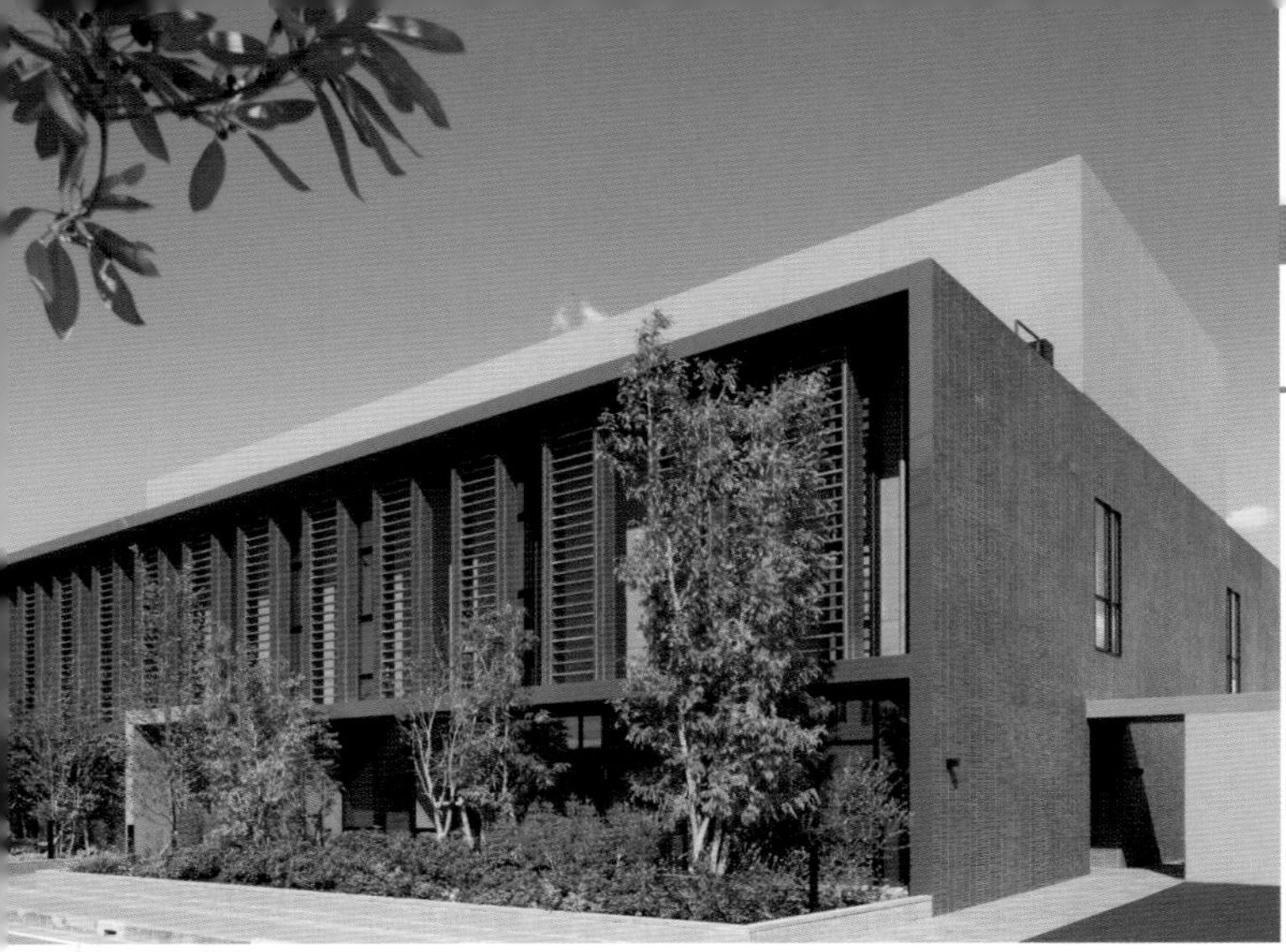

不妊症・産婦人科・新生児内科・麻酔科　　愛媛県・松山市

つばきウイメンズクリニック

TEL. 089-905-1122　URL. https://www.tsubaki-wc.com/

生殖医療、無痛分娩、ヘルスケアを中心に地域に根差した「かかりつけ産婦人科」

不妊症の原因を十分に調べたうえで、効果的な治療を積極的に行う「テーラーメイドな生殖医療」を信念としています。産婦人科医による女性不妊だけでなく、男性不妊を専門とする泌尿器科医による診療も重要です。当院は男性不妊に特化した専門外来を開設し、男女双方からのアプローチも可能にしています。男性不妊の分野で先駆的な治療や研究を実践し、国内外でも著名な獨協医科大学の岡田 弘特任教授・学長補佐が診療・手術を担当しています。高度生殖医療の核とも言える培養部門は、高水準の培養技術を日夜追求しています。

妊娠後も当院での管理が可能で、無痛分娩も提供し、感動的な理想分娩を追求しています。また女性医学の見地から、女性の生涯にわたるヘルスケアをサポートしています。

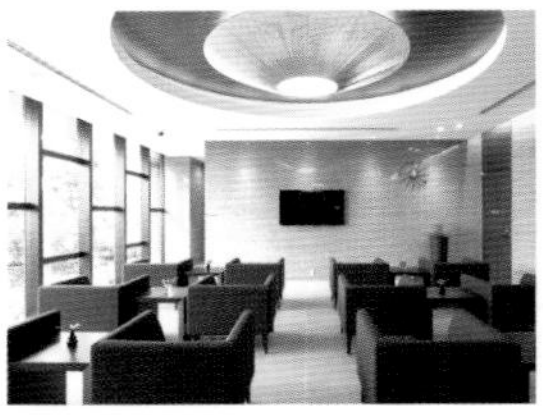

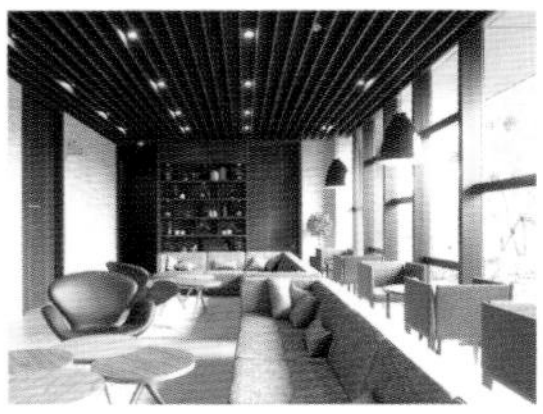

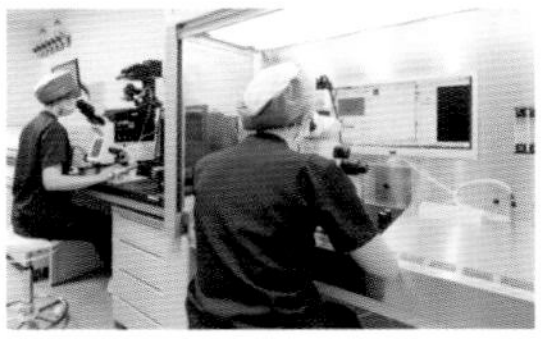

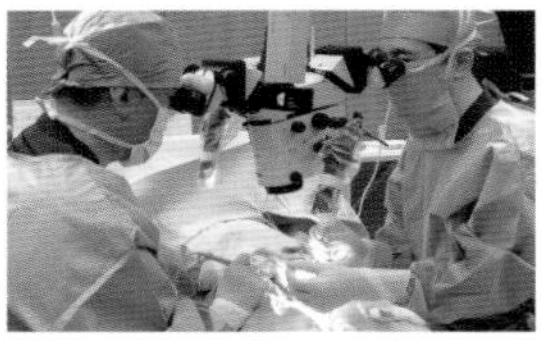

Profile. 鍋田 基生 院長

愛媛大学病院講師、外来医長を経て現職。医学博士。兵庫医科大学非常勤講師。産婦人科専門医・指導医。生殖医療専門医。管理胚培養士。女性ヘルスケア専門医・指導医。漢方専門医。JISART 理事。日本レーザーリプロダクション学会理事。日本 IVF 学会評議員。日本卵子学会代議員。日本アンドロロジー学会評議員。日本生殖免疫学会評議員。日本生殖心理学会評議員。生殖バイオロジー東京シンポジウム世話人。産婦人科 PRP 研究会世話人。日本生殖医学会学術奨励賞、中国四国産科婦人科学会学術奨励賞受賞。

○ 診療時間 (9:00～12:00、15:00～18:00)

	月	火	水	木	金	土	日
午前	○	○	○	○	○	○	―
午後	○	○	―	○	○	△	―

※水曜の午後、日・祝日は休診。△土曜午後は15:00～17:00
※男性不妊外来：月1回完全予約制
[土曜]15:00～17:00 [日曜]9:00～11:00

愛媛県松山市北土居 5-11-7

○ 伊予鉄道バス「椿前」バス停より徒歩約4分、「椿神社前」バス停より徒歩約9分

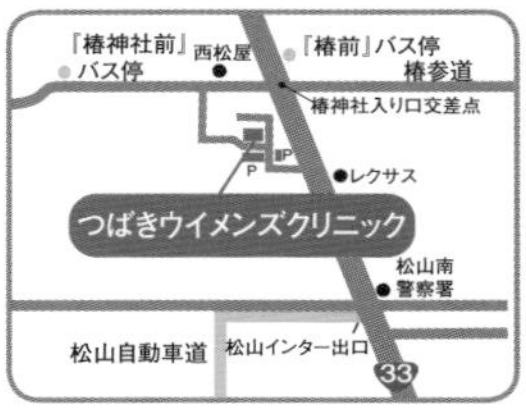

●人工授精 ●体外受精 ●顕微授精 ●凍結保存 ●漢方 ●男性不妊 ●カウンセリング

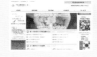

不妊症・体外受精・顕微授精　　大阪府・大阪市

オーク梅田レディースクリニック

TEL. 0120-009-345　URL. https://www.oakclinic-group.com/

患者様の妊娠に向けた診療に、不妊治療の専門院として全力で取り組んでいます。

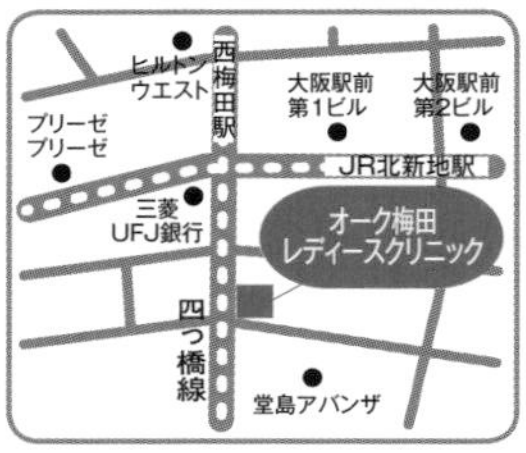

多数のオリジナル・メソッドを含む検査と治療をメニューに用意しています。

高度生殖補助医療は、本院のオーク住吉産婦人科と連携して提供しています。体外受精は患者様のお話をうかがい、お一人おひとりに合わせたプランをご提案しています。採卵や胚移植、特殊な検査や処置は、本院での実施となりますが、何度も通院が必要となる卵胞チェックや注射は梅田で行いながらの治療が可能です。

患者様とともに、妊娠という目標に向かって治療を進めて参ります。

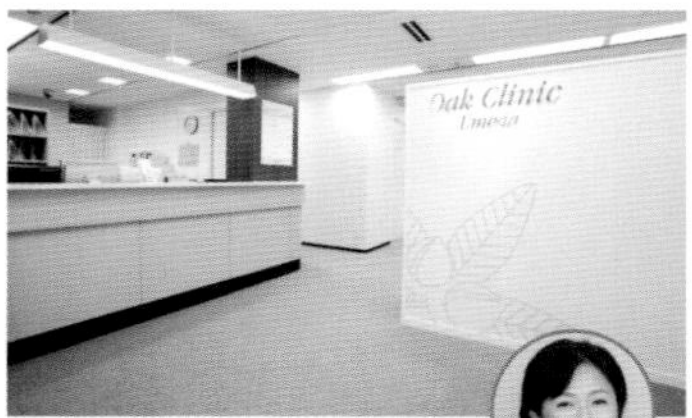

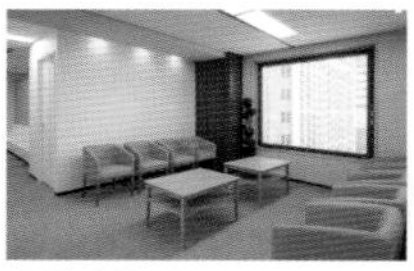

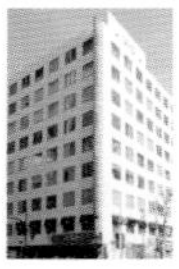

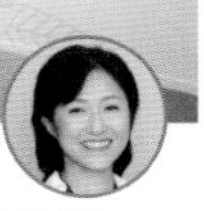

Profile. 船曳 美也子 医師

神戸大学文学部心理学科、兵庫医科大学卒業
兵庫医科大学、西宮中央市民病院、パルモア病院を経て当院へ。エジンバラ大学で未熟卵の培養法などを学んだ技術と自らの不妊体験を生かし、当院・オーク住吉産婦人科で活躍する医師。産婦人科専門医、生殖医療専門医。

○ 診療時間

	月	火	水	木	金	土	日
午前	○	○	○	○	○	○	―
午後	―	○	○	―	○	―	―
夜間	○	○	○	○	○	―	―

午前 10:00～13:00、午後 14:30～16:30
夜間 17:00～19:00

大阪府大阪市北区曽根崎新地1-3-16 京富ビル 9F

○ 大阪メトロ四つ橋線西梅田駅、JR東西線北新地駅　C60 出口すぐ。JR大阪駅より徒歩7分

●人工授精 ●体外受精 ●顕微授精 ●凍結保存 ●男性不妊
●漢方 ●カウンセリング ●女性医師

＼パパ＆ママになるための身体づくりはだいじょうぶ？／

ふたりの授かりたい！を応援するサプリメント

Anela

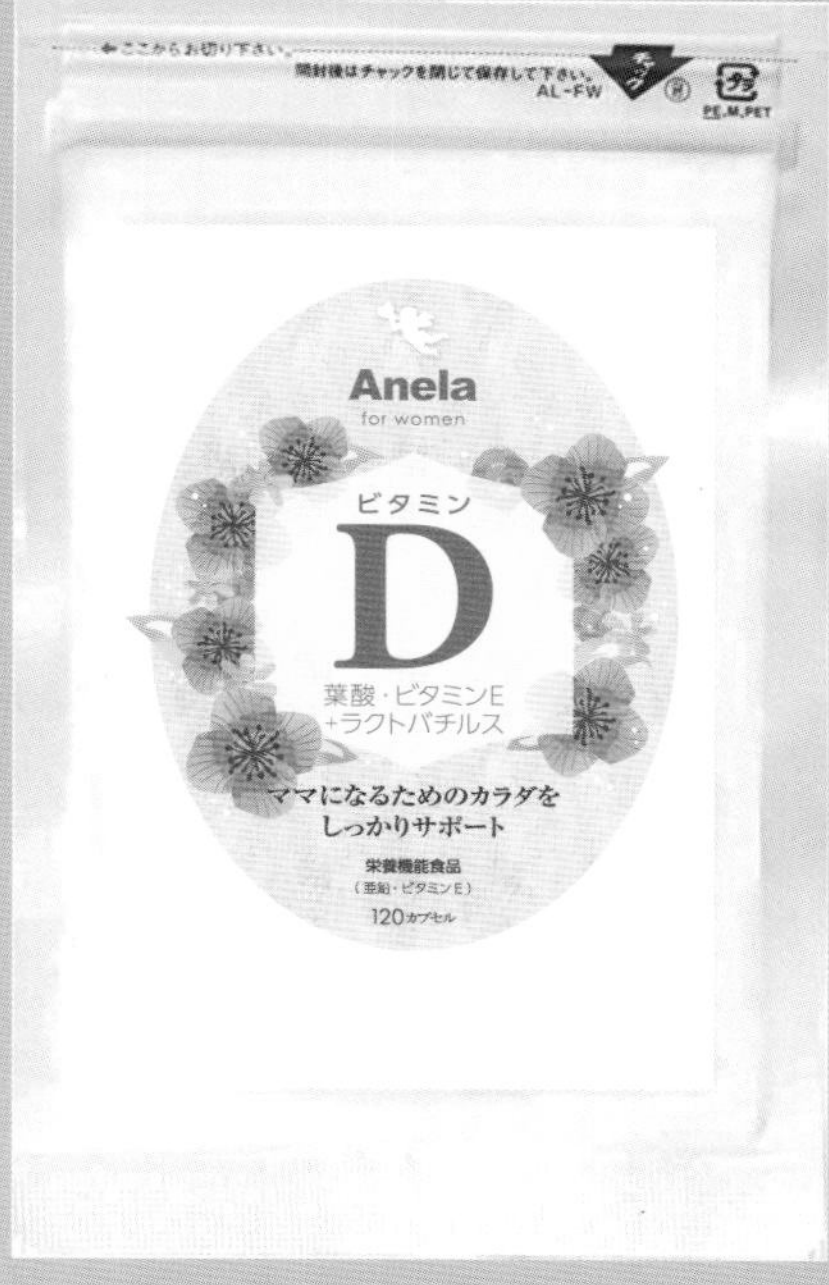

Anela for women

栄養機能食品 （亜鉛・ビタミン E）
120カプセル／ 1日4粒目安
3,990 円 (税込)

配合成分

ビタミンD	25 μg	ビタミンB6	2 mg
ビタミンE	12 mg	ビタミンB12	20 μg
ビタミンB1	2 mg	ビタミンC	200 mg
ビタミンB2	2 mg	葉　酸	800 μg
マグネシウム	58 mg	ラクトバチルス	200 mg
亜鉛	13 mg	トリプトファン	100 mg
ヘム鉄	20 mg		
カルニチン	200 mg		

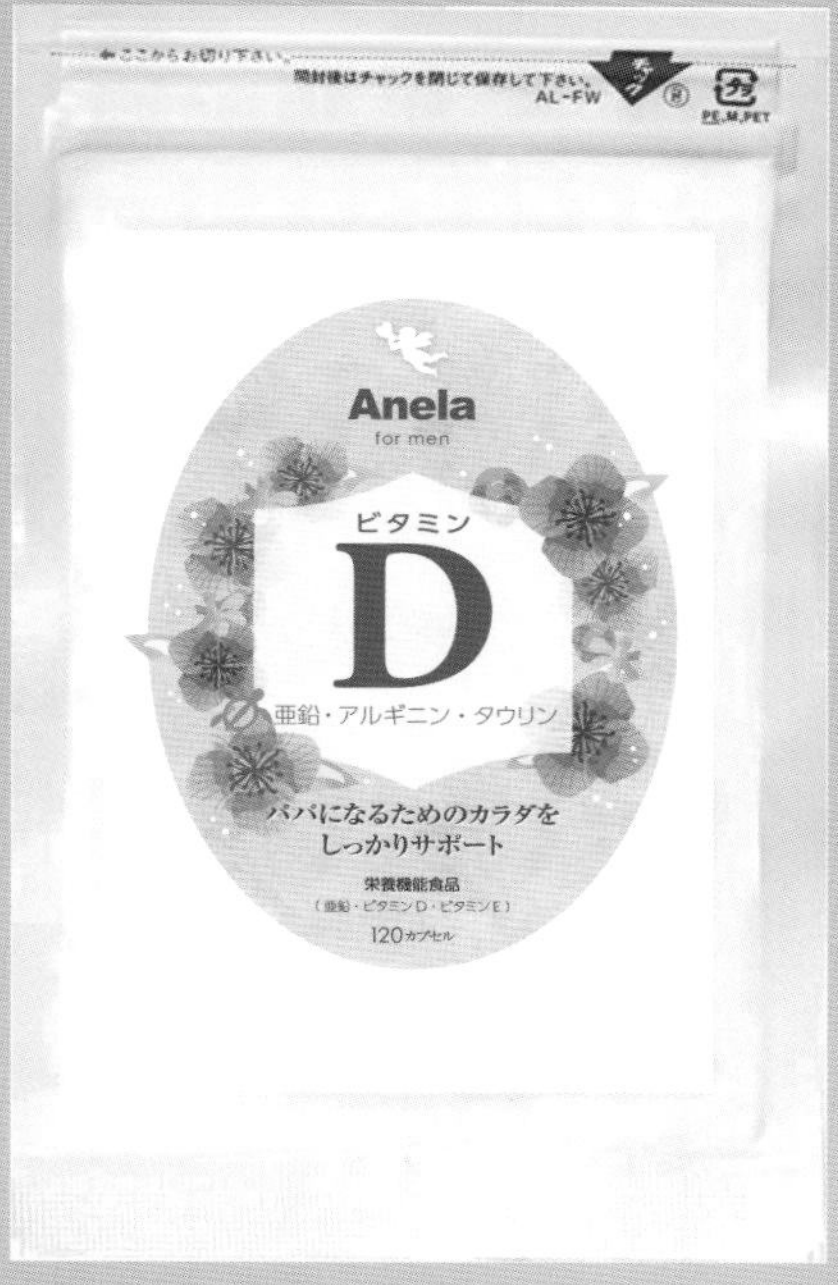

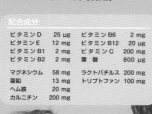

Anela for men

栄養機能食品 （亜鉛・ビタミン D・ビタミン E）
120カプセル／ 1日4粒目安
3,990 円 (税込)

配合成分

ビタミンD	4 μg	ビタミンB6	2 mg
ビタミンE	12 mg	ビタミンB12	20 μg
ビタミンB1	2 mg	ビタミンC	200 mg
ビタミンB2	2 mg	葉　酸	220 μg
マグネシウム	58 mg	カルニチン	200 mg
亜鉛	14 mg	乳 酸 菌	12 mg
アルギニン	360 mg		
タウリン	240 mg		

アネラがふたりの妊活を応援します！

健やかな妊娠、そして出産、育児へとつなげるために適度な運動と栄養バランスの取れた食生活を心がけましょう。

とくに栄養は、体をつくる元となり、それぞれ役割があります。また、妊活期の女性に必要な栄養と男性に必要な栄養には、違いがあります。

アネラは、不妊治療専門施設で働くスタッフの声から生まれた妊活サプリメントで、妊娠に向けた体づくりと、栄養をサポートするために、女性と男性、それぞれ専用につくられています。

ぜひ、ふたりでお試しください。お飲みいただく期間は、３カ月を目安にご案内しています。

現在、i-wish ショップの楽天市場店とカラーミー店でのみ販売されています。それ以外のネットショップは、個人情報を抜き取るなどを目的としていることが確認されていますので、くれぐれもご注意下さい。

- 亜鉛は、皮膚や粘膜の健康維持を助けるとともに、たんぱく質・核酸の代謝に関与して、健康の維持に役立つとともに、味覚を正常に保つのに必要な栄養素です。
- 亜鉛の摂りすぎは、銅の吸収を阻害する恐れがありますので、過剰摂取にならないよう、注意してください。一日の摂取目安量を守ってください。乳幼児、小児は本品の摂取を避けてください。
- ビタミン D は、腸管でのカルシウムの吸収を促進し、骨の形成を助ける栄養素です。
- ビタミン E は、抗酸化作用により、体内の脂質を酸化から守り、細胞の健康維持を助ける栄養素です。

日健栄協認定工場 GMP
GMP 認定工場での生産

正規販売店

i-wish ショップ 楽天市場店

i-wish ショップ カラーミー店

Winter 2021

ママなり 応援レシピ

― 食物繊維で腸内環境を整えましょう ―

　私たちの腸内に棲んでいる細菌は、菌種ごとの塊となって腸の壁に隙間なくびっしりと張り付いています。この状態は、品種ごとに並んで咲くお花畑（flora）にみえることから「腸内フローラ」と呼ばれています。この腸内フローラを良い環境に整えるのに役立っているのが食物繊維です。食物繊維は、善玉菌を代表とするビフィズス菌などのエサになって増殖を助けるだけでなく、ブドウ球菌やウェルシュ菌などの悪玉菌の増殖を抑えてくれます。腸内フローラを改善することで子宮内フローラを整えることが期待でき、妊娠しやすいからだづくりへつながるといわれています。

　そこで、今回は食物繊維や乳酸菌が豊富なレシピを紹介していただきました。

[recipe 01 ： 鶏もも肉と長芋の炒め物]

材料 [2人分]

鶏もも肉	200 g
塩コショウ	少々
長芋	150 g
長ネギ	1/2 本
ごま油	大さじ 1/2
酒	大さじ 1
オイスターソース	大さじ 1
醤油	大さじ 1

作り方

1. 鶏肉は３～４cm角に切り塩コショウをもみ込んでおく。長ネギは 1.5 cm長さの斜め切り、長芋は皮を剥き鶏肉と大きさを揃えて切る。
2. フライパンにごま油を熱し、長芋を入れ、中火で少し透き通るまで炒める。
3. 2 に鶏肉を加え火が通るまで炒め、さらに長ネギを加えて酒をふり、しんなりさせたらオイスターソースと醤油で調味し味を整える。

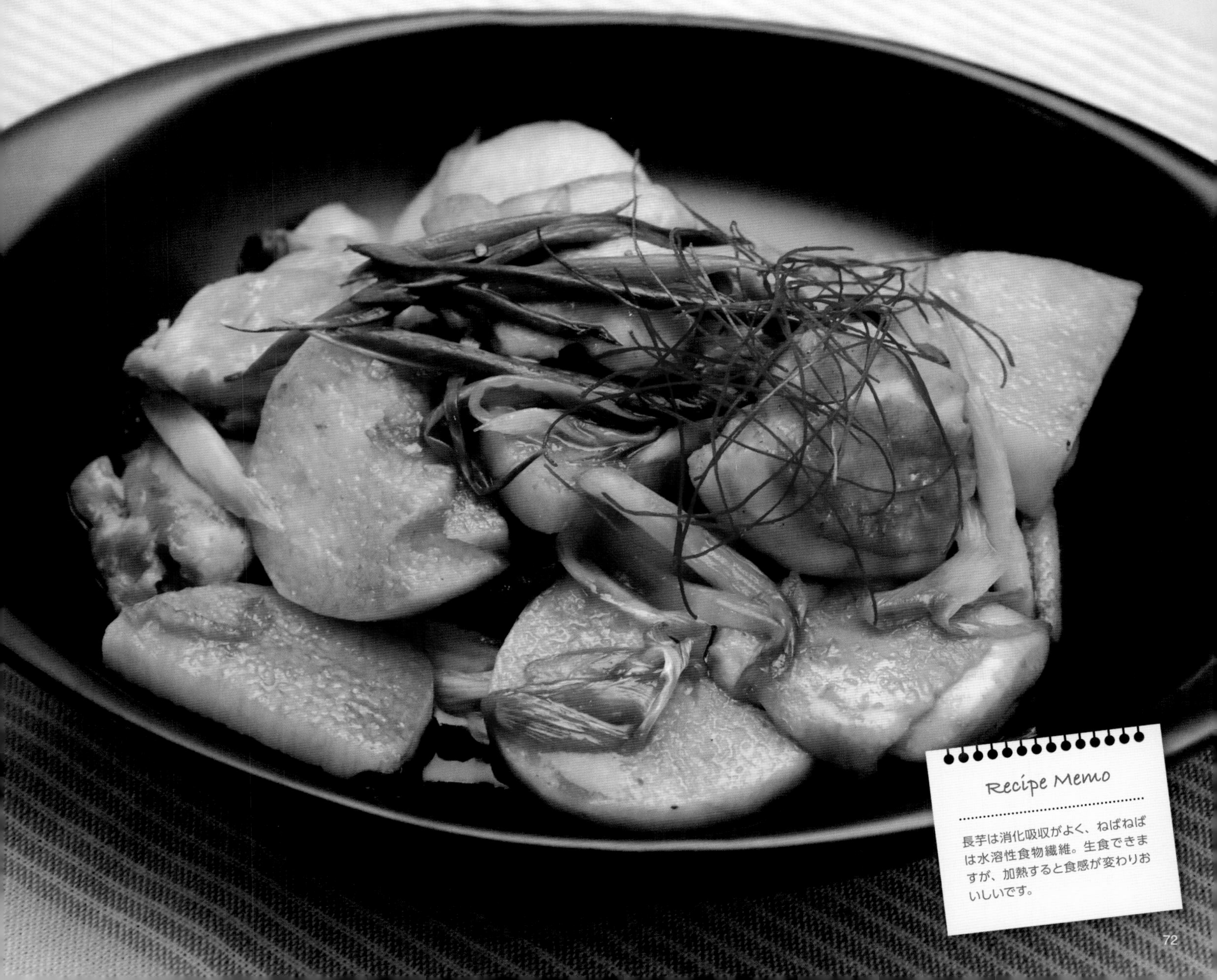

Recipe Memo

長芋は消化吸収がよく、ねばねばは水溶性食物繊維。生食できますが、加熱すると食感が変わりおいしいです。

recipe 02：焼きれんこん

材料 [2人分]

れんこん …………中くらいの大きさ1節
岩塩 ………………………… ひとつまみ
柚子胡椒……………………………… 少々

作り方

1. レンコンは皮を剥き野菜スティックのような縦割りに切り、変色を防ぐため水にさらしておく。
2. 魚焼きグリルにアルミホイルを敷いた上に並べ、少し焦げ目がつくまで焼く。
(オーブントースター 1200w で約 10 分、焦げ目がつくまで加熱すればできます)
3. 焼けたらお皿に並べ、岩塩と柚子胡椒を添えて出来上がり。

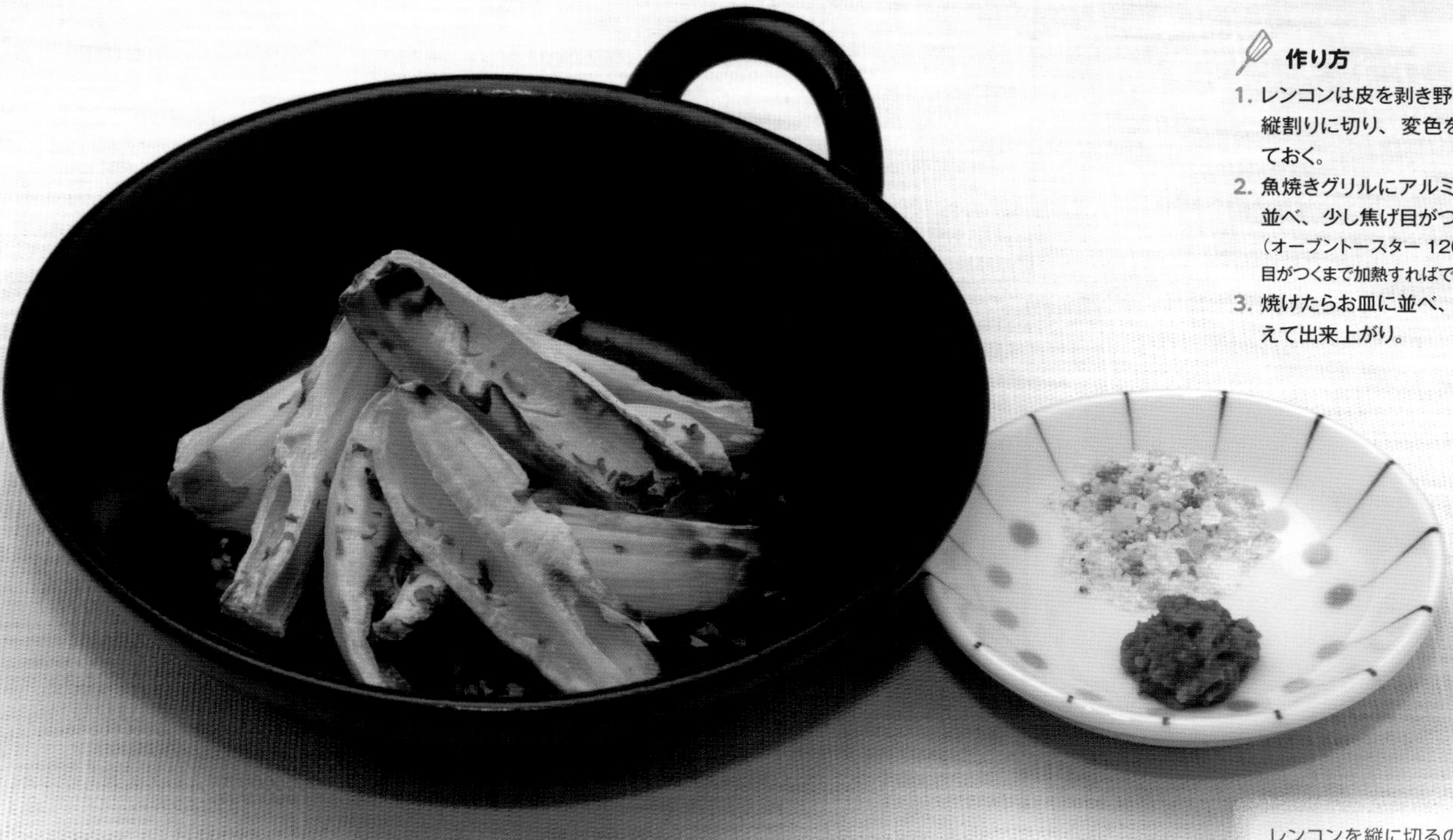

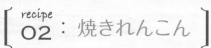

レンコンを縦に切るので噛んだ後の繊維がものすごく長く伸びて食物繊維をとっても感じられておもしろいです。

recipe 03：長芋とモズク酢の和え物

材料 [2人分]

長芋 …………………… 長さ５～６cm
もずく酢 ………………………… ２人分
　もずくが味付きではない場合の甘酢
　（味付きなら不要）
　　酢 ………………………… 大さじ２
　　砂糖※ ……………………… 大さじ２
　　醤油 ………… 小さじ １（色付け程度）

※砂糖をオリゴ糖にするとさらにお腹に良いです。

作り方

1. 長芋は皮を剥き、ポリ袋に入れめん棒で叩き食べやすい大きさにする。
2. もずく酢をボウルにあけ、叩いた長芋を入れ和えたら小鉢に盛り付けて完成。
お好みで塩もみきゅうりやクコの実をいれても。

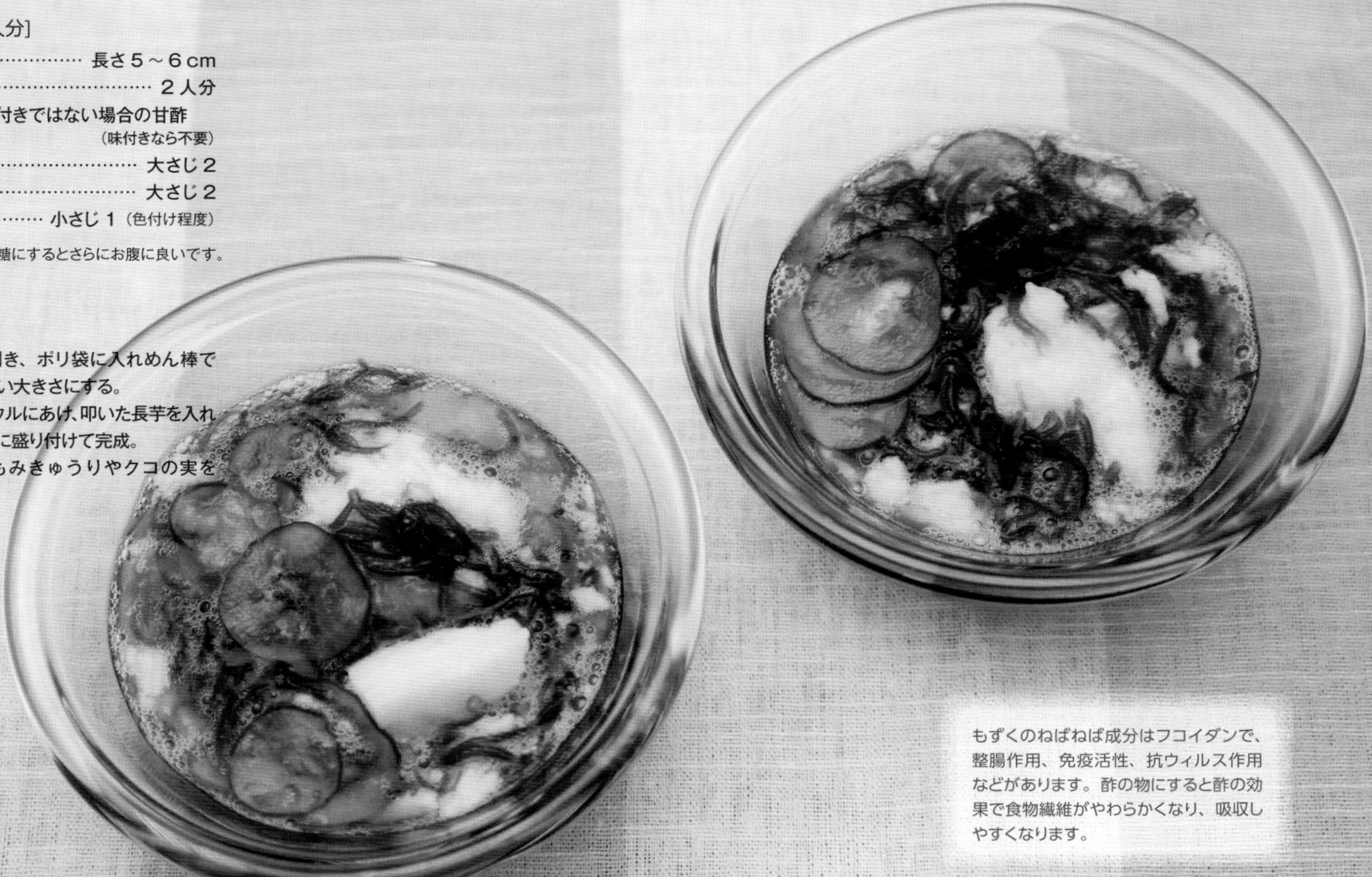

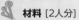

もずくのねばねば成分はフコイダンで、整腸作用、免疫活性、抗ウィルス作用などがあります。酢の物にすると酢の効果で食物繊維がやわらかくなり、吸収しやすくなります。

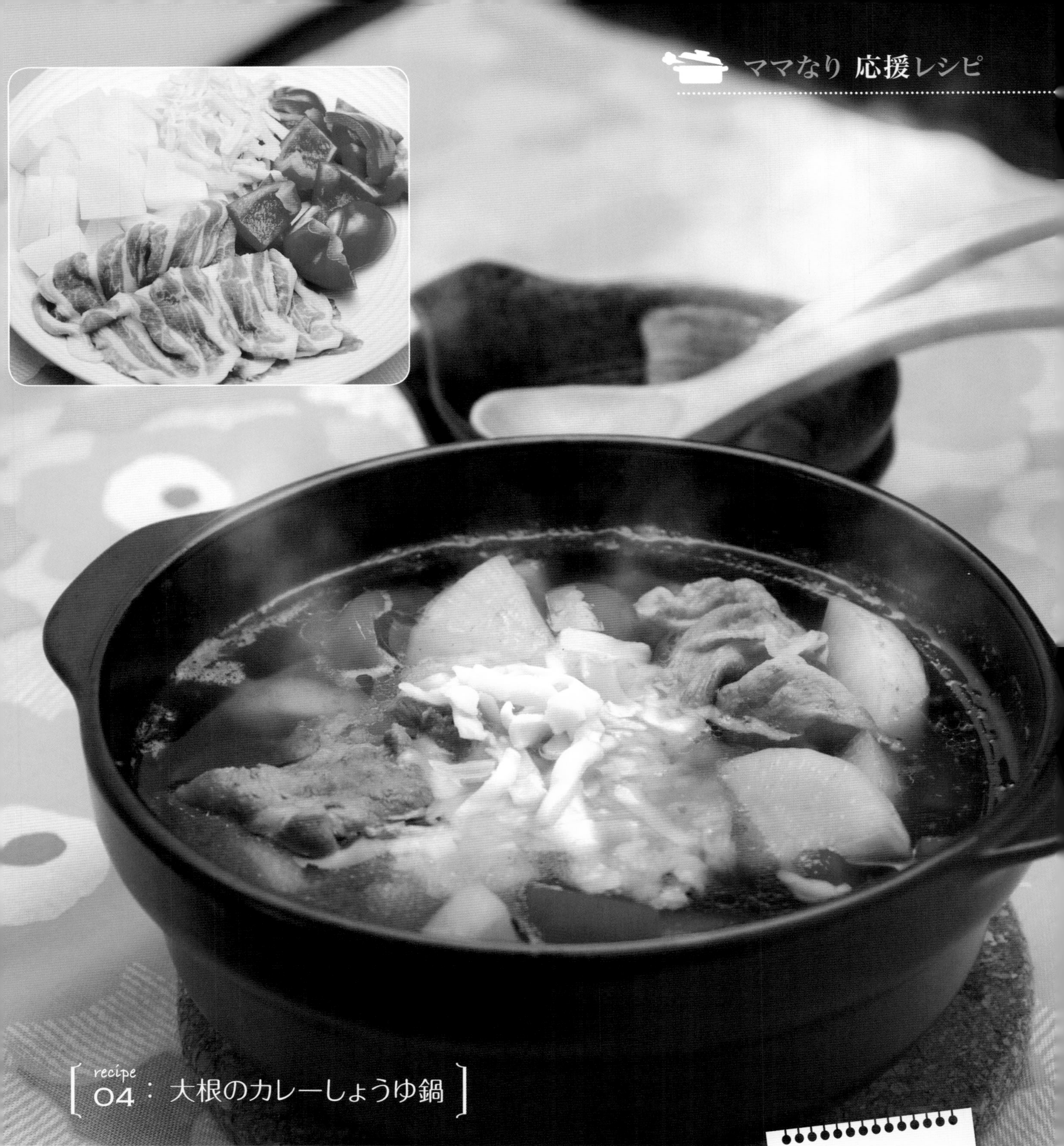

recipe 04：大根のカレーしょうゆ鍋

材料 [2人分]

大根（葉に近い部分）……………… 1/2 本
お肉（鶏でも豚でもお好みで）… 2～300 g
赤パプリカ ……………………………… 1 個
スライスチーズ（又はシュレッドチーズ）… 3 枚
鍋つゆ
水 ……………………………… 4 カップ
みりん………………………… 大さじ 4
醤油 ………………………… 大さじ 3
酒 ……………………………… 大さじ 2
鶏ガラスープの素 ……………… 小さじ 1
カレー粉 ………………… 大さじ 1 と 1/2

作り方

1. 大根は皮を剥き 1 センチ幅のいちょう切り、パプリカは縦半分に切って種とへたを取りひと口大に切り、お肉も食べやすいひと口大の大きさに切る。
2. 鍋に鍋つゆの材料を入れて混ぜ、中火にかける。先に大根、煮立ったらお肉、パプリカの順で加え、ひと煮立ちさせてアクを取る。
3. 大根が軟らかくなったらスライスチーズを中央にのせてできあがり
4. 〆はうどんがおすすめ

Recipe Memo

11 月から 2 月が旬の大根には、消化酵素であるジアスターゼが多く含まれていて、食物の消化を助けるとともに腸の働きを整えてくれる効果があります。

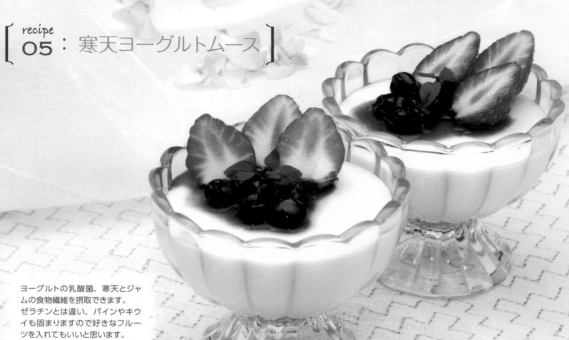

recipe 05：寒天ヨーグルトムース

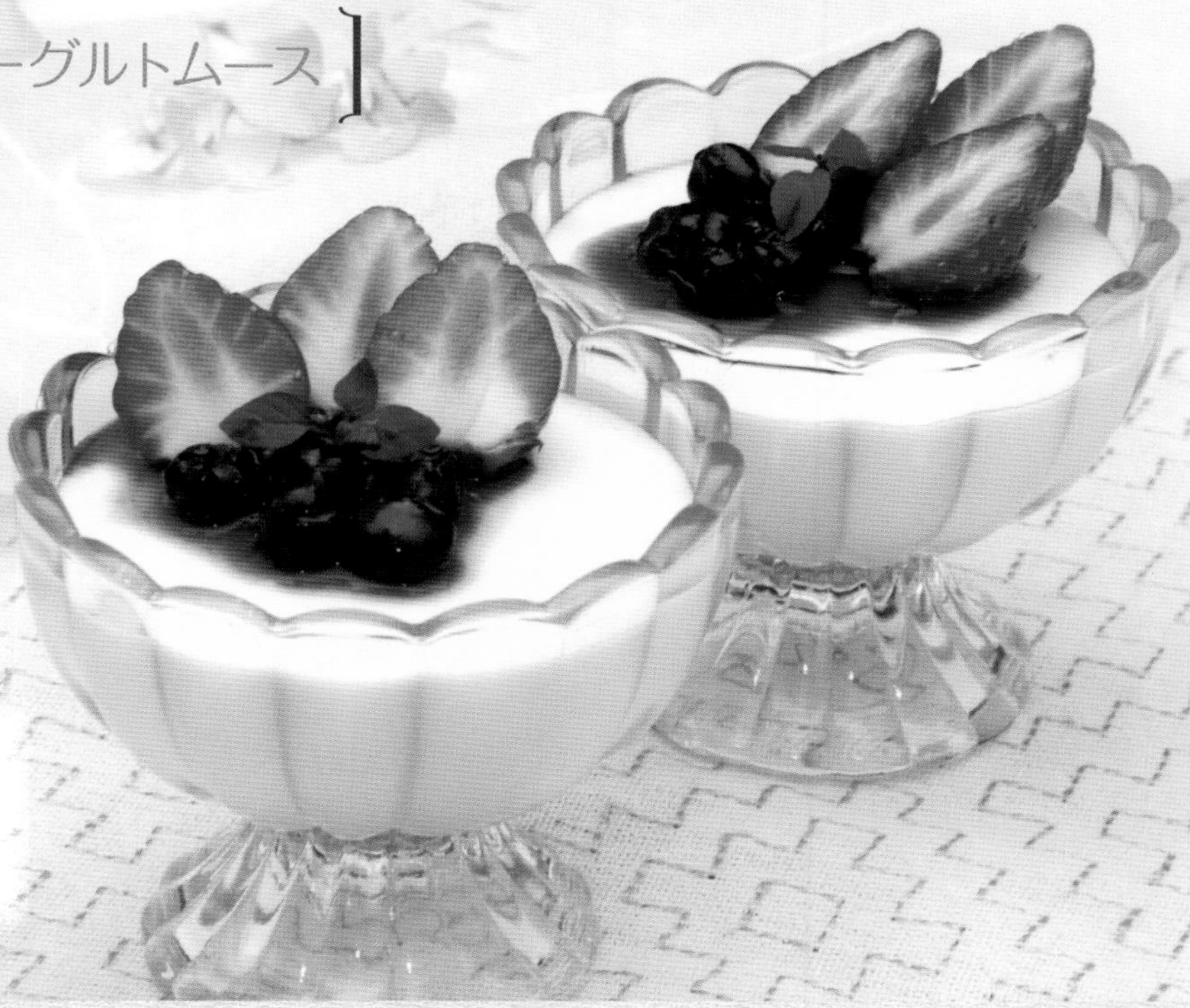

ヨーグルトの乳酸菌、寒天とジャムの食物繊維を摂取できます。
ゼラチンとは違い、パインやキウイも固まりますので好きなフルーツを入れてもいいと思います。

材料［2人分］

牛乳	100g
砂糖	60g
粉末寒天	2g
ヨーグルト	200g
生クリーム	120g
レモン汁	小さじ1

作り方

1. 小鍋に牛乳、砂糖、粉末寒天を入れて混ぜながら中火で加熱し、沸騰したら弱火にして混ぜながら1分ほど煮立たせる
（ゼラチンと違うので煮立たせないと固まりません）
2. 寒天は冷えると固まってしまうのでごく弱火で加熱しながらヨーグルトを少しずつ加えてよく混ぜる。
3. 火を止めて生クリームとレモン汁を加えて混ぜ、容器に入れて固める。
4. 冷蔵庫で冷やし、食べる時にお好みのジャムとレモン汁を混ぜたソースを添えるとより美味しいです。
（ジャムに含まれるペクチンも食物繊維）

食物繊維について

腸内環境を整えるためには、まず便秘を改善する必要があります。便秘の種類には、

- **運動不足の人や腹筋が弱い人が起きやすい弛緩性便秘、**
- **不規則な生活や精神的ストレスが原因で起こる、痙れん性便秘、**
- **便を我慢してしまうことが続き、便意を感じにくくなる直腸性便秘**

があります。

若い女性や妊娠中の女性に多く見られる弛緩性便秘や、直腸性便秘には不溶性食物繊維が、痙れん性便秘には水溶性食物繊維が便秘の解消に役立ってくれます。食物繊維を多く含む食材は「不溶性」と「水溶性」を併せ持っています。不溶性、水溶性食物繊維をバランスよく、適正量を摂取することが大切です。

不溶性食物繊維

肥満防止、便秘予防、
有害物質の排泄促進、
整腸作用があります

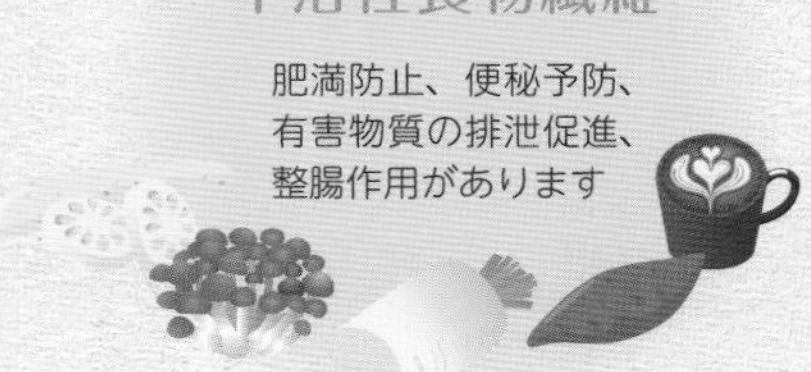

芋や根菜類、果物やきのこ類、オーツブランや小麦ブラン、ココアに含まれる

水溶性食物繊維

便秘の解消、肥満防止、
コレステロール値の正常化、
糖尿病予防、血圧上昇の抑制、腸内フローラの改善

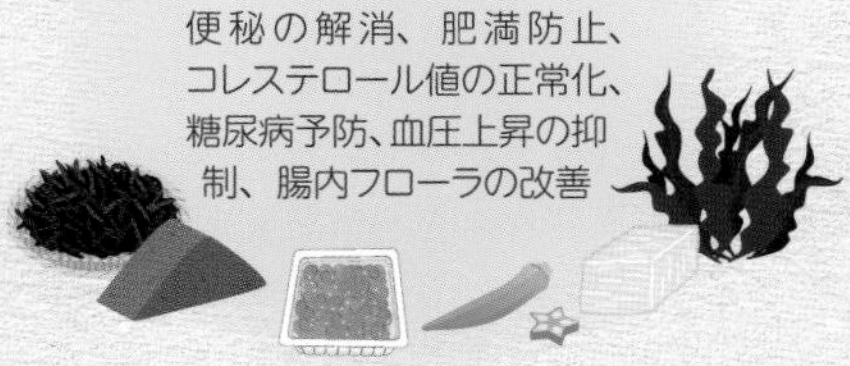

昆布、海藻、こんにゃく、寒天、納豆やオクラなどのねばねば食材に多い

Profile

栄養士&食育インストラクター
眞部やよいさん

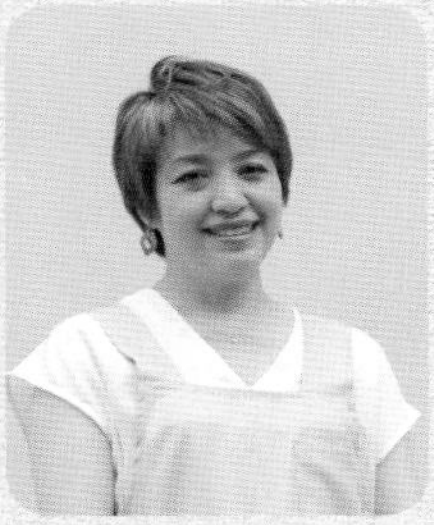

栄養士として高齢者施設や大学病院などで勤務。

不妊治療に専念するために退職してからは、家族の健康と妊娠しやすいからだづくり＆妊娠に不足しがちな栄養素（私は、特にビタミンDでした！）を考えながら、日々レシピを考案しました。

栄養はできるだけ食品から摂取すること、1日1万歩目標に歩き始めてからは卵子の質も良くなったように思ってます。

不妊治療4年目にして、待望の妊娠！

栄養士として、また赤ちゃんを願う未来のママたちを想って、妊活応援レシピをお届けします。

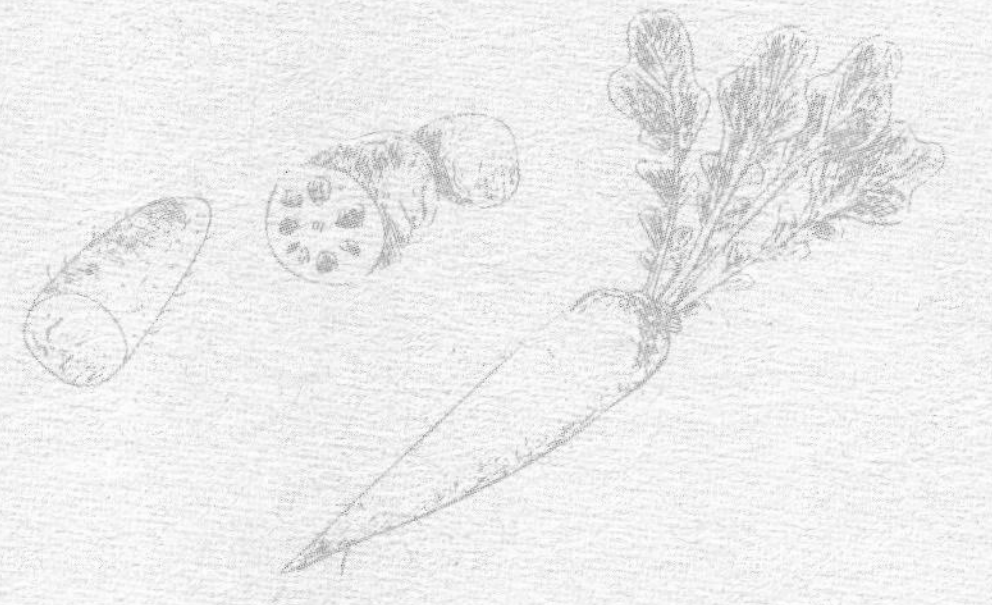

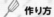

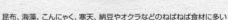

妊活中からの 健康管理！

コロナだけではない！ウイルス感染にワクチン摂取で備えよう

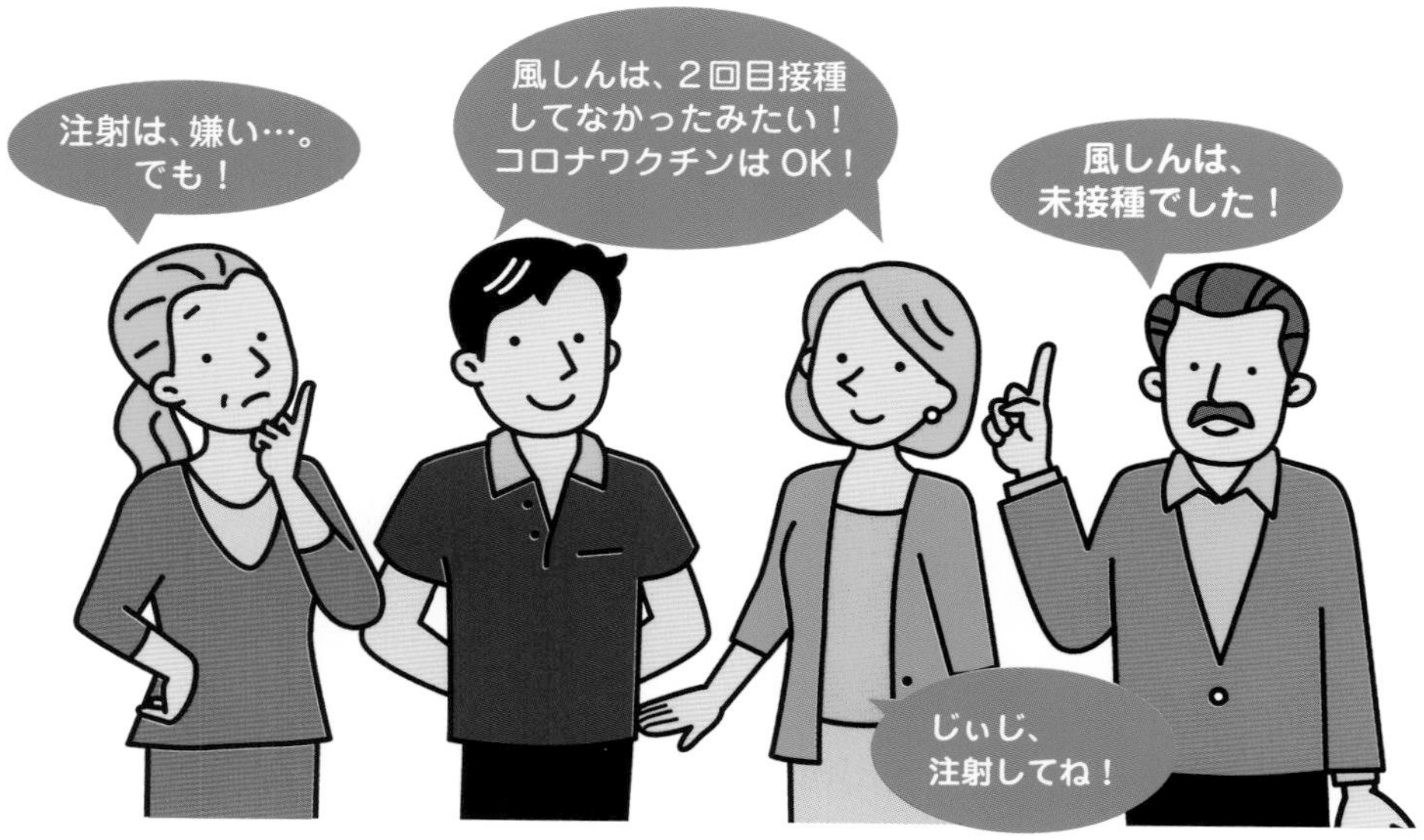
注射は、嫌い…。でも！
風しんは、２回目接種してなかったみたい！コロナワクチンは OK！
風しんは、未接種でした！
じぃじ、注射してね！

妊活中の今！ 妊活中だからこそ！ 同居家族も！

受けておくべきワクチンは？

新型コロナウイルス感染症が流行し、緊急事態宣言やまん延防止等重点措置が適用され、感染予防対策のために外出や外食、旅行などを控えなくてはいけない日々が続きました。この間、仕事を在宅ワークに切り替え、外出を控えたり、マスクや手洗いを徹底したり、除菌を心がけ、ワクチン接種を受けるなど、コロナ対策を万全にされてきたことと思います。しかし、対策をしておいた方がいいウイルスは、なにも新型コロナウイルスばかりではありません。他にも乗り越えたいウイルスがあり、それに対するワクチンもあります。ただ、気になるのはワクチン接種とそれぞれのウイルスが妊活期に与える影響、妊娠から出産に与える影響、そして赤ちゃんに与える影響です。

ここでは、受けておくべきワクチン接種についてお話します。

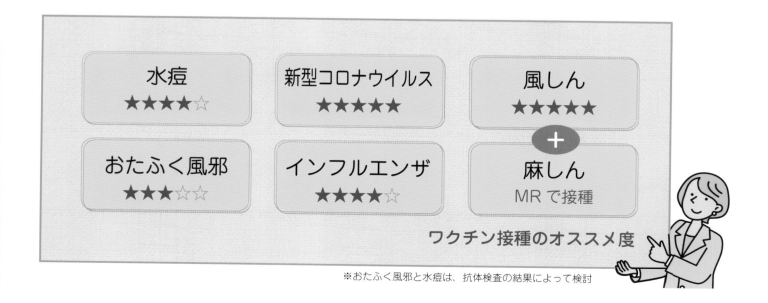

水痘 ★★★★☆	新型コロナウイルス ★★★★★	風しん ★★★★★
おたふく風邪 ★★★☆☆	インフルエンザ ★★★★☆	＋ 麻しん MR で接種

ワクチン接種のオススメ度

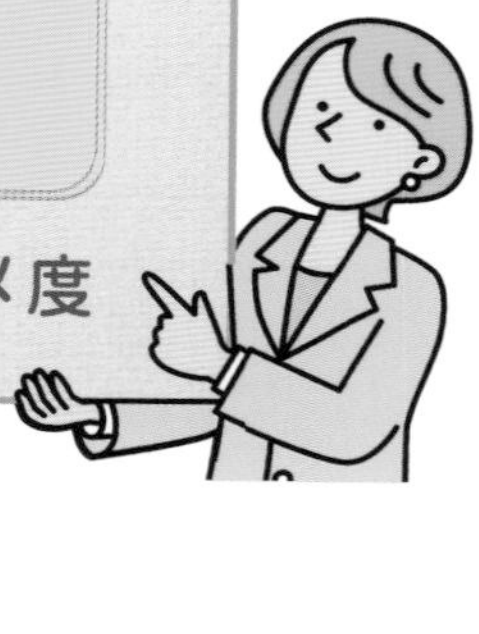

※おたふく風邪と水痘は、抗体検査の結果によって検討

風しん

風しんウイルスに感染することで起こる、発疹性感染症です。主な症状は、発熱や発疹、リンパ節の腫れなどですが、不顕性の感染症状（病原体の感染を受けたにもかかわらず感染症状のない状態）から重篤な合併症まで幅広くあります。
なかでも、もっとも重篤なのが先天性風疹症候群です。また、子どもの時よりも大人になってからのほうが症状は重くなる傾向にあります。

風しんワクチン接種をススメる理由

妊娠初期に風しんにかかると流産する確率が高くなります。また、生まれてくる子どもが先天性風しん症候群（CRS）を発症する可能性も高まることが知られています（表1）。

WHOによると、妊娠初期の女性が風しんにかかると90％の確率で胎児も感染し、中には胎児死亡を引き起こすケースもあると発表しています。（WHO Fact sheets<Rubella>より）。

先天性風しん症候群の3大症状は、先天性心疾患、難聴、白内障で、このうち先天性心疾患と白内障は、妊娠3カ月（8～11週）以内の母親が感染することで発生するとされています。しかし、難聴は妊娠6カ月（23週～）で感染した場合にも起こり、耳元で大きな声で話しかけられないと聞こえないレベルの症状も少なくないようです。これら3大症状以外、網膜症、肝脾腫、血小板減少、糖尿病、発育遅滞、精神発達遅滞、小眼球などの症状が知られていて、こうした先天性風しん症候群を予防するのが風しんワクチンです。

風しんワクチンの接種状況は、生まれた年によって違いがありますので、表2で、自分が風しんワクチン接種を受けているかいないかを確認してみましょう。確認には、ご自身の母子手帳が必要です。そこに2回接種の記録がない場合や、母子手帳が見つからない場合には接種してないものと考えましょう。また、ワクチン接種がなくても、過去に風しんにかかったことがある場合には、免疫を持っている可能性も高いのですが、それが確実でない場合も合わせて、風しん抗体検査をしましょう。

それは、妊活している夫婦だけでなく、同居している親や兄弟などについても抗体検査とワクチン接種をオススメします。

なぜなら、同居家族の中に接種していない人、接種回数が不足している人、接種したかどうかがわからない人、風しんにかかったことがない人がいれば、風しんウイルスへの感染の可能性があり、それを妊娠中のママにうつす可能性があるからです。早めにワクチン接種をして、家族で生まれてくる赤ちゃんを先天性風しん症候群から守りましょう。

カップルと同居家族の接種状況をチェック

年代別風しんワクチン接種状況　表2

1962年4月1日以前	風しんワクチンの接種なし
1962年4月2日～1979年4月1日	女性のみ中学生時に集団接種、2回目の接種がなく、男性の接種率が低い
1979年4月2日～1987年10月1日	医療機関での個別接種。1回目の接種率が低く、2回目の接種率も低い
1987年10月2日～1990年4月1日	1～7歳半に個別の定期接種。2回目の接種率が低い
1990年4月2日～1995年4月1日	1～7歳半に個別の定期接種。2回目の接種率が低い
2000年4月2日～2005年4月1日	1～7歳半に個別の定期接種。2回目MRワクチンの接種率も高い
2005年4月2日以降	1歳時にMRワクチン接種。2回目接種率も高い

2021年度については2021年4月1日時点で55歳～59歳（1962<昭和37>年4月2日～1966<昭和41>年4月1日生まれ）の男性にはクーポンが送付されていますので、該当する場合は医療機関で抗体検査を受けることができます。その他の年代でも自治体によっては、妊活期のカップルを対象に無料で受けることもできますので、住民票のある自治体ホームページなどで一度、確認してみましょう。

母親が症状のある感染をした

妊娠月別のCRSの発生頻度　表1

妊娠1カ月	50％以上
妊娠2カ月	35％
妊娠3カ月	18％
妊娠4カ月	8％程度

※母親が無症状であっても出生児にCRSが発生することがあります。

国立感染症研究所

風しんのワクチン接種を受けるには？

　不妊治療中の女性は、通院中の病院やクリニックで、パートナーや同居家族は、抗体検査を受けた医療機関でワクチン接種を受けることができます。ただし、接種後、抗体ができるまでに２～３週間かかり、夫婦は少なくとも２ヵ月間は避妊が必要で、不妊治療も休むことになります。

　また、ワクチン接種後に妊娠がわかった場合でも、人工中絶を考慮する必要はないと考えられています。

　小児がワクチン接種を受ける場合は、風しん単独ではなく、ＭＲという麻しん（はしか）との混合ワクチンを接種することが主流です。

　麻しんは、風しんよりも感染力が強く、免疫のない人が感染するとほぼ100％発症しますが、一度発症すると、一生免疫が持続するともいわれています。妊娠期に麻しんにかかると流産や早産を起こす可能性もあるため、産婦人科でも麻しん、風しん混合ワクチンのＭＲを接種することが多いようです。

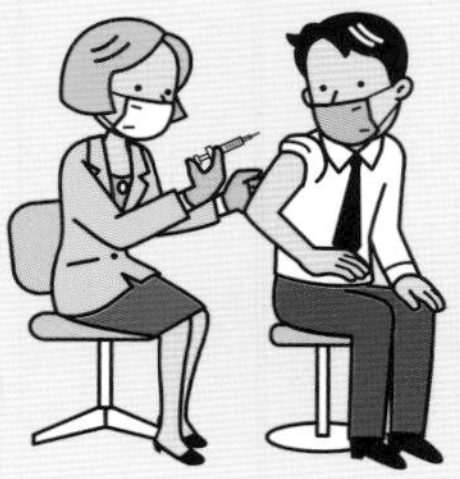

　参考として、抗体検査の結果、抗体価が８倍未満であれば陰性となり、風しんワクチンの接種が必要です。８倍、16倍は不十分のためワクチン接種を検討し、32倍以上なら免疫があり接種は不要、256倍の場合は、最近、感染した可能性があります。症状がでなかった場合では不顕性感染が考えられ、周囲に風しんにかかった人がいないか確認しましょう。

新型コロナウイルス

世界中に猛威を振るった新型コロナウイルスは、ワクチンの有効性が確認されており、接種済みの人が増えることで感染予防や重症化を抑えることが期待されます。一方で、変異を繰り返し、より感染力が強く、重い症状を引き起こすウイルスとなり、猛威を振るうことが懸念されています。それでも、ワクチンを接種することは、感染、重症化を防ぐためには有効な方法といえるでしょう。

妊娠希望の女性への影響は？

　新型コロナウイルスのワクチンに関して、日本産科婦人科学会では、妊娠を希望する女性から妊娠中、授乳中の女性まで、いつでもワクチン接種を受けることができると発表しています。

　妊娠中の女性の新型コロナウイルス感染の約8割は家族経由であり、流産や早産については、ワクチン接種の有無による差はないとされています。また、厚生労働省の発表によると、妊娠中にmRNAワクチンを受けた女性の臍帯血（へその緒の中に含まれる胎児血）や母乳にも新型コロナウイルスに対する抗体があることが確認されています。

　こうした抗体が、産後の新生児を新型コロナウイルスの感染から守ることも期待できるでしょう。

　なお、妊婦が新型コロナウイルスに感染した場合、一般の人よりも重症化しやすいことや感染した場合に、診療または入院できる医療機関が探しにくいことが心配されます。そうしたことからも、本人やパートナーだけでなく、同居家族や近しい人の接種もお勧めします。

インフルエンザ

インフルエンザウイルスが原因で起こる感染症で、毎年11月頃から翌年の３月頃まで流行ります。感染力が強く短期間で感染が拡大するため、手洗いや適切な湿度を保つなどの感染予防対策に加えて、ワクチン接種が勧められています。感染すると、38℃以上の発熱、せき、悪寒、のどの痛み、関節痛、全身倦怠感、頭痛などの症状があらわれます。十分な睡眠と水分補給が大切で、抗インフルエンザウイルス薬も有効とされています。

感染からの重症化を防ごう！

　妊娠中にインフルエンザに感染し、発症すると、重症化しやすい傾向にあります。そのため、妊活中のカップルとその家族は、インフルエンザワクチン接種をしましょう。

　妊娠中のワクチン接種は、特に推奨されています。抗体ができるまでの期間は接種後約2週間から、持続期間は5カ月程度といわれています。

　ワクチン接種の時期については、流行の期間を考える必要もあり、例年11月頃から感染、発症者が増えはじめ、翌年の3月頃まで流行が続き、4～5月には収束するとされています。

　インフルエンザへの感染、発症、重症化リスクを減らすために、ワクチン接種の時期について検討しましょう。基本的には不妊治療中のどの時期であってもワクチン接種は可能です。

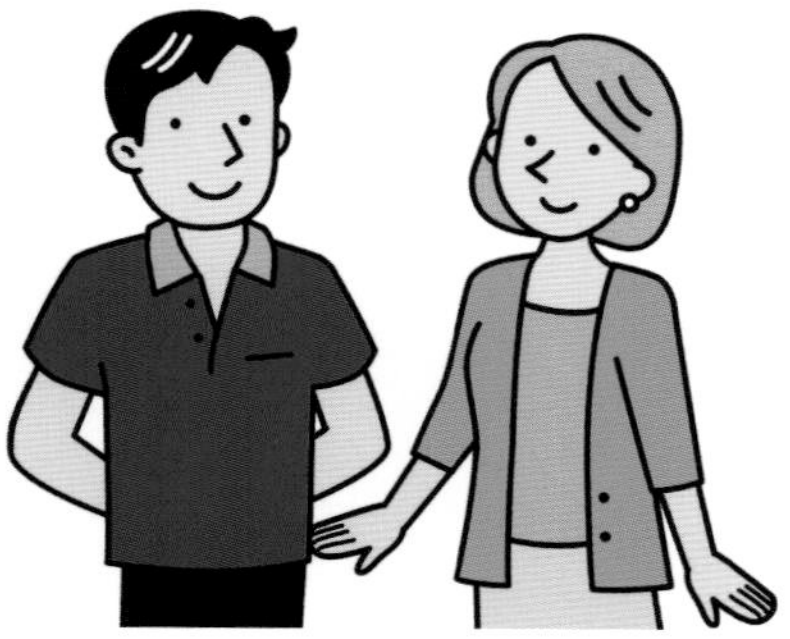

水痘
（みずぼうそう）

水痘・帯状疱疹ウイルス（ＶＺＶ）の初感染によって発生する急性の伝染性疾患です。感染力は極めて強く、空気（飛沫核）感染、飛沫感染、接触感染によって広がります。その伝染力は麻しんよりは弱いものの、おたふく風邪や風しんよりも強いとされ、家庭内での接触による発症率は 90％と報告されています。発疹が現れる１〜２日前から、４〜５日経って発疹がかさぶたになるまで伝染力があります。

水痘の抗体はある？ない？

感染すると、2週間前後の潜伏期間を経て発病し、発熱、食欲低下、頭痛、発疹・水ぶくれなどの症状が現れます。水痘は、子どもの頃に感染して発症し、すでに抗体を持っている人が多くいます。

ワクチンも普及していることから、成人の抗体保有率は90％以上になりますが、抗体がなく大人になってからかかる人もいます。

妊娠中に、水痘ウイルスに初感染することは極めて稀だとされていますが、そうなった場合、重篤な水痘肺炎になる可能性があり、最悪のケースでは死亡することもあります。

分娩21日前〜分娩後2日目までに母体初感染を起こした場合には、赤ちゃんが、周産期水痘を発症する可能性もあり、分娩5日前〜分娩後2日目までの母体初感染では、抗体が引き継がれず、赤ちゃんに重篤な水痘を引き起こし、死亡するケースもあります。感染時期によって、流産、先天性水痘症候群（CVS）、早産、子宮内胎児発育不全、乳児期帯状疱疹を発症が心配されます。

また、子どもの頃に水痘に感染して治っていても、加齢、過労、ストレス、病気などで抵抗力が落ちている時に、潜んでいた水痘ウイルスが活発化し、痛みや発疹、水泡などの症状を引き起こす帯状疱疹を発症することがあります。

おたふく風邪

ムンプスウイルスに飛沫感染または接触感染することから起こる病気で、“流行性耳下腺炎”とも呼ばれています。 耳の下にある耳下腺（じかせん＝唾液を作る組織）に炎症が生じ、同部位に腫れが生じるのが特徴です。両側が腫れると、おたふくさんのように見えることから呼ばれています。

おたふく風邪ワクチンの効果は？

周囲におたふく風邪の感染者が出ても、ワクチン接種によって感染を防ぎ、症状を軽くできます。

日本では1981年から、小児期に2回の予防接種が任意で行われています。ワクチン接種したかどうかは、母子手帳で確認をしましょう。また、これまでおたふく風邪にかかったことがない人、かかったかどうかわからない人、ワクチン接種が1回のみだった人は、抗体検査を受けることでわかります。その結果によって、おたふく風邪ワクチンの接種を検討しましょう。免疫は、ワクチン接種の2週後からできはじめ、持続期間については、早くから抗体が低下する例も報告されていて、3〜4年で耳下腺炎を発症するケースもありますが、その原因は、おたふく風邪を引き起こすムンプスウイルスによるものばかりではないとの見解もあります。また、ワクチン接種後は、2カ月の避妊期間が必要で、不妊治療も休むことになります。

ただし、その期間中に妊娠をしても、中絶をすることはありません。

妊娠中のウイルス感染は、妊活期に予防！

妊娠中のウイルス感染によって引き起こされる病気により、ママの健康とお腹にいる赤ちゃんの発育や健康が心配されます。

ウイルス感染や発症が、ママとお腹の赤ちゃんに与える影響、なかでも赤ちゃんの先天性の病気や障害の１つ１つの確率は高くないと考えて、「私は、大丈夫！」と思うかもしれません。しかし、その確率が高くても低くても、平たく言ってしまえば他人事でしかなく、自分の身に確実に起こらないと断言できるものではありません。もしも、自分の身に、赤ちゃんの身に起こってしまったら、確率なんて言っていられません。予防できることは、予防しておくに越したことはありません。転ばぬ先の杖なのです。

ワクチン接種については、ぜひ、一度、担当医に相談しましょう。

知って安心♡

排卵誘発の疑問と不安

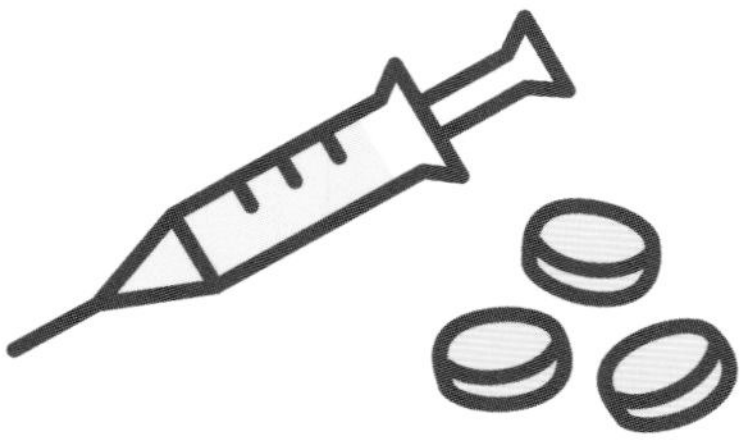

不安になってしまう前に、
みんなの疑問を知っておけば大丈夫！

排卵誘発の飲み薬や注射薬で卵子の質はよくなりますか？

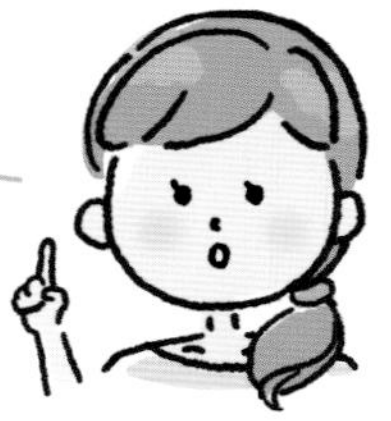

排卵誘発剤は卵子の質を良くするための薬ではなく、卵胞を育てるための薬です。

排卵誘発剤は卵胞発育のために働きますが、卵子の質はもともとのものなので、薬によって左右されることはありません。

しかし、質の良い卵子なのに栄養不足（ホルモン不足）で卵胞が十分に発育、成熟できなければ、その卵子は赤ちゃんになることができません。体外受精治療周期では、成熟卵子を確保するために排卵誘発剤で卵胞の発育を助けます。

ただ、質の良い卵子は、いつの月経周期に排卵されるかわかりません。今月経周期かもしれませんし、次の月経周期かもしれません。

ホルモン分泌に問題があり排卵障害がある人、多嚢胞性卵巣症候群（PCOS）の人、体外受精を受ける人などは、自分に合った卵胞を発育、成熟させる排卵誘発法は何かをよく検討して選択しましょう。

排卵誘発をすると卵巣がダメージを受けるのではないでしょうか？

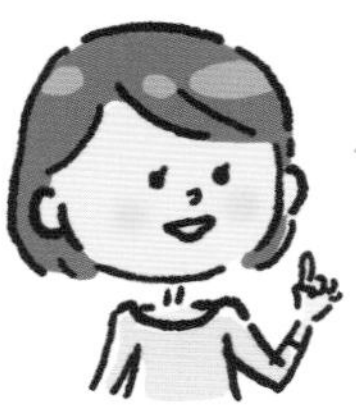

排卵誘発をすると卵巣がダメージを受けるというのは、ひと昔前の話ではないかと思います。

多量の注射薬を長期間にわたって使い続けると卵巣が疲れてしまい、その後月経が乱れてしまうことがあります。ただ、このようなことが起こったのは、ひと昔前の不妊治療です。着床率、妊娠率を上げるために、体外受精だけでなく、人工授精でも多くの卵胞を育てるために排卵誘発を行っていました。その頃は、卵巣を強く刺激したことから月経のサイクルが乱れてしまったという人もいました。それから、医療も進歩し、新しい薬も開発されました。これによって、一人ひとりに合った排卵誘発法を行うことで卵巣へダメージを与えるという心配は少なくなってきています。また、培養技術も上がってきたことで、必要以上に排卵誘発剤を使って卵巣を刺激することなく卵子を確保、移植胚の確保ができるようになりました。そして、凍結技術も上がり、すべての胚を凍結することでＯＨＳＳの重症化も格段に減っています。

卵巣へのダメージは、その後の月経周期や更年期にも関わってきますが、自分にあった方法で排卵誘発をしていますので、必要以上に心配しなくても大丈夫でしょう。

排卵誘発方法を決める際には、よく医師と話し合って、自分にあった方法を選択しましょう。

FSHが高いと、排卵誘発はできないのですか？

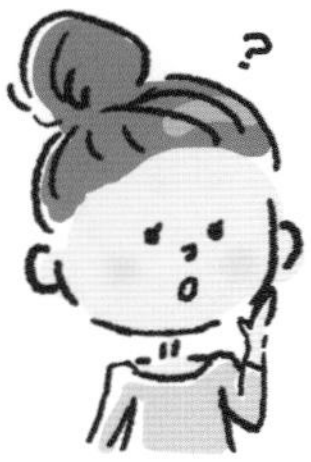

ＦＳＨが高いのは、卵巣機能が低下しているからなのかもしれません。値によっては、排卵誘発が難しいこともあります。

月経周期初期のFSHの基礎値が高い人に、HMG注射薬などをしても卵胞が育たないことがあります。

自然な月経周期では、卵胞期に分泌されるFSHによって、卵胞が発育し、発育に従ってFSH値が上昇していきます。このFSHを分泌させ続けるのがクロミフェンなどの飲み薬で、脳からのFSHを休ませて直接卵巣にFSHを届けるのが注射薬です。

薬を使うことでFSH値が上昇しますが、FSHの基礎値が高いと、すでに薬を使っているのと同じように値が高い状態のため、それ以上FSHを注射薬で届けても卵巣が反応できない、あるいは反応が鈍く、卵胞が発育しないことが考えられます。FSHの基礎値は、3～10mIU/mlを正常値としている治療施設が多く、これを超えていると卵巣機能が低下してきていることが考えられ、FSH値が12mIU/ml以上になると妊娠率が低下することがわかっています。

排卵周期、または採卵周期前にピルを服用するなどして卵巣を十分に休ませてFSH値を下げてから排卵誘発を行う治療もありますが、卵巣機能低下が著しい場合には、そのまま閉経してしまう恐れもあり、行うことができません。

排卵誘発法の選択は、FSHの基礎値だけで決めるものではなく、LH値やAMH値、採卵周期初期に確認できる卵胞の数や治療歴などで最終的に決定をしていきます。

排卵誘発剤に頼っていて大丈夫ですか？だんだんと薬の量を増やすことになってしまいませんか？

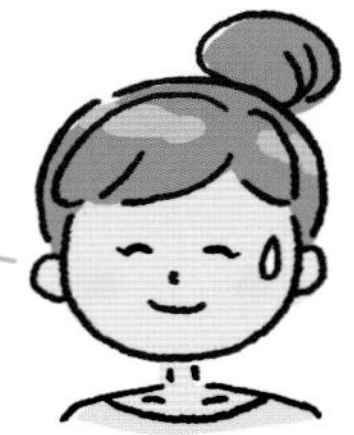

クロミフェンは長期服用で耐性ができることがあります。

排卵誘発剤の中でもクロミフェンなどは長期に服用することで耐性ができ、薬の量を増やさないと卵胞の成長が不十分になることがあります。

例えば、一般不妊治療であれば、1日1錠／5日間の処方で十分な発育が見られない場合には、翌周期には1日2錠／5日間などになることもあるでしょう。また、クロミフェンには、子宮頚管粘液の減少や子宮内膜が薄くなるという副作用があることから6周期以上続けて行うことはなく、その前にＨＭＧなどの注射薬に切り替えて排卵誘発を行うことが多いようです。

体外受精の場合には、その人の卵巣機能などに合わせて排卵誘発を行います。排卵誘発をスタートさせた周期中にも卵胞の発育が不十分な場合には、注射薬の量を増やしたり、FSH注射薬からHMG注射薬に切り替えるなどして見直しをしながら卵胞の発育を診ていきます。

注射薬も多量に長期間使用すると反応が鈍くなることがありますが、極端な使い方をしなければ心配ないでしょう。現在は、新しい薬も登場し、より個別化して、一人ひとりに合った排卵誘発をしています。排卵誘発方法を変更することで薬剤の種類や投与期間が違い、以前の治療周期の排卵誘発法と比べて薬の量が増えたり減ったりすることはあります。また、卵巣の反応にはその人の個性やクセもあり、どの方法がよいのか、どの薬が合っているのかは実際に治療を始めてみなくてはわからないこともあり、周期中に薬が追加されたり、変更されたりすることはあるでしょう。逆に年齢を重ねれば、卵巣機能が低下し、排卵誘発剤の量を増やしても卵巣の反応が鈍いということは起こるかもしれません。

排卵誘発剤は、投与する量を増やせばなんとかなるということではなく、より自分にあった方法を見つけ、選択することが大切です。

排卵誘発剤を使うと乳がんになりやすいって、本当ですか？

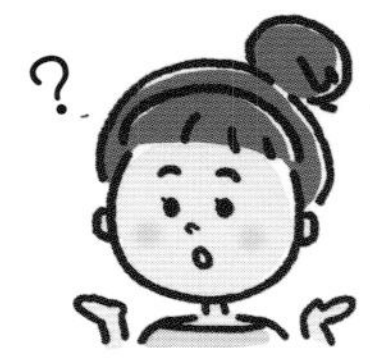

排卵誘発剤と乳がんリスクの増加は関係がないという報告がほとんどです。

体外受精による排卵誘発剤によって、ガンになるのではないかと心配される人は少なくありません。これまでも排卵誘発剤の使用によって女性の乳がんリスクが増加するのではないかといわれてきました。しかし、さまざまな研究結果のほとんどから相関関係はみられないと報告しています。

ただ、日本乳癌学会では、「海外の検討では排卵誘発は乳癌発症リスクを増加させてはいないが，今後，日本人での検討が望まれる」としています。

２０１０年に科学ジャーナル Breast Cancer Res Treat で発表したメタアナリシス（複数の研究の結果を統合し分析した結果）では関連は認めないとしていますが、薬剤別の研究報告の中にＨＭＧを６カ月以上投与したケースやクロミフェンを長期投与や大量投与したケースではリスクが上がる可能性があると報告する研究があったとしています。ただ、現在の不妊治療でＨＭＧを６カ月以上投与することは考えられず、クロミフェンについても子宮内膜が薄くなるという副作用があることから長期投与もあまり考えられません。

しかし、妊娠・出産の経験がないと、月経回数が多く、エストロゲンが分泌される期間が長くなるため乳がんリスクが上がります。そのほかでは、初経年齢が早い、閉経年齢が遅い、また出産回数が少ない、授乳期間が短い、親族に乳がん経験者がいるなどもリスク因子としてあげられます。何にしても、健康のために１年に一度は乳がん検診だけでなく、子宮がん検診も合わせて受けましょう。

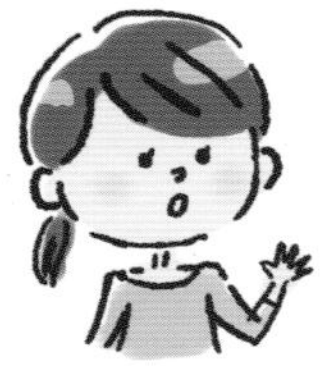

排卵誘発をすることで、閉経が早まったりしませんか？

排卵誘発をすることで、閉経が早まることはありません。

排卵誘発剤で発育する卵胞は、排卵周期に入った卵胞です。自然な月経周期では、排卵周期に入った多くの卵胞の中でも一番大きく、またホルモンに対して反応の良かった１個の卵胞が発育を続け、卵子が排卵されます。

排卵周期に入る前の卵胞が、月経周期に起こるホルモン変化に反応して発育することがないように、排卵誘発剤も排卵周期前の卵胞には作用しません。

排卵誘発をすることで閉鎖するはずだった卵胞を育てることができるのです。ですから、排卵誘発剤によって卵胞を使い切ってしまい、閉経が早まるということはありません。

排卵周期に入った卵胞は、月経周期初期の超音波検査で、その数を確認することができます。一般的には十数個といわれていますが、年齢とともに少なくなっていきます。この月経周期初期に確認できる卵胞が排卵誘発によって育てることができる卵胞となります。

卵胞は、月経のあるなしに関わらず自然に減少します。たとえば、ピルで月経を止めていても、卵胞の減少が止まることはありません。平均閉経年齢は約 50 歳で、このなかには排卵誘発をしている人も、していない人も、ピルを飲んで月経を止めていた人もいることでしょう。

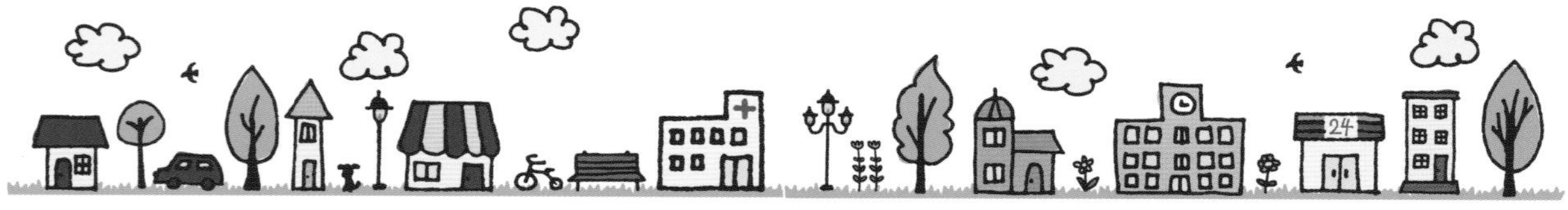

副作用が心配です。漢方薬でなんとかなりませんか？

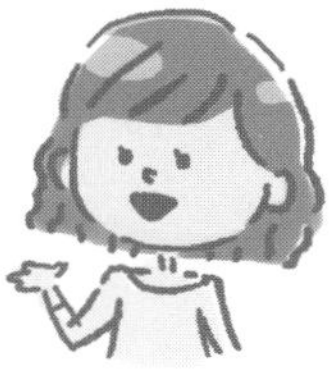

副作用は、どのような薬にもあります。大切なのは、薬の作用と効果を理解することです。

排卵誘発剤に限らず、どのような薬にも副作用はあります。漢方薬には副作用がないと考えている人もいますが、漢方薬にも副作用はあります。副作用の頻度や症状については、薬によって、また個人によって違いがありますが、不妊治療や体外受精で妊娠に臨む場合は、排卵があること、成熟卵子を確保することが重要です。

まずは排卵誘発剤がなぜ必要で、どのように作用し、どのような効果があるのかを理解することが大切です。副作用はもちろん心配ですが、必要な薬を必要なだけ、きちんと使って卵胞を育てましょう。

風邪をひいてしまいました。排卵誘発をしていますが、風邪薬は飲んでも大丈夫ですか？

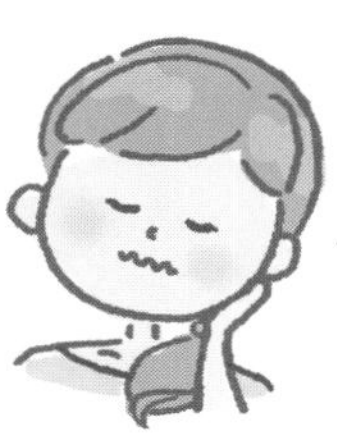

排卵誘発中に風邪薬を飲んでも、問題はありません。

体外受精の場合、採卵手術の前日に抗生物質を服用することもあるくらいですから、排卵誘発期間中に風邪薬などを飲んでも特に問題ありません。風邪をこじらせたり、長引かせてしまうことの方がよくありません。たとえば、採卵当日にも熱が引かずに手術がキャンセルになることの方が辛くありませんか。

服用する薬については、主治医に相談し、処方してもらいましょう。また、急な風邪や頭痛などに備えるために市販薬について聞いておき、備えることも大切です。

風邪薬で注意が必要な時期は、妊娠初期の妊娠４〜７週頃です。この頃は、赤ちゃんのいろいろな臓器がつくられる時期になるので注意が必要ですが、服用できる薬もあります。そのほかの時期は、自分の体を大切に薬を飲んでしっかり治しましょう。

排卵誘発剤で太るってホントですか？

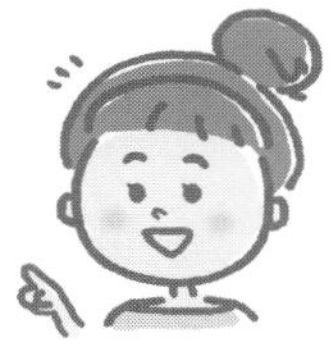

排卵誘発剤で太るという報告はありません。

排卵誘発剤で太るという報告はありません。ただ、月経周期の中でも卵胞期と黄体期では分泌されるホルモンの関係から体の表れに違いがあります。

プロゲステロン（黄体ホルモン）が分泌される黄体期は、受精後の胚が発育し、子宮へ着床していく時期にあたります。この時期は、栄養を蓄えようとするため、水分だけでなくほかの栄養の排出も抑えられ、食欲が増進することもあります。個人差はありますが、このために体重が増加したり、むくみが生じたりします。

排卵誘発剤を使うことで、この作用が少し強く出る人がいるかもしれませんが、周期的な問題なので月経が訪れ、卵胞期が始まれば解消されるはずです。解消されないとしたら、排卵誘発剤のせいではなく食生活を見直すことが大切です。ストレスから甘いものを多く食べたり、食事量が増えたりしていませんか。

そのほかでは、卵巣を強く刺激したことで卵巣が腫れて腹水が溜まることがあります。急にお腹が大きくなったり、いつもすんなり履けるスカートやパンツがきついと感じたら注意が必要です。医師の診察を受けましょう。

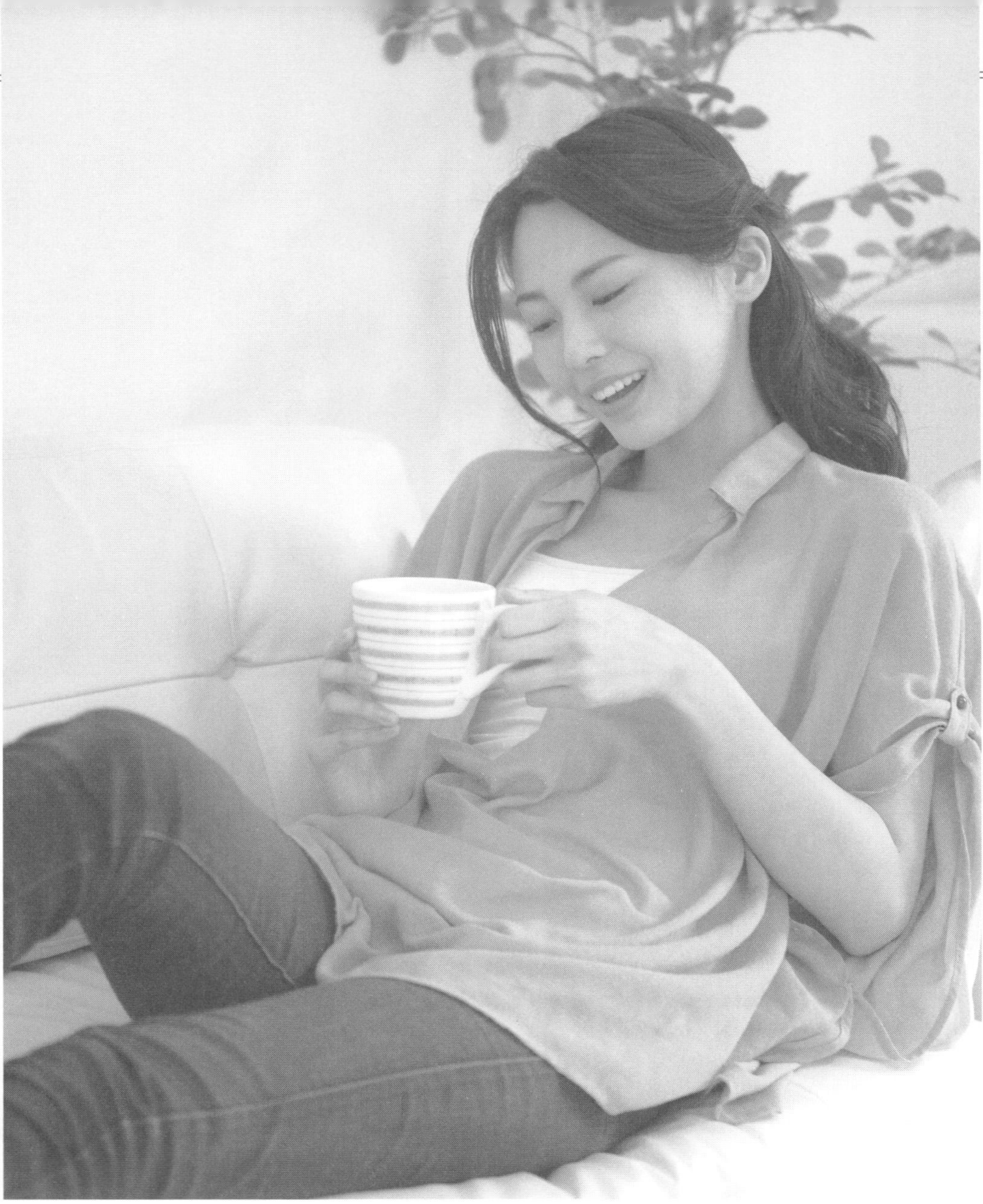

i-wish
ママになりたい
www.funin.info

ママなり談話室

本コーナーは、サイト（ホームページ／www.funin.info）に日々寄せられる相談とそれに対するお返事を抜粋したものです。不妊治療で悩まれる方は全国に多くいらっしゃいます。私たちは、みなさまが少しでも不安や心配なく妊活や治療に臨めるよう願っています。

1 胚移植後から少量の出血が続いています。

2 人工授精のタイミングが早かったのでは…？

3 2回、移植しましたが陰性でした。
次の移植前に検査は必要ですか？

4 ホルモン剤によりバランスが崩れているのでは？
やめたほうがいいの？

5 顕微授精を予定していますが、コロナ禍でのストレスや自分の気持ちに迷いがあり、前向きになれません。
何か良い方法はないのでしょうか？

6 肥満でもダイエット後に妊娠できますか？

7 分割が止まらないようにするために、
私達は何をしたらよいのでしょうか？

8 このまま自己タイミング法を
続けて良いのでしょうか…？

胚移植後から少量の出血が続いています。

31〜35歳・島根県

ホルモン補充周期で胚盤胞移植をしたのですが、移植後9日目あたりから少量の出血がありました。

15日後の妊娠判定までは、念のためホルモン補充は続けていましたが、陰性だったためホルモン補充の薬はやめました。

しかし、経血量は増えることなく、少量出血が続いています。

妊娠判定の受診時に、担当の先生と次回のホルモン補充周期の話をしたのですが、生理開始日が曖昧だったため、（先生は開始日は正確じゃなくて良いとおっしゃっていましたが、モヤモヤするならということで）、ピル（プラノバール）を1日1回12日分処方されました。

「飲み終わったら本格的な生理が来るから、来たらまた5日以内に受診するように」とのことだったのですが、ピルを飲み始めて、今日までずっと少量出血が続いています。

こんなにダラダラ続いて大丈夫なのでしょうか?

また、ピルで経血量が減ると知り、もし経血量が減るなら、ピルを飲み終わってから本格的な生理が来てもわからないのではないかと心配しています。

経血量が変わらなかったら、ピルを飲み終わって5日以内で受診したほうが良いでしょうか?

妊娠判定までにあったトラブル

不妊治療情報センターが毎年おこなっている全国の体外受精実施施設へのアンケートによると、胚移植後、妊娠判定までにあった症状として、複数の施設が出血や腹痛、OHSS（卵巣過剰刺激症候群）をあげています。また、薬剤の間違いや服用忘れなどもありました。困ったことが起こったら、まずは治療施設へ連絡しましょう。

お返事

移植後、9日目あたりから少量の出血があったとのことですが、移植時にも出血があったのでしょうか?

通常、子宮内膜が脱落して出血する場合には、胚移植をすることはできないと思いますが、胚移植をしたということは、子宮内からの出血ではないようですね。

胚移植の際に、医師は確認していると思います。

本当に、極、微量であれば問題はないと思うのですが、腟内からの出血ということも考えられます。

妊娠判定陰性との結果が出て、プラノバールを服用することにより、子宮内膜は厚くなり、服用が終了すると脱落し、月経が開始されるはずです。そして、服用終了から4〜5日で出血が始まるでしょう。

プラノバール服用の場合には、月経血の量が増える人が多いかと思います。ですが、それも人それぞれですね。プラノバールでリセットし、出血が継続している場合には、医師に相談してみましょう。

ところで、子宮がん検診は年に一度受けていますか?

もしも子宮体癌検診をしていなければ、念のために受けて安心されるとよいと思います。

また、プラノバール服用終了から1週間以上経過しても月経が来ない場合には、受診して先生に診てもらってください。

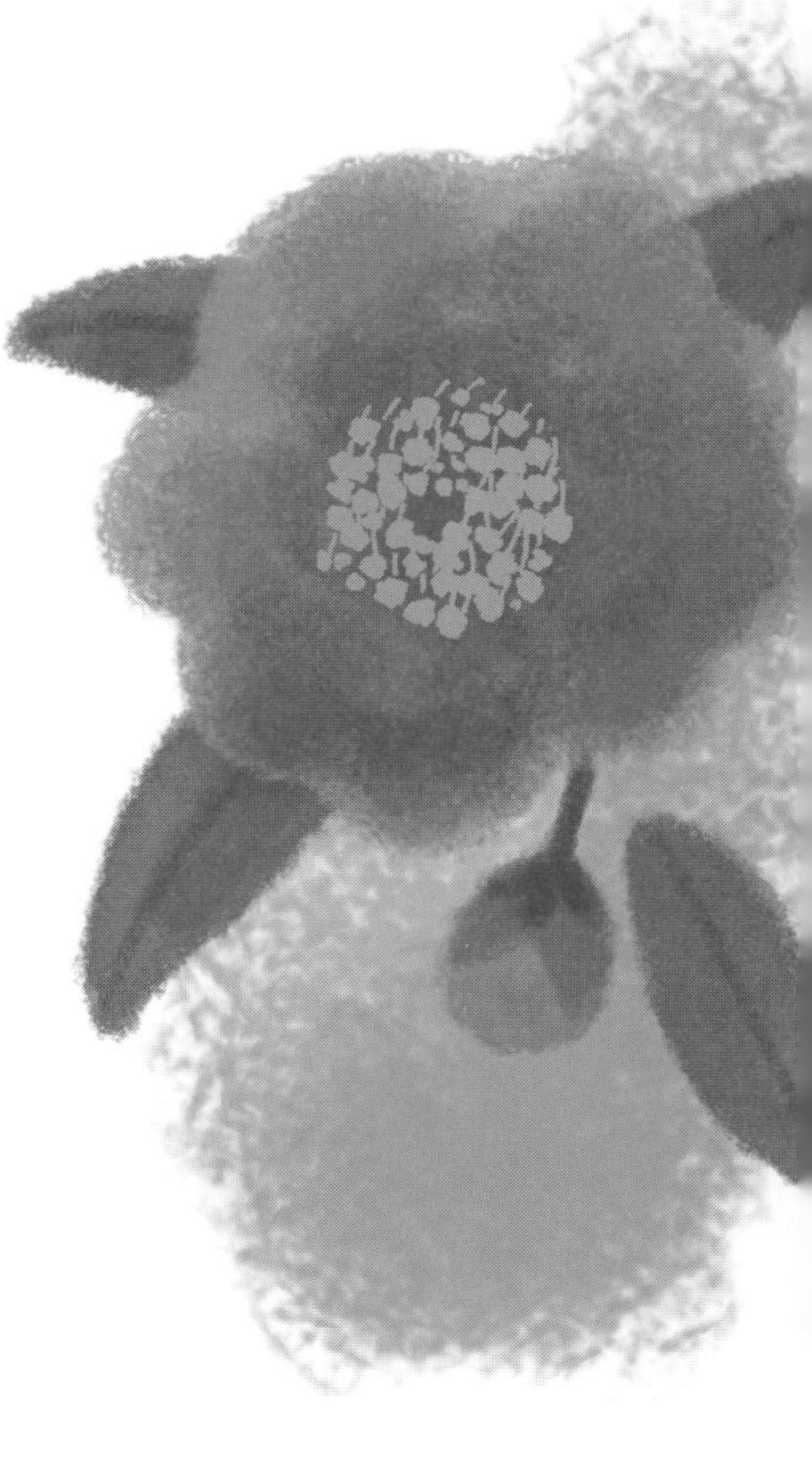

人工授精のタイミングが早かったのでは…？

31〜35歳・東京都

月経周期は、30日型です。D14で卵胞16・7㎜、内膜11・9㎜、服薬注射なしです。今日の卵胞、内膜は聞きそびれてしまいました。

D15の夜20時と、D16の朝排卵検査薬は強陽性でした。

大量ののびおり確認済みです。

本日11時まだ排卵してないため、人工授精後ＨＣＧ注射を打ったのですが、タイミング的には少し早かったのではないかと思っております。理由としてはD14の時点で、まだ17㎜にもなっていなかったため、D14は排卵検査薬、陰性が朝晩続きました。

まだ今現在、排卵痛もありません。毎回わかるタイプです。

タイミング的にはどうだったのでしょうか。調整後の精子は、1日程度しか生きないという記事も読みました。ＨＣＧを11時過ぎに打ってるので、注射の効果がある36時間後は意味なかったのでは？などといろいろ思ってしまいます。

お返事

月経14日の段階で、卵胞径16・7㎜、内膜11・9㎜ですから、大きさからすると成熟した卵胞の大きさになります。月経16日目の人工授精の予定は問題がないと思います。

排卵検査は、ＬＨ陽性から24〜56時間で排卵、平均32時間になります。

調整精子の寿命は1.4日とされていますが、もちろん生命力の強い精子もいますので、2〜3日生存している可能性もあります。

今回の人工授精のタイミングは特に問題はないと思います。

ご心配な点は直接医師に確認されることで、安心できるのではないでしょうか。

2回、移植しましたが陰性でした。次の移植前に検査は必要ですか？

31〜35歳・島根県

これまでに自然周期（初期胚）とホルモン補充周期（6日目胚盤胞４ＡＡ）と2回凍結胚移植しましたが陰性でした。次に移植するまでに、子宮鏡検査と子宮内膜炎検査はしたほうがいいでしょうか？

担当の先生には、「ポリープの可能性は超音波診断で見たところ、無いようです。もう少ししてから検査をする人が多いですけど、希望であれば検査してみても良いですよ」とのことで、積極的に勧められはしませんでした。

他の人の体験をネットで見ていると、数回の移植をして陰性だった場合、わりと早めにこれらの検査を受けている人がいて気になっています。

また、出産経験があれば子宮内膜炎になる可能性があるということなので、移植前に検査したほうが良いのか悩んでいます。

お返事

子宮内膜ポリープは、超音波で診ることができますが、小さなものは超音波では確認することができないため、子宮鏡で直接、子宮内を観ることでわかることもあります。超音波で疑わしい点がなければ通常は検査をしませんが、希望であれば行ってもよいのではないでしょうか。

子宮内膜炎検査についても、子宮鏡で発赤やうっ血などの状態が見られたら、さらに詳しい検査をします。これらの検査について、もう少し様子をみてからでも良いですし、検査を受けることで情報を得、安心されるのであれば受けたほうがよいと思います。

また、検査をして何もないことが確認できれば、次の治療に備えることもできますね。

ホルモン剤によりバランスが崩れているのでは？　やめたほうがいいの？

36～40歳・大阪府

今年に入り二度妊娠しましたが流産に至りました。

そこから、不育症、不妊検査を行い、少し免疫数値が高いという結果で、それ以外何も問題ありませんでした。

7月より、タイミング療法を行い黄体ホルモン剤の内服をしましたが、妊娠せず、その後の生理は10日間、出血が続きました（普段は6日）。

今月よりhMGの注射を2回行いましたが、黄体化未破裂卵胞とわかり、卵胞ホルモン剤と黄体ホルモン剤を処方されました。

黄体化未破裂卵胞とわかった日より不正出血が続き、受診日のエコー検査では、ほぼ内膜は剥がれているということでした。

そのため、今月は生理がくるかはわからないけれど、来るとすれば23日からでしょうと言うことでした。

ホルモン剤内服薬や、注射によりホルモンバランスがとても崩れているのではないか、やめたほうがいいのか、とても悩んでいます。

黄体化未破裂卵胞（LUF）

卵胞が未破裂で卵子が排卵されず、そのまま黄体化してしまうことをいい、不妊治療の有無に関係なく、一般的にも起こりうる周期です。新しい月経周期が始まる前に消失すればよいのですが、そのまま居座ってしまうこともあり、次の月経周期を乱す要因になります。

不妊治療では、次周期に影響を与えそうな場合にはピルで月経を止めて卵巣を休ませることもあります。

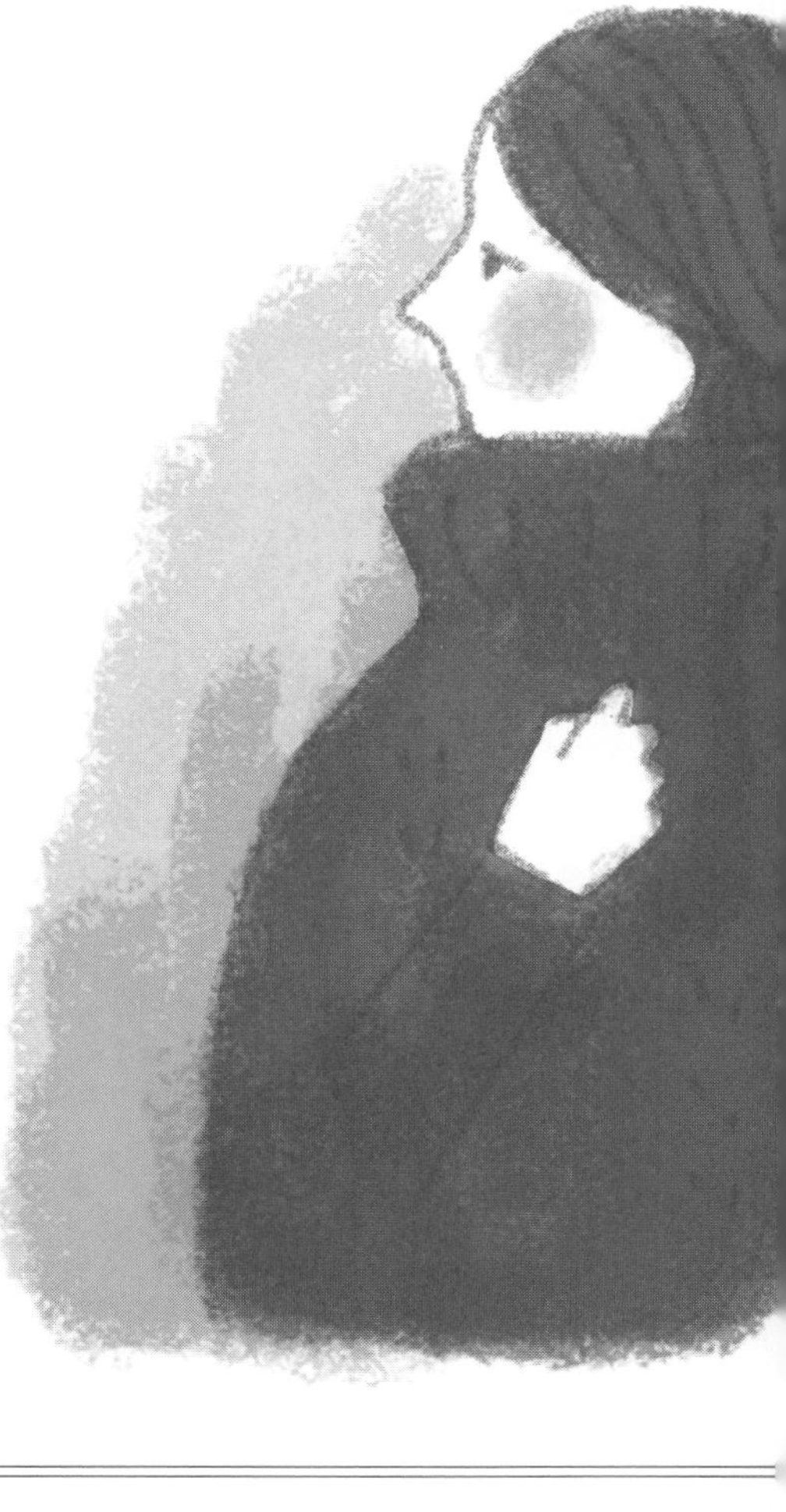

お返事

ホルモン剤を使うことに不安を感じているのですね。

生化学妊娠（化学流産）ではなく、胎のう確認後の臨床的流産であった場合、妊娠性のホルモンによって、月経サイクルが乱れることがあります。

7月のタイミング療法を行った月経期間が、流産直後であれば、影響があったと考えてよいのかもしれませんね。

その後、hMG注射を使用した周期で、黄体化未破裂卵胞になってしまったのは、もともと発育してくる卵胞が排卵できない状態の卵胞だった可能性もあります。

なので、これが注射の影響によるものなのかは、はっきりとしません。

卵胞ホルモン剤と黄体ホルモン剤で、仕切り直しをしているので、次回の月経サイクルは通常通りになると思います。

ホルモン剤の影響については直接医師に相談するとよいですね。不安なことは遠慮なく、相談してみてください。

ホルモン剤を使用したくない場合には、そのこともはっきり伝えて大丈夫だと思います。

顕微授精を予定していますが、コロナ禍でのストレスや自分の気持ちに迷いがあり、前向きになれません。何か良い方法はないのでしょうか？

26〜30歳・宮城県

不妊治療を始めて2年弱になる28歳です。現在、人工授精をしており、来月からは顕微授精を予定しています。

私自身はＰＣＯＳで、レトロゾールとたまにＦＳＨ製剤の注射で排卵させています。夫は37歳、重度乏精子症で、精子数の基準値が1500万のところ、70〜500万しかありません。

顕微授精に進む予定ではあるのですが、採卵は部分麻酔しかなく、卵胞の数が多いため、25分程度かかるとのこと。その分痛みも出るとの話で、今から不安です。

また、夫はセカンドオピニオンを受けに男性不妊専門のクリニックへ行ったのですが、そこではこの数と精子の正常さだと自然妊娠ができる！提携先へ転院し、タイミング療法か人工授精に切り替えてください、と言われました。１年間精子の抗酸化治療をすれば自然妊娠できますよ！と自信たっぷりに言われたのですが、どうも私は信用できません。いくら状態が良くても、１００万程度の精子数で自然妊娠を目指すには、かなり時間がかかるのではないでしょうか。どこまで信じていいのでしょうか？あと1年も精子の状態を回復させるのを待ち、そこからまた痛い子宮卵管造影などの検査を受け直すのは苦痛です。

夫が転勤族のため、結婚すると同時に私は仕事を辞め、引っ越しました。同時にコロナが蔓延し、不妊も発覚しました。

1年以上実家には帰っておらず、今の土地には知り合いも誰もいません。孤独やストレスにはかなり強い方ですが、さすがに限界になってきました。

夫の地元なので夫には友人がたくさんおり、毎月男同士で楽しんだりしています。

私の実家では実父が末期のガンで2、3日毎に入退院を繰り返している状態であり、とても頼れる状態ではありません。

話し相手は夫しかいないのですが、私が少しでも塞ぎこみ無口になると、腫れ物に触るような扱いになり、一切歩み寄ってきません。私と一緒に無口になり、まるで私が存在しないかのように静かに1人で過ごしています。

ひたすら私の機嫌が良くなり、いつも通り話しかけてくるのを待っている感じです。

とても優しく穏やかな夫で、毎日仕事をしてお金を出してくれることにも感謝しています。けれど、治療漬けになっているのは私なのに、2人で決めたことなのに、女になんか生まれなきゃよかった、私の辛さを理解してないのでは？と苛立ちが抑えられなくなる時があります。

20代で不妊治療をしていると、親や周囲の人も、医師さえも、まだ若いから大丈夫でしょ！とすぐに言います。もちろん、40代の方に比べれば妊孕性は高いですし、閉経するまで時間もありますし、最終的には妊娠できる可能性は高いでしょう。

しかし、何度も何度も生理が来ること、生理による体調不良や精神的な負担を軽視されているようで腹が立ちます。

夫の友人の赤ちゃんを抱っこしたときには、宇宙人のように思え、母性のようなものは全く沸き上がってこず、私も赤ちゃんがほしい、とも思えず。

自分でもショックです。

早く結果を出して安心したい、という気持ちもありますが、もう何もしたくない、全て投げだしたいという気持ちもあり、気分転換もできないまま、家に引きこもっています。

うまく気持ちを前向きに保つ方法はないのでしょうか。

お返事

不妊治療による不安を感じているのですね。

精液所見は、その時によって数値が異なります。

一度の検査の結果で決めるのではなく、数回の検査の結果で判断します。

結果に問題がある場合、顕微授精を行うこともありますし、男性不妊外来を受診し、細かな検査が必要なこともあり、ご主人の治療も必要とされることもあります。

確かに、精子数500万の人でも、自然妊娠した例はありますが、時間はかかるのではないかと考えます。

ご主人は、自分の精子の状態について、どのように考えているのでしょうか。顕微授精については、2人が納得して決められたことと思いますが、セカンドオピニオンを求めた理由はどこにあったのでしょう。

もしかしたら、ご主人も、あなたと同じように、ご自分の状況に不安を感じているのかもしれませんね。1年間の抗酸化治療をすることにより、どのくらいの効果が得られるのか、詳細を確認されるのもよいかと思います。

例えば、それがタイミング療法や人工授精ということではなく、今、受けている治療法が、今よりもよい状態になると考えてもいいと思います。ただ、精液検査や精子の状態からだけで治療法を決めることはできません。

現在はコロナ過でもあり、これまでの当たり前の日常が送れず、多くの人がストレスを抱えています。その上、あなたは生活環境が変わり、慣れない土地での暮らしと不妊治療でストレスも大きいことでしょう。

少しの期間治療をお休みし、リフレッシュすることも必要なのかもしれませんね。

また、不妊治療を行うことに関して、ご夫婦でカウンセリングを受けたことはありますか?

現在の治療状況や、今後の治療に関することを、ご夫婦が納得した状態で（治療を）進めていくことも必要かと思います。

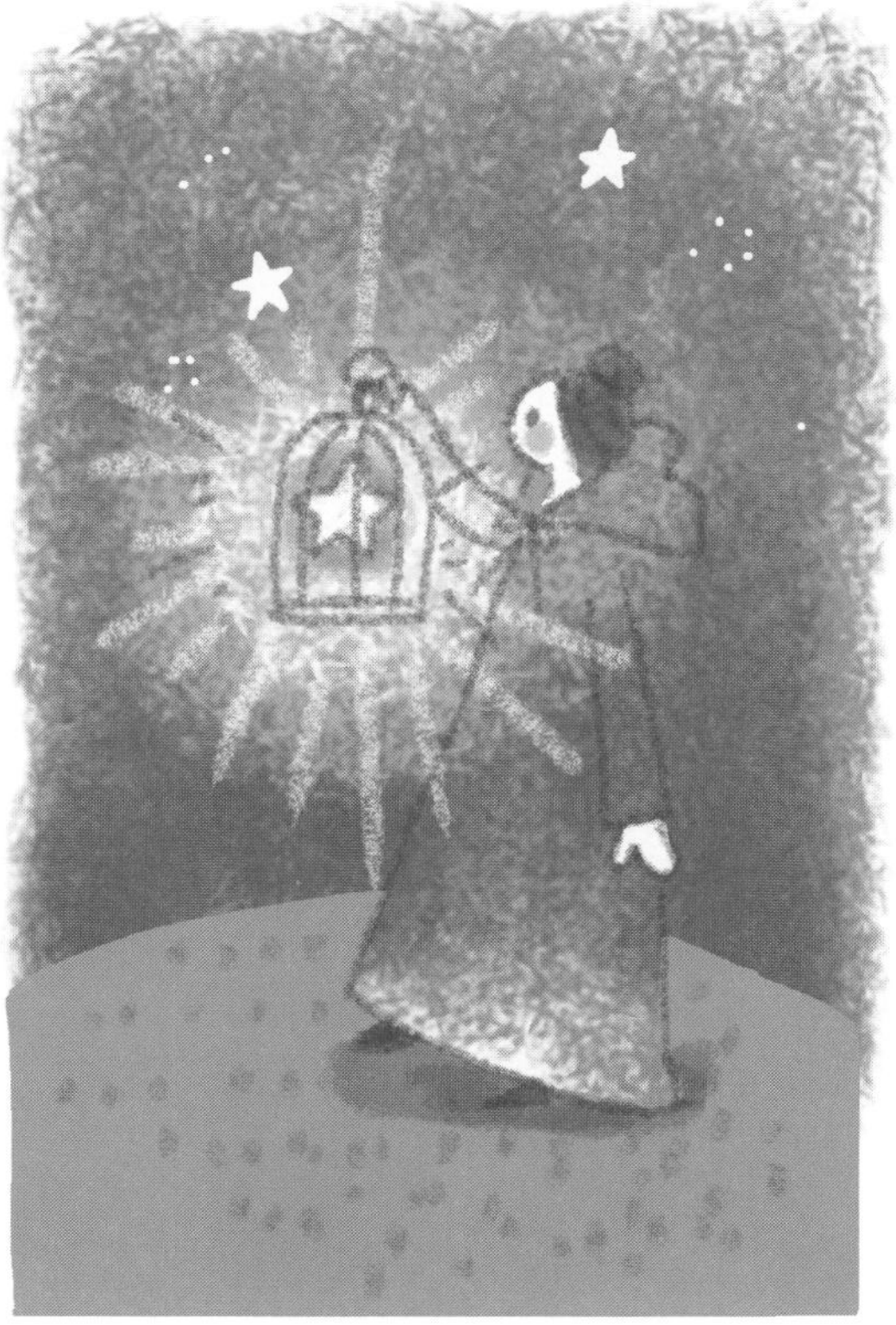

ご主人も、どのように奥様に対して対応したらいいのか不安に感じ、悩んでいるのではないでしょうか。

男性はうまくサポートをすることができず、苦手に感じていることもあります。奥様が顕微授精を行う上で、不安に感じている採卵時の麻酔ですが、施設によっては、全身麻酔を行う所もあります。

今までの治療内容を紹介状に書いてもらい、転院することも可能です。

ただ、今の状況はすぐに治療を開始するのではなく、少し治療をお休みすることを考えてよいのかもしれません。少しの期間、治療をお休みしても大丈夫です。前向きな気持ちになったときで大丈夫です。

どのように声をかけてもらいたいのかも含め、夫婦ですから、どんなことでも話し合い、理解していくことも必要ではないでしょうか。

折をみて、ご主人の考えも聞いてみるようにしてみましょう。

肥満でもダイエット後に妊娠できますか？

20〜25歳・鹿児島県

私は、18歳の時に生理不順に気付き、病院へ行ったところ「PCOS」と診断されました。

しかし、いざ自分が妊娠しにくい体なんだと分かると、治療しなくてはならないという思いの反面、産婦人科へ行き妊婦さんを見ることが辛い、薬の副作用がしんどい、仕事が不規則で休みも無く病院へ行く時間が取れない、ことを理由に病院を避けて、結局25歳になってしまいました。

体型は肥満です。18の頃から比べると30キロ増えました。このままではいけないと思い、ご相談させていただきます。

結婚を考えている彼と5年お付き合いをし、一緒に住んでいますが、1度も妊娠したことがありません。正直生理も年に2〜3回程度です。来ないことが当たり前になってしまっています。こんな私でも食事療法によるダイエットや不妊治療を受けることで妊娠ができるのでしょうか。

周りも結婚・出産ばかりで焦ってしまい、何からどうはじめればいいのかが分かりません。

産婦人科に行くのは今でも怖いです。

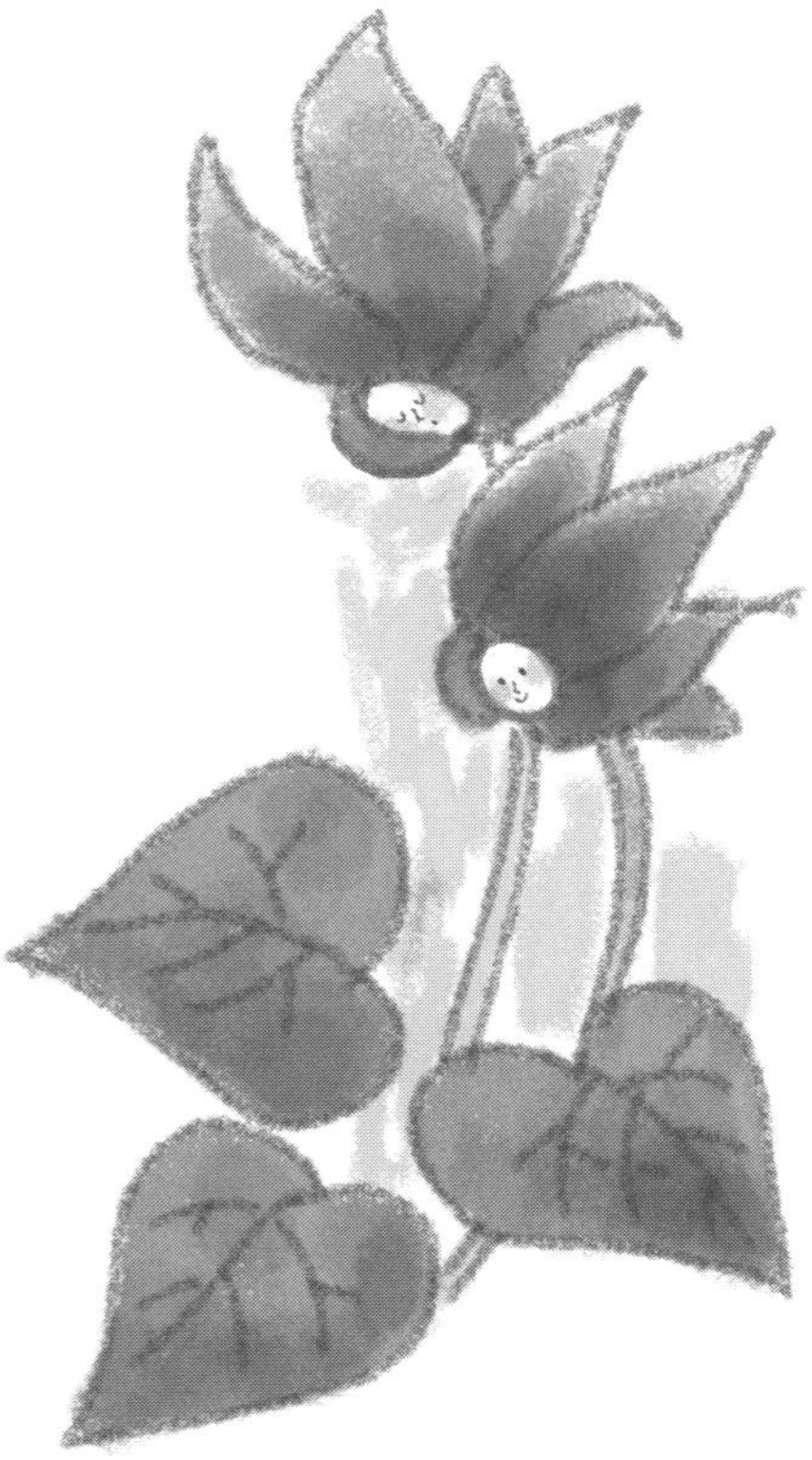

お返事

現在の月経状態は、年に2〜3回とのことですから、排卵のチャンスもご自分で把握するのは難しいかもしれませんね。

お子様を希望されているとのことですので、排卵を起こさせるための治療は必要になります。

PCOSといっても、どの程度の様子なのか、どの薬に対して反応するのかを診ていく必要があるかと思います。

不妊治療専門クリニックでは、同じように排卵に問題を持っている人も多く治療を受けています。

まずは、産婦人科ではなく、不妊専門クリニックにご相談をされるとよいと思います。

身体の状態に合わせた治療を行っていくのがいいです。

PCOSの方は、排卵障害になる要因として脂質も関与していると言われています。

BMIでの適正体重を目安に減量することが大切です。

急激に体重を落とすのではなく、徐々に時間をかけて、まずは現体重の5％を目指しましょう。

太りすぎは、妊娠する上だけでなく、妊娠後は妊娠合併症や巨大児のリスクもあり、難産になりやすいとされています。

また、育児するのにも大変になります。

パートナーの精液検査もできれば一緒にされるとよいと思います。

まずは、月経サイクルを順調にしていくことが必要と考えます。

やはり医師にご相談されるのが早道かと思います。

あなたのBMI値は!?

BMI＝体重（kg）／身長2乗（m）
ex. 身長160cm　体重60kg　の場合、60kg／1.6m×1.6m=BMI 23.4　▶22なら標準　▶25以上なら肥満（ちなみに30以上だとハイリスク妊娠と言われることも）▶18.5以下なら痩せ（18程度から月経が止まりやすい）になります。妊娠前から妊娠後も適正体重でいることが大切ですね！

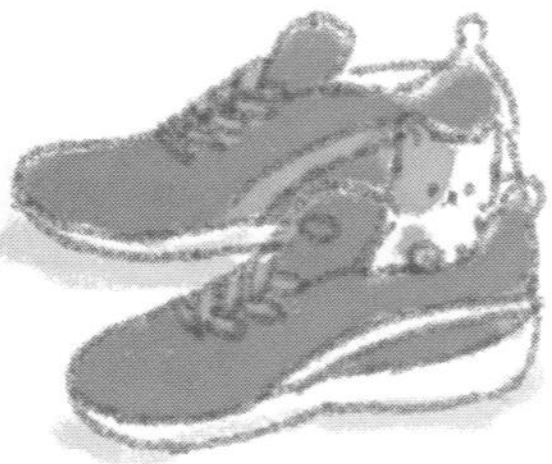

分割が止まらないようにするために、私達は何をしたらよいのでしょうか？

41〜45歳・茨城県

現在42才です。

8年不妊治療を続けていて、病院も3つ目です。

人工授精は数えきれないくらい受け、一回だけ妊娠しましたが11週目で流産しました。

体外受精は3回受けましたが、全て培養中に分割が止まってしまい、移植できませんでした。

1回目は13個採卵して全滅です。

2回目、3回目は病院を変えて負荷を与えない採卵方法で3つづつとれましたが、全滅しました。

人工授精の時も途中で分割が止まっているのだと思います。

不妊治療の検査は一通り行いましたが、旦那の精子運動率が少し低いだけで、問題はありませんでした。

私も、もう42才なったので年齢的なものもあると思いますが、若い頃から妊娠できません。

分割が途中で止まってしまう原因は何なのでしょうか。

分割が止まらないために、私達は何をしたらよいのでしょうか。

アドバイスよろしくお願いいたします。

お返事

受精卵の分割がストップしてしまい、胚移植ができないのですね。

はっきりとした要因はわかりませんが、今後どのような対策をすればよいのか、今後、今までに行っていないことをしていくことが考えられます。

①受精方法の確認と検討

体外受精で、顕微授精を行っていないのであれば、顕微授精をして、受精後の状態を確認する

最近ではＩＭＳＩといって、精子を選別する際に、顕微鏡の倍率をあげ、精子頭部に異常がないものを選び、顕微授精を行うことで、受精率の向上が期待できるということがあります。

今までが体外受精とのことですので、受精方法を変えてみるということです。ＩＶＦ→ＩＣＳＩ。

②卵子の活性化

卵子の質を良くするために、サプリメントを利用する。

ビタミンＤ・Ｅ・コエンザイムＱ10などが卵子活性化を行うために有効と言われているので試してみる。

今服用しているサプリメントに加えてもよいかもしれません。

③卵子活性化処理法（カルシウムイオノファ）

顕微授精時に受精が成立しない場合、卵子活性化障害を疑って実施します。

この方法は、どこの施設でも行っているということではありませんので、施設での相談ということになります。

④精子の活性化

より良質な精子を獲得するための方法で、精子の活性化には、女性と同じようにサプリメントの葉酸が必要になります。

ご主人も一緒に葉酸を服用してはいかがでしょう。

精子は毎日造られていますので、一定期間以上射出されないと運動率が低下します。1週間に1度は射出された方がよいでしょう。

今後の治療方針については、医師とよく話し合いながら、後悔のない治療を受けられることがよいと思います。

他にもまだ行っていないことがあるかと思いますので、是非相談してみてください。

このまま自己流タイミング法を続けて良いのでしょうか？

36～40歳・海外在住

私40歳、夫31歳。

1年自己流タイミング法を排卵検査薬を使い試しましたが、妊娠しませんでした。

海外在住のため1年、不妊検査は受けられませんでしが、最近、エコー検査、血液検査、子宮頸がん、子宮卵管造影の水溶性、精液検査をしました。2人とも問題ないとのことです。

子宮卵管造影の水溶性の検査後、今週期、2周期目です。病院でタイミング法があるかわからないので、自己流タイミング法で頑張りたいと思っています。

本当は、体外受精をしたほうが妊娠しやすいのかと体外受精をしたいと思うのですが、夫が人工授精、体外受精は絶対しない意向です。

ホルモンの自己注射で女性側の負担も大きく、夫も病院で採精は出来ないと、精液検査の時は自宅でも可能でした。自然で出来ない場合は、子供はいらないと。

私は、子供が1人絶対に欲しく、このまま自己流タイミング法を続けていて良いのか？

ネガティブなループになってしまっています。暗いと余計、妊娠出来ないので、気分転換をするよう心掛けようと思います。

女性の年齢と生産率の現状（体外受精の妊娠率）

日本産科婦人科学会の統計（2017年）によると、女性は年齢とともに体外受精での妊娠率・生産率が下がることが示されています。生産率で、26歳から33歳頃までは20%を若干上回っていますが、38歳を境に15%まで下がり、生産率と流産率が逆転し、産まれることよりも流産することが多くなります。そして40歳での生産率は7～8%、46歳で0%近くまで下がります。

お返事

排卵日検査薬を使用し、自己タイミングを1年間されているのですね。

検査的には、お二人とも問題がなくてよかったです。

子宮卵管造影検査後、約半年くらいは妊娠しやすい時期といわれていますので、自己タイミングで様子をみられるとよいと思います。

排卵日の前後でタイミングを持つようにしてください。

奥様の年齢的には、積極的な治療を行うのであれば、早めにステップアップを考えた方がよいのですが、タイミング以外の方法はご主人が望んでいないようですから、このまま、自己タイミングということになるかと思います。

本来であれば、不妊治療のクリニックを受診し、排卵日を予測してもらい、タイミングをとることも可能ですが、そのような施設はありますか？

自己タイミングよりも、もう少し正確に排卵日を予測することができるかもしれません。

一度、最寄りのクリニックで相談されてみてもよいと思うのですが、いかがでしょう。

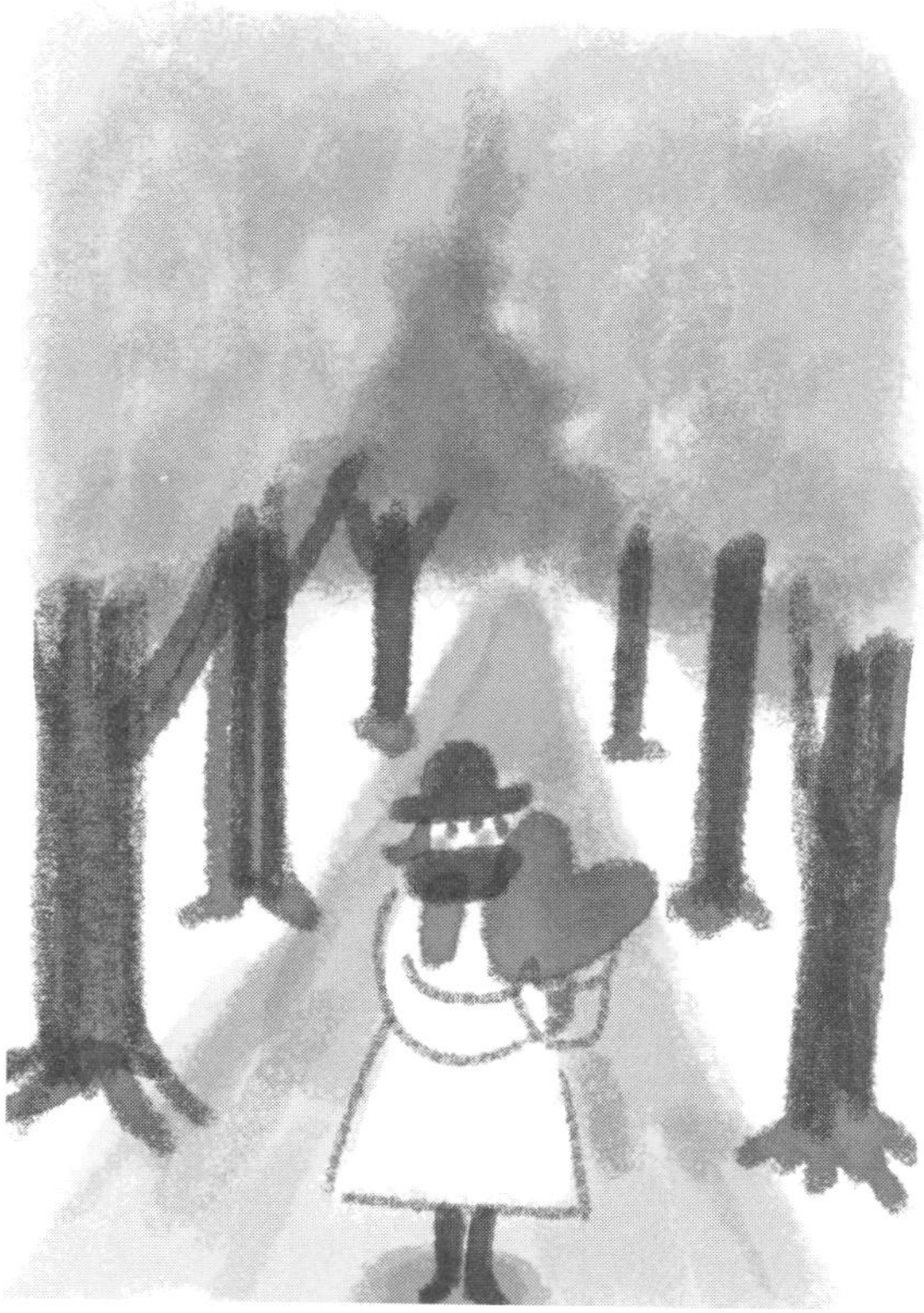

2021.12

全国の不妊治療 病院＆クリニック

2021 年 11 月時点 (当センター調べ)
注 : 変更が生じる場合があります。詳しくは各治療施設のオフィシャル HP などでご確認ください。

あなたの街で不妊治療を受けるための病院&クリニック案内です。

どこの病院に行こうかな？ 望む治療が受けられるかな？
病院選びの参考に!!

- 全国を6地方に分け、人工授精以上の不妊治療を行っている病院&クリニックを一覧にしています。
- クリニック名の前にある ● 印は日本産科婦人科学会に登録のある生殖補助医療実施施設を元に、当センターのアンケート調査から体外受精実施施設として確認がとれた病院・クリニックを掲載しています。詳しくは直接各施設にお問合せください。
- ピックアップクリニックとして、診療や治療に関する 23 項目をあげて案内する病院&クリニックがあります。各項目のチェックは、○ … 実施している ● … 常に力を入れて実施している △ … 検討中である × … 実施していない で表記をしています。
また、初診費用、体外受精費用、顕微授精費用の目安も案内しています。

ピックアップクリニックの紹介例

❖ あいうえおクリニック　**あい市**
Tel.000-000-0000　あい市うえお北町 3-2-7　since 1988.4

医師 1 名　培養士 4 名
心理士 0 名

料金目安
初診費用　2,500 円～
体外受精費用　25 万～30 万円
顕微授精費用　35 万～45 万円

診療日	月	火	水	木	金	土	日	祝祭日
am	●	●	●	●	●	●	-	-
pm	▲	●	-	●	▲	-	-	-

予約受付時間　8　9　10　11　12　13　14　15　16　17　18　19　20　21 時

▲月・金曜日の午後は 15:00 ～ 17:00

タイミング療法	●	漢方薬の扱い	●	治療費の公開	●
人工授精	●	男性不妊	○連携施設あり	カウンセリング	●
人工授精 (AID)	×	不育症	●	運動指導	●
体外受精	●	着床不全	○	食事指導	●
顕微授精	●	卵管鏡下卵管形成術 (FT)	●	妊婦健診	○10 週まで
凍結保存	●	腹腔鏡検査	△	2 人目不妊通院配慮	○
調節卵巣刺激法	●	子宮鏡検査	○	女性医師がいる	○
自然・低刺激周期法	●	勉強会・説明会	●		

[各項目のチェックについて] ○ … 実施している ● … 常に力を入れて実施している △ … 検討中である × … 実施していない

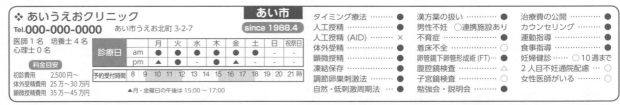

北海道・東北地方

北海道

● エナ麻生 ART クリニック
Tel.011-792-8850　札幌市北区

● さっぽろ ART クリニック
Tel.011-700-5880　札幌市北区

● 北海道大学病院
Tel.011-716-1161　札幌市北区

● さっぽろ ART クリニック n24
Tel.011-792-6691　札幌市北区

● 札幌白石産科婦人科病院
Tel.011-862-7211　札幌市白石区

● 青葉産婦人科クリニック
Tel.011-893-3207　札幌市厚別区

● 五輪橋マタニティクリニック
Tel.011-585-3110　札幌市南区

● 手稲渓仁会病院
Tel.011-681-8111　札幌市手稲区

● セントベビークリニック
Tel.011-215-0880　札幌市中央区

● 金山生殖医療クリニック
Tel.011-200-1122　札幌市中央区

円山レディースクリニック
Tel.011-614-0800　札幌市中央区

● 時計台記念クリニック
Tel.011-251-2221　札幌市中央区

● 神谷レディースクリニック
Tel.011-231-2722　札幌市中央区

● 札幌厚生病院
Tel.011-261-5331　札幌市中央区

● 斗南病院
Tel.011-231-2121　札幌市中央区

● 札幌医科大学医学部付属病院
Tel.011-611-2111　札幌市中央区

● 中央メディカルクリニック
Tel.011-222-0120　札幌市中央区

● おおこうち産科婦人科
Tel.011-233-4103　札幌市中央区

● 福住産科婦人科クリニック
Tel.011-836-1188　札幌市豊平区

● KKR 札幌医療センター
Tel.011-822-1811　札幌市豊平区

● 美加レディースクリニック
Tel.011-833-7773　札幌市豊平区

琴似産科婦人科クリニック
Tel.011-612-5611　札幌市西区

● 札幌東豊病院
Tel.011-704-3911　札幌市東区

● 秋山記念病院
Tel.0138-46-6660　函館市石川町

製鉄記念室蘭病院
Tel.0143-44-4650　室蘭市知利別町

● 岩城産婦人科
Tel.0144-38-3800　苫小牧市緑町

● とまこまいレディースクリニック
Tel.0144-73-5353　苫小牧市弥生町

● レディースクリニックぬまのはた
Tel.0144-53-0303　苫小牧市北栄町

● 森産科婦人科病院
Tel.0166-22-6125　旭川市７条

● みずうち産科婦人科医院
Tel.0166-31-6713　旭川市豊岡

● 旭川医科大学附属病院
Tel.0166-65-2111　旭川市緑が丘

帯広厚生病院
Tel.0155-65-0101　帯広市西６条

● おびひろ ART クリニック
Tel.0155-67-1162　帯広市東３条

釧路赤十字病院
Tel.0154-22-7171　釧路市新栄町

● 足立産婦人科クリニック
Tel.0154-25-7788　釧路市中園町

● 北見レディースクリニック
Tel.0157-31-0303　北見市大通東

● 中村記念愛成病院
Tel.0157-24-8131　北見市高栄東町

青森県

● エフ.クリニック
Tel.017-729-4103　青森市浜田

● レディスクリニック・セントセシリア
Tel.017-738-0321　青森市筒井八ツ橋

青森県立中央病院
Tel.017-726-8111　青森市東造道

● 八戸クリニック
Tel.0178-22-7725　八戸市柏崎

● 婦人科　さかもとともみクリニック
Tel.0172-29-5080　弘前市早稲田

● 弘前大学医学部附属病院
Tel.0172-33-5111　弘前市本町

安斎レディスクリニック
Tel.0173-33-1103　五所川原市一ツ谷

岩手県

● 岩手医科大学附属病院 内丸メディカルセンター
Tel.019-613-6111　盛岡市内丸

● 京野アートクリニック盛岡
Tel.019-613-4124　盛岡市盛岡駅前通

畑山レディスクリニック
Tel.019-613-7004　盛岡市北飯岡

産科婦人科吉田医院
Tel.019-622-9433　盛岡市若園町

平間産婦人科
Tel.0197-24-6601　奥州市水沢太白通り

岩手県立二戸病院
Tel.0195-23-2191　二戸市堀野

秋田県

藤盛レィディーズクリニック
Tel.018-884-3939　秋田市東通仲町

中通総合病院
Tel.018-833-1122　秋田市南通みその町

● 秋田大学医学部附属病院
Tel.018-834-1111　秋田市本道

● 清水産婦人科クリニック
Tel.018-893-5655　秋田市広面

市立秋田総合病院
Tel.018-823-4171　秋田市川元松丘町

秋田赤十字病院
Tel.018-829-5000　秋田市上北手猿田

あきたレディースクリニック安田
Tel.018-857-4055　秋田市土崎港中央

池田産婦人科クリニック
Tel.0183-73-0100　湯沢市字両神

● 大曲母子医院
Tel.0187-63-2288　大仙市大曲福住町

佐藤レディースクリニック
Tel.0187-86-0311　大仙市戸蒔

大館市立総合病院
Tel.0186-42-5370　大館市豊町

山形県

山形市立病院済生館
Tel.023-625-5555　山形市七日町

● 川越医院
Tel.023-641-6467　山形市大手町

● 山形済生病院
Tel.023-682-1111　山形市沖町

レディースクリニック高山
Tel.023-674-0815　山形市嶋北

● 山形大学医学部附属病院
Tel.023-628-1122　山形市飯田西

国井クリニック
Tel.0237-84-4103　寒河江市大字中郷

● ゆめクリニック
Tel.0238-26-1537　米沢市東

米沢市立病院
Tel.0238-22-2450　米沢市相生町

● すこやかレディースクリニック
Tel.0235-22-8418　鶴岡市東原町

たんぽぽクリニック
Tel.0235-25-6000　鶴岡市日枝鳥居上

● 山形県立河北病院
Tel.0237-73-3131　西村山郡河北町

宮城県

● 京野アートクリニック仙台
Tel.022-722-8841　仙台市青葉区

● 東北大学病院
Tel.022-717-7000　仙台市青葉区

産科婦人科メリーレディースクリニック
Tel.022-391-0315　仙台市青葉区

● たんぽぽレディースクリニック あすと長町
Tel.022-738-7753　仙台市太白区

● 仙台ソレイユ母子クリニック
Tel.022-248-5001　仙台市太白区

● 仙台 ART クリニック
Tel.022-791-8851　仙台市宮城野区

うつみレディスクリニック
Tel.0225-84-2868　東松島市赤井

大井産婦人科医院
Tel.022-362-3231　塩竈市新富町

● スズキ記念病院
Tel.0223-23-3111　岩沼市里の杜

福島県

● いちかわクリニック
Tel.024-554-0303　福島市南矢野目

● 福島県立医科大学附属病院
Tel.024-547-1111　福島市光が丘

● アートクリニック産婦人科
Tel.024-523-1132　福島市栄町

● 福島赤十字病院
Tel.024-534-6101　福島市入江町

あべウイメンズクリニック
Tel.024-923-4188　郡山市富久山町

● ひさこファミリークリニック
Tel.024-952-4415　郡山市中ノ目

太田西ノ内病院
Tel.024-925-1188　郡山市西ノ内

寿泉堂綜合病院
Tel.024-932-6363　郡山市駅前

● あみウイメンズクリニック
Tel.0242-37-1456　会津若松市八角町

● 会津中央病院
Tel.0242-25-1515　会津若松市鶴賀町

● いわき婦人科
Tel.0246-27-2885　いわき市内郷綴町

北海道地方 / ピックアップ クリニック

北海道

❖ 金山生殖医療クリニック

札幌市

Tel.011-200-1122　札幌市中央区北１条西 4-1-1 三甲大通り公園ビル 2F　since 2017.4

医師１名　培養士２名
心理士０名

診療日		月	火	水	木	金	土	日	祝祭日
	am	●	●	●	●	●	●	▲	-
	pm	●	★	-	★	●	-	-	-

月・金曜午前 7:45 ～ 15:00、★火・木曜午前 7:45 ～ 13:00、午後 16:00 ～ 19:00、水・土曜 13:00 まで、▲日曜隔週。　予約は WEB にて 24 時間受付。

予約受付時間	8	9	10	11	12	13	14	15	16	17	18	19	20	21時

料金目安
初診費用 2 万円～（全検査実施で）
体外受精費用　26 万円～
顕微授精費用　31 万円～

タイミング療法 ……… ●
人工授精 ……………… ●
人工授精 (AID) ……… ×
体外受精 ……………… ●
顕微授精 ……………… ●
凍結保存 ……………… ●
調節卵巣刺激法 ……… ○
自然・低刺激周期法 … ●

漢方薬の扱い ………… ●
男性不妊　●連携施設あり
不育症 ………………… ●
着床不全 ……………… ●
卵管鏡下卵管形成術 (FT)… ×
腹腔鏡検査 …………… ×
子宮鏡検査 …………… ●
勉強会・説明会 ……… ●

治療費の公開 ………… ●
カウンセリング ……… ○
運動指導 ……………… ○
食事指導 ……………… ○
妊婦健診………○ 8 週まで
２人目不妊通院配慮 … ●
女性医師がいる ……… ●

[各項目のチェックについて]　○ … 実施している　● … 常に力を入れて実施している　△ … 検討中である　× … 実施していない

関東地方

茨城県

● いがらしクリニック
Tel.0297-62-0936　龍ヶ崎市栄町

● 筑波大学附属病院
Tel.029-853-3900　つくば市天久保

● つくば ART クリニック
Tel.029-863-6111　つくば市竹園

● つくば木場公園クリニック
Tel.029-886-4124　つくば市松野木

● 筑波学園病院
Tel.029-836-1355　つくば市上横場

● 遠藤産婦人科医院
Tel.0296-20-1000　筑西市中舘

● 根本産婦人科医院
Tel.0296-77-0431　笠間市八雲

● おおぬき ART クリニック水戸
Tel.029-231-1124　水戸市三の丸

江幡産婦人科病院
Tel.029-224-3223　水戸市備前町

● 石渡産婦人科病院
Tel.029-221-2553　水戸市上水戸

● 植野産婦人科医院
Tel.029-221-2513　水戸市五軒町

岩崎病院
Tel.029-241-8700　水戸市笠原町

● 小塙医院
Tel.0299-58-3185　小美玉市田木谷

原レディスクリニック
Tel.029-276-9577　ひたちなか市笹野町

● 福地レディースクリニック
Tel.0294-27-7521　日立市鹿島町

栃木県

● 中田ウィメンズ＆ART クリニック
Tel.028-614-1100　宇都宮市馬場通り

宇都宮中央クリニック
Tel.028-636-1121　宇都宮市中央

● 平尾産婦人科医院
Tel.028-648-5222　宇都宮市鶴田

● かわつクリニック
Tel.028-639-1118　宇都宮市大寛

福泉医院
Tel.028-639-1122　宇都宮市下栗

● ちかざわレディスクリニック
Tel.028-638-2380　宇都宮市城東

高橋あきら産婦人科医院
Tel.028-663-1103　宇都宮市東今泉

かしわぶち産婦人科
Tel.028-663-3715　宇都宮市海道町

● 済生会 宇都宮病院
Tel.028-626-5500　宇都宮市竹林町

● 独協医科大学病院
Tel.0282-86-1111　下都賀郡壬生町

● 那須赤十字病院
Tel.0287-23-1122　大田原市中田原

● 匠レディースクリニック
Tel.0283-21-0003　佐野市奈良渕町

佐野厚生総合病院
Tel.0283-22-5222　佐野市堀米町

● 城山公園すずきクリニック
Tel.0283-22-0195　佐野市久保町

● 中央クリニック
Tel.0285-40-1121　下野市薬師寺

● 自治医科大学附属病院
Tel.0285-44-2111　下野市薬師寺

石塚産婦人科
Tel.0287-36-6231　那須塩原市三島

● 国際医療福祉大学病院
Tel.0287-37-2221　那須塩原市井口

群馬県

セントラル・レディース・クリニック
Tel.027-326-7711　高崎市東町

● 高崎 ART クリニック
Tel.027-310-7701　高崎市あら町

産科婦人科舘出張　佐藤病院
Tel.027-322-2243　高崎市若松町

● セキールレディースクリニック
Tel.027-330-2200　高崎市栄町

矢崎医院
Tel.027-344-3511　高崎市剣崎町

● 上条女性クリニック
Tel.027-345-1221　高崎市栗崎町

公立富岡総合病院
Tel.0274-63-2111　富岡市富岡

● JCHO 群馬中央病院
Tel.027-221-8165　前橋市紅雲町

● 群馬大学医学部附属病院
Tel.027-220-7111　前橋市昭和町

● 横田マタニティーホスピタル
Tel.027-219-4103　前橋市下小出町

● いまいウイメンズクリニック
Tel.027-221-1000　前橋市東片貝町

前橋協立病院
Tel.027-265-3511　前橋市朝倉町

● HILLS LADIES CLINIC(神岡産婦人科医院)
Tel.027-253-4152　前橋市総社町

● ときざわレディスクリニック
Tel.0276-60-2580　太田市小舞木町

クリニックオガワ
Tel.0279-22-1377　渋川市石原

宇津木医院
Tel.0270-64-7878　佐波郡玉村町

埼玉県

● セントウィメンズクリニック
Tel.048-871-1771　さいたま市浦和区

● すごうウィメンズクリニック
Tel.048-650-0098　さいたま市大宮区

● 秋山レディースクリニック
Tel.048-663-0005　さいたま市大宮区

● 大宮レディスクリニック
Tel.048-648-1657　さいたま市大宮区

● かしわざき産婦人科
Tel.048-641-8077　さいたま市大宮区

● あらかきウィメンズクリニック
Tel.048-838-1107　さいたま市南区

● 丸山記念総合病院
Tel.048-757-3511　さいたま市岩槻区

● 大和たまごクリニック
Tel.048-757-8100　さいたま市岩槻区

● ソフィア祐子レディースクリニック
Tel.048-253-7877　川口市西川口

● 永井マザーズホスピタル
Tel.048-959-1311　三郷市上彦名

● 産婦人科菅原病院
Tel.048-964-3321　越谷市越谷

● ゆうレディースクリニック
Tel.048-967-3122　越谷市南越谷

● 獨協医科大学埼玉医療センター
Tel.048-965-1111　越谷市南越谷

● スピカレディースクリニック
Tel.0480-65-7750　加須市南篠崎

● 中村レディスクリニック
Tel.048-562-3505　羽生市中岩瀬

● 埼玉医科大学病院
Tel.049-276-1297　入間郡毛呂山町

● 埼玉医科大学総合医療センター
Tel.049-228-3674　川越市鴨田

● 恵愛生殖医療医院
Tel.048-485-1185　和光市本町

● 大塚産婦人科小児科医院
Tel.048-479-7802　新座市片山

● ウィメンズクリニックふじみ野
Tel.049-293-8210　富士見市ふじみ野西

● ミューズレディスクリニック
Tel.049-256-8656　ふじみ野市霞ケ丘

● 吉田産科婦人科医院
Tel.04-2932-8781　入間市野田

● 瀬戸病院
Tel.04-2922-0221　所沢市金山町

● さくらレディスクリニック
Tel.04-2992-0371　所沢市くすのき台

● 熊谷総合病院
Tel.048-521-0065　熊谷市中西

平田クリニック
Tel.048-526-1171　熊谷市肥塚

Women's Clinic ひらしま産婦人科
Tel.048-722-1103　上尾市原市

上尾中央総合病院
Tel.048-773-1111　上尾市柏座

みやざきクリニック
Tel.0493-72-2233　比企郡小川町

千葉県

● 高橋ウイメンズクリニック
Tel.043-243-8024　千葉市中央区

● 千葉メディカルセンター
Tel.043-261-5111　千葉市中央区

● 千葉大学医学部附属病院
Tel.043-226-2121　千葉市中央区

● 亀田 IVF クリニック幕張
Tel.043-296-8141　千葉市美浜区

● みやけウィメンズクリニック
Tel.043-293-3500　千葉市緑区

川崎レディースクリニック
Tel.04-7155-3451　流山市東初石

● おおたかの森 ART クリニック
Tel. 04-7170-1541　流山市おおたかの森

ジュノ・ヴェスタクリニック八田
Tel.047-385-3281　松戸市牧の原

● 大川レディースクリニック
Tel.047-341-3011　松戸市馬橋

松戸市立総合医療センター
Tel.047-712-2511　松戸市千駄堀

● 本八幡レディースクリニック
Tel.047-322-7755　市川市八幡

● 東京歯科大学市川総合病院
Tel.047-322-0151　市川市菅野

● 西船橋こやまウィメンズクリニック
Tel.047-495-2050　船橋市印内町

北原産婦人科
Tel.047-465-5501　船橋市習志野台

共立習志野台病院
Tel.047-466-3018　船橋市習志野台

● 船橋駅前レディースクリニック
Tel.047-426-0077　船橋市本町

● 津田沼 IVF クリニック
Tel.047-455-3111　船橋市前原西

● くぼのや IVF クリニック
Tel.04-7136-2601　柏市柏

● 中野レディースクリニック
Tel.04-7162-0345　柏市柏

● さくらウィメンズクリニック
Tel.047-700-7077　浦安市北栄

● パークシティ吉田レディースクリニック
Tel.047-316-3321　浦安市明海

● 順天堂大学医学部附属浦安病院
Tel.047-353-3111　浦安市富岡

● そうクリニック
Tel.043-424-1103　四街道市大日

● 東邦大学医療センター佐倉病院
Tel.043-462-8811　佐倉市下志津

● 高橋レディースクリニック
Tel.043-463-2129　佐倉市ユーカリが丘

● 日吉台レディースクリニック
Tel.0476-92-1103　富里市日吉台

成田赤十字病院
Tel.0476-22-2311　成田市飯田町

増田産婦人科
Tel.0479-73-1100　匝瑳市八日市場

旭中央病院
Tel.0479-63-8111　旭市イ

● 宗田マタニティクリニック
Tel.0436-24-4103　市原市根田

● 重城産婦人科小児科
Tel.0438-41-3700　木更津市万石

● 薬丸病院
Tel.0438-25-0381　木更津市富士見

ファミール産院　たてやま
Tel.0470-24-1135　館山市北条

● 亀田総合病院　ART センター
Tel.04-7092-2211　鴨川市東町

東京都

● 杉山産婦人科　丸の内
Tel.03-5222-1500　千代田区丸の内

● 神田ウィメンズクリニック
Tel.03-6206-0065　千代田区神田鍛冶町

● あいだ希望クリニック
Tel.03-3254-1124　千代田区神田鍛冶町

● 小畑会浜田病院
Tel.03-5280-1166　千代田区神田駿河台

三楽病院
Tel.03-3292-3981　千代田区神田駿河台

杉村レディースクリニック
Tel.03-3264-8686　千代田区五番町

エス・セットクリニック＜男性不妊専門＞
Tel.03-6262-0745　千代田区神田岩本町

● 日本橋ウィメンズクリニック
Tel.03-5201-1555　中央区日本橋

● Natural ART Clinic 日本橋
Tel.03-6262-5757　中央区日本橋

八重洲中央クリニック
Tel.03-3270-1121　中央区日本橋

● … 体外受精以上の生殖補助医療実施施設

東京都

● 黒田インターナショナルメディカルリプロダクション
Tel.03-3555-5650 中央区新川

こやまレディースクリニック
Tel.03-5859-5975 中央区勝どき

● 聖路加国際病院
Tel.03-3541-5151 中央区明石町

● 銀座こうのとりレディースクリニック
Tel.03-5159-2077 中央区銀座

● はるねクリニック銀座
Tel.03-5250-6850 中央区銀座

● 両角レディースクリニック
Tel.03-5159-1101 中央区銀座

● オーク銀座レデイースクリニック
Tel.03-3567-0099 中央区銀座

HM レディースクリニック銀座
Tel.03-6264-4105 中央区銀座

● 銀座レデイースクリニック
Tel.03-3535-1117 中央区銀座

● 楠原ウィメンズクリニック
Tel.03-6274-6433 中央区銀座

● 銀座すずらん通りレディスクリニック
Tel.03-3569-7711 中央区銀座

銀座ウイメンズクリニック
Tel.03-5537-7600 中央区銀座

● 虎の門病院
Tel.03-3588-1111 港区虎ノ門

● 東京 AMH クリニック銀座
Tel.03-3573-4124 港区新橋

● 新橋夢クリニック
Tel.03-3593-2121 港区新橋

● 東京慈恵会医科大学附属病院
Tel.03-3433-1111 港区西新橋

● 芝公園かみやまクリニック
Tel.03-6414-5641 港区芝

● リプロダクションクリニック東京
Tel.03-6228-5352 港区東新橋

● 六本木レディースクリニック
Tel.0120-853-999 港区六本木

● 麻布モンテアールレディースクリニック
Tel.03-6804-3208 港区麻布十番

● 赤坂見附宮崎産婦人科
Tel.03-3478-6443 港区元赤坂

美馬レディースクリニック
Tel.03-6277-7397 港区赤坂

● 赤坂レディースクリニック
Tel.03-5545-4123 港区赤坂

● 山王病院 女性センター／リプロダクション・婦人科内視鏡治療部門
Tel.03-3402-3151 港区赤坂

● クリニック ドゥ ランジュ
Tel.03-5413-8067 港区北青山

● 表参道 ART クリニック
Tel.03-6433-5461 港区北青山

たて山レディスクリニック
Tel.03-3408-5526 港区南青山

● 東京 HART クリニック
Tel.03-5766-3660 港区南青山

● 北里研究所病院
Tel.03-3444-6161 港区白金

● 京野アートクリニック高輪
Tel.03-6408-4124 港区高輪

● 城南レディスクリニック品川
Tel.03-3440-5562 港区高輪

● 浅田レディース品川クリニック
Tel.03-3472-2203 港区港南

● 秋葉原 ART Clinic
Tel.03-5807-6888 台東区上野

● よしひろウィメンズクリニック上野院
Tel.03-3834-8996 台東区東上野

あさくさ産婦人科クリニック
Tel.03-3844-9236 台東区西浅草

● 日本医科大学付属病院 女性診療科
Tel.03-3822-2131 文京区千駄木

● 順天堂大学医学部附属順天堂医院
Tel.03-3813-3111 文京区本郷

● 東京大学医学部附属病院
Tel.03-3815-5411 文京区本郷

● 東京医科歯科大学医学部附属病院
Tel.03-5803-5684 文京区湯島

● 中野レディースクリニック
Tel.03-5390-6030 北区王子

● 東京北医療センター
Tel.03-5963-3311 北区赤羽台

● 日暮里レディースクリニック
Tel.03-5615-1181 荒川区西日暮里

● 臼井医院
Tel.03-3605-0381 足立区東和

池上レディースクリニック
Tel.03-5838-0228 足立区伊興

アーク米山クリニック
Tel.03-3849-3333 足立区西新井栄町

● 真島クリニック
Tel.03-3849-4127 足立区関原

● あいウイメンズクリニック
Tel.03-3829-2522 墨田区錦糸

大倉医院
Tel.03-3611-4077 墨田区墨田

● 木場公園クリニック・分院
Tel.03-5245-4122 江東区木場

● 東峯婦人クリニック
Tel.03-3630-0303 江東区木場

● 五の橋レディスクリニック
Tel.03-5836-2600 江東区亀戸

● クリニック飯塚
Tel.03-3495-8761 品川区西五反田

● はなおか IVF クリニック品川
Tel.03-5759-5112 品川区大崎

● 昭和大学病院
Tel.03-3784-8000 品川区旗の台

● 東邦大学医療センター大森病院
Tel.03-3762-4151 大田区大森西

とちぎクリニック
Tel.03-3777-7712 大田区山王

● キネマアートクリニック
Tel.03-5480-1940 大田区蒲田

● ファティリティクリニック東京
Tel.03-3477-0369 渋谷区東

● 日本赤十字社医療センター
Tel.03-3400-1311 渋谷区広尾

● 恵比寿ウィメンズクリニック
Tel.03-6452-4277 渋谷区恵比寿南

恵比寿つじクリニック＜男性不妊専門＞
Tel.03-5768-7883 渋谷区恵比寿南

● 桜十字渋谷バースクリニック
Tel.03-5728-6626 渋谷区宇田川町

● フェニックスアートクリニック
Tel.03-3405-1101 渋谷区千駄ヶ谷

● はらメディカルクリニック
Tel.03-3356-4211 渋谷区千駄ヶ谷

篠原クリニック
Tel.03-3377-6633 渋谷区笹塚

みやぎしレディースクリニック
Tel.03-5731-8866 目黒区八雲

● とくおかレディースクリニック
Tel.03-5701-1722 目黒区中根

● 峯レディースクリニック
Tel.03-5731-8161 目黒区自由が丘

● 育良クリニック
Tel.03-3792-4103 目黒区上目黒

● 目黒レディースクリニック
LineID.@296kumet 目黒区目黒

● 三軒茶屋ウィメンズクリニック
Tel.03-5779-7155 世田谷区太子堂

● 三軒茶屋 ART レディースクリニック
Tel.03-6450-7588 世田谷区三軒茶屋

● 梅ヶ丘産婦人科
Tel.03-3429-6036 世田谷区梅丘

● 国立成育医療研究センター 周産期・母性診療センター
Tel.03-3416-0181 世田谷区大蔵

● ローズレディースクリニック
Tel.03-3703-0114 世田谷区等々力

● 陣内ウィメンズクリニック
Tel.03-3722-2255 世田谷区奥沢

● 田園都市レディースクリニック二子玉川分院
Tel.03-3707-2455 世田谷区玉川

にしなレディースクリニック
Tel.03-5797-3247 世田谷区用賀

用賀レディースクリニック
Tel.03-5491-5137 世田谷区上用賀

池ノ上産婦人科
Tel.03-3467-4608 世田谷区北沢

● 慶應義塾大学病院
Tel.03-3353-1211 新宿区信濃町

● 杉山産婦人科　新宿
Tel.03-5381-3000 新宿区西新宿

● 東京医科大学病院
Tel.03-3342-6111 新宿区西新宿

● 新宿 ART クリニック
Tel.03-5324-5577 新宿区西新宿

● うつみやす子レディースクリニック
Tel.03-3368-3781 新宿区西新宿

● 加藤レディスクリニック
Tel.03-3366-3777 新宿区西新宿

● 国立国際医療研究センター病院
Tel.03-3202-7181 新宿区戸山

● 東京女子医科大学 産婦人科・母子総合医療センター
Tel.03-3353-8111 新宿区河田町

東京山手メディカルセンター
Tel.03-3364-0251 新宿区百人町

● 桜の芽クリニック
Tel.03-6908-7740 新宿区高田馬場

新中野女性クリニック
Tel.03-3384-3281 中野区本町

河北総合病院
Tel.03-3339-2121 杉並区阿佐谷北

● 東京衛生病院附属めぐみクリニック
Tel.03-5335-6401 杉並区天沼

● 荻窪病院　虹クリニック
Tel.03-5335-6577 杉並区荻窪

● 明大前アートクリニック
Tel.03-3325-1155 杉並区和泉

● 慶愛クリニック
Tel.03-3987-3090 豊島区東池袋

● 松本レディースリプロダクションオフィス
Tel.03-6907-2555 豊島区東池袋

● 松本レディースクリニック
Tel.03-5958-5633 豊島区東池袋

● 池袋えざきレディースクリニック
Tel.03-5911-0034 豊島区池袋

小川クリニック
Tel.03-3951-0356 豊島区南長崎

● 帝京大学医学部附属病院
Tel.03-3964-1211 板橋区加賀

● 日本大学医学部附属板橋病院
Tel.03-3972-8111 板橋区大谷口上町

● ときわ台レディースクリニック
Tel.03-5915-5207 板橋区常盤台

渡辺産婦人科医院
Tel.03-5399-3008 板橋区高島平

● ウィメンズ・クリニック大泉学園
Tel.03-5935-1010 練馬区東大泉

● 池下レディースクリニック吉祥寺
Tel.0422-27-2965 武蔵野市吉祥寺本町

● うすだレディースクリニック
Tel.0422-28-0363 武蔵野市吉祥寺本町

● 武蔵境いわもと婦人科クリニック
Tel.0422-31-3737 武蔵野市境南町

● 杏林大学医学部附属病院
Tel.0422-47-5511 三鷹市新川

● ウィメンズクリニック神野
Tel.042-480-3105 調布市国領町

● 幸町 IVF クリニック
Tel.042-365-0341 府中市府中町

● 国分寺ウーマンズクリニック
Tel.042-325-4124 国分寺市本町

● 貝原レディースクリニック
Tel.042-352-8341 府中市府中町

● ジュンレディースクリニック小平
Tel.042-329-4103 小平市喜平町

● 立川 ART レディースクリニック
Tel.042-527-1124 立川市曙町

● 井上レディスクリニック
Tel.042-529-0111 立川市富士見町

● 八王子 ART クリニック
Tel.042-649-5130 八王子市横山町

みなみ野レディースクリニック
Tel.042-632-8044 八王子市西片倉

南大沢婦人科ヒフ科クリニック
Tel.0426-74-0855 八王子市南大沢

西島産婦人科医院
Tel.0426-61-6642 八王子市千人町

● みむろウィメンズクリニック
Tel.042-710-3609 町田市原町田

● ひろいウィメンズクリニック
Tel.042-850-9027 町田市森野

町田市民病院
Tel.042-722-2230 町田市旭町

松岡レディスクリニック
Tel.042-479-5656 東久留米市東本町

● こまちレディースクリニック
Tel.042-357-3535 多摩市落合

レディースクリニックマリアヴィラ
Tel.042-566-8827 東大和市上北台

神奈川県

川崎市立川崎病院
Tel.044-233-5521 川崎市川崎区

- ● 湘南レディースクリニック Tel.0466-55-5066 藤沢市鵠沼花沢町
- ● 山下湘南夢クリニック Tel.0466-55-5011 藤沢市鵠沼石上
- ● メディカルパーク湘南 Tel.0466-41-0331 藤沢市湘南台
- ● 神奈川 ART クリニック Tel.042-701-3855 相模原市南区
- ● 北里大学病院 Tel.042-778-8415 相模原市南区
- ● ソフィアレディスクリニック Tel.042-776-3636 相模原市中央区
- 長谷川レディースクリニック Tel.042-700-5680 相模原市緑区
- ● 下田産婦人科医院 Tel.0467-82-6781 茅ヶ崎市幸町
- みうらレディースクリニック Tel.0467-59-4103 茅ヶ崎市東海岸南
- 平塚市民病院 Tel.0463-32-0015 平塚市南原
- 牧野クリニック Tel.0463-21-2364 平塚市八重咲町
- ● 須藤産婦人科医院 Tel.0463-77-7666 秦野市南矢名
- 伊勢原協同病院 Tel.0463-94-2111 伊勢原市田中
- ● 東海大学医学部附属病院 Tel.0463-93-1121 伊勢原市下糟屋
- ● 産婦人科クリニック さくら Tel.045-911-9936 横浜市青葉区
- ● 田園都市レディースクリニック あざみ野本院 Tel.045-905-5524 横浜市青葉区
- ● 済生会横浜市東部病院 Tel.045-576-3000 横浜市鶴見区
- 元町宮地クリニック ＜男性不妊専門＞ Tel.045-263-9115 横浜市中区
- ● 馬車道レディスクリニック Tel.045-228-1680 横浜市中区
- ● メディカルパーク横浜 Tel.045-232-4741 横浜市中区
- ● 横浜市立大学医学部附属市民総合医療センター Tel.045-261-5656 横浜市南区
- ● 福田ウイメンズクリニック Tel.045-825-5525 横浜市戸塚区
- 塩崎産婦人科 Tel.046-889-1103 三浦市南下浦町
- ● 愛育レディーズクリニック Tel.046-277-3316 大和市南林間
- 塩塚クリニック Tel.046-228-4628 厚木市旭町
- ● 海老名レディースクリニック不妊センター Tel.046-236-1105 海老名市中央
- ● 矢内原ウィメンズクリニック Tel.0467-50-0112 鎌倉市大船
- ● 小田原レディスクリニック Tel.0465-35-1103 小田原市城山
- 日本医科大学武蔵小杉病院 Tel.044-733-5181 川崎市中原区
- ● ノア・ウィメンズクリニック Tel.044-739-4122 川崎市中原区
- ● 南生田レディースクリニック Tel.044-930-3223 川崎市多摩区
- ● 新百合ヶ丘総合病院 Tel. 044-322-9991 川崎市麻生区
- ● 聖マリアンナ医科大学病院 生殖医療センター Tel.044-977-8111 川崎市宮前区
- ● みなとみらい夢クリニック Tel.045-228-3131 横浜市西区
- ● コシ産婦人科 Tel.045-432-2525 横浜市神奈川区
- ● 神奈川レディースクリニック Tel.045-290-8666 横浜市神奈川区
- ● 横浜 HART クリニック Tel.045-620-5731 横浜市神奈川区
- ● 菊名西口医院 Tel.045-401-6444 横浜市港北区
- ● アモルクリニック Tel.045-475-1000 横浜市港北区
- ● なかむらアートクリニック Tel.045-534-8534 横浜市港北区
- ● CM ポートクリニック Tel.045-948-3761 横浜市都筑区
- かもい女性総合クリニック Tel.045-929-3700 横浜市都筑区

● … 体外受精以上の生殖補助医療実施施設

関東地方 / ピックアップ クリニック

山形県

❖ すこやかレディースクリニック

鶴岡市　since 1999.10

Tel.0235-22-8418　鶴岡市東原町 19-27

医師 1 名　培養士 2 名
心理士 0 名

診療日	月	火	水	木	金	土	日	祝祭日
am	●	●	-	●	●	●	-	-
pm	●	●	-	●	●	●	-	-

予約受付時間　8 9 10 11 12 13 14 15 16 17 18 19 20 21 時

未妊外来の自動予約での診療時間の最終は 17:00 までとなります。

料金目安
初診費用　3,240 円～
体外受精費用　27 万～35 万円
顕微授精費用　35 万～45 万円

タイミング療法 ……… ●	漢方薬の扱い ………… ○	治療費の公開 ………… ○
人工授精 ……………… ●	男性不妊　○連携施設あり	カウンセリング ……… ●
人工授精 (AID) ……… ×	不育症 ………………… ○	運動指導 ……………… ○
体外受精 ……………… ●	着床不全 ……………… ○	食事指導 ……………… ○
顕微授精 ……………… ●	卵管鏡下卵管形成術 (FT)… ×	妊婦健診……○ 10 週まで
凍結保存 ……………… ●	腹腔鏡検査 …………… ×	2 人目不妊通院配慮 … ●
調節卵巣刺激法 ……… ○	子宮鏡検査 …………… ○	女性医師がいる ……… ×
自然・低刺激周期法 … ○	勉強会・説明会 ……… ○	

茨城県

❖ 根本産婦人科医院

笠間市　since 2000.9

Tel.0296-77-0431　笠間市八雲 1 丁目 4-21

医師 3 名　培養士 1 名
心理士 0 名

診療日	月	火	水	木	金	土	日	祝祭日
am	●	●	●	-	●	●	-	-
pm	●	●	●	-	●	●	-	-

予約受付時間　8 9 10 11 12 13 14 15 16 17 18 19 20 21 時

※月・水・金は 18:00 まで受付（初診のみ）

料金目安
初診費用　1 万円～
体外受精費用　30 万円～
顕微授精費用　30 万円～

タイミング療法 ……… ●	漢方薬の扱い ………… ●	治療費の公開 ………… ○
人工授精 ……………… ●	男性不妊　○連携施設あり	カウンセリング ……… ○
人工授精 (AID) ……… ×	不育症 ………………… ○	運動指導 ……………… ○
体外受精 ……………… ●	着床不全 ……………… ○	食事指導 ……………… ○
顕微授精 ……………… ●	卵管鏡下卵管形成術 (FT)… ×	妊婦健診…… ○ 41 週まで
凍結保存 ……………… ●	腹腔鏡検査 …………… ×	2 人目不妊通院配慮 … ○
調節卵巣刺激法 ……… ○	子宮鏡検査 …………… ×	女性医師がいる ……… ×
自然・低刺激周期法 … ●	勉強会・説明会 ……… ×	

埼玉県

❖ 秋山レディースクリニック

さいたま市　since 2003.2

Tel.048-663-0005　さいたま市大宮区大成町 3-542

医師 1 名　培養士 1 名
心理士 0 名

診療日	月	火	水	木	金	土	日	祝祭日
am	●	●	-	●	●	●	-	-
pm	●	●	-	●	●	-	-	-

予約受付時間　8 9 10 11 12 13 14 15 16 17 18 19 20 21 時

料金目安
初診費用　1,000 円～
体外受精費用　20 万円～
顕微授精費用　25 万円～

タイミング療法 ……… ●	漢方薬の扱い ………… ●	治療費の公開 ………… ●
人工授精 ……………… ●	男性不妊　○連携施設あり	カウンセリング ……… ●
人工授精 (AID) ……… ×	不育症 ………………… ●	運動指導 ……………… ×
体外受精 ……………… ●	着床不全 ……………… ●	食事指導 ……………… ○
顕微授精 ……………… ●	卵管鏡下卵管形成術 (FT)… ×	妊婦健診……○ 15 週まで
凍結保存 ……………… ●	腹腔鏡検査 …………… ×	2 人目不妊通院配慮 … ●
調節卵巣刺激法 ……… ●	子宮鏡検査 …………… ●	女性医師がいる ……… ×
自然・低刺激周期法 … ●	勉強会・説明会 ……… ×	

❖ 恵愛生殖医療医院

和光市　since 2009.4

Tel.048-485-1185　和光市本町 3-13 タウンコートエクセル 3F

医師 4 名　培養士 5 名
心理士 0 名

診療日	月	火	水	木	金	土	日	祝祭日
am	●	●	●	●	●	●	-	-
pm	●	●	●	●	●	-	-	-

予約受付時間　8 9 10 11 12 13 14 15 16 17 18 19 20 21 時

料金目安
初診費用　2 万円～
体外受精費用 16.8 万～ 40 万円
顕微授精費用 22.05 万～ 45 万円

タイミング療法 ……… ●	漢方薬の扱い ………… ●	治療費の公開 ………… ●
人工授精 ……………… ●	男性不妊　●連携施設あり	カウンセリング ……… ○
人工授精 (AID) ……… ×	不育症 ………………… ●	運動指導 ……………… △
体外受精 ……………… ●	着床不全 ……………… ●	食事指導 ……………… △
顕微授精 ……………… ●	卵管鏡下卵管形成術 (FT)… ×	妊婦健診 ……………… ×
凍結保存 ……………… ●	腹腔鏡検査 …………… ×	2 人目不妊通院配慮 … ○
調節卵巣刺激法 ……… ●	子宮鏡検査 …………… ○	女性医師がいる ……… ●
自然・低刺激周期法 … ●	勉強会・説明会 ……… ○	

[各項目のチェックについて]　○ … 実施している　● … 常に力を入れて実施している　△ … 検討中である　× … 実施していない

千葉県

❖ 西船橋こやまウィメンズクリニック

船橋市

Tel.047-495-2050　船橋市印内町 638-1 ビューエクセレント 2F　since 2020.1

医師 1 名　培養士 3 名
心理士 0 名

診療日	月	火	水	木	金	土	日	祝祭日
am	●	●	-	●	●	▲	●	●
pm	●	●	-	●	-	-	-	-

予約受付時間	8	9	10	11	12	13	14	15	16	17	18	19	20	21 時

▲ 10:00 ～ 14:00

料金目安

初診費用　3,000 円～
体外受精費用　30 万～35 万円
顕微授精費用　35 万～45 万円

タイミング療法	●	漢方薬の扱い	○	治療費の公開	●
人工授精	●	男性不妊	○連携施設あり	カウンセリング	○
人工授精 (AID)	×	不育症	●	運動指導	○
体外受精	●	着床不全	●	食事指導	○
顕微授精	●	卵管鏡下卵管形成術 (FT)	×	妊婦健診	○ 10 週まで
凍結保存	●	腹腔鏡検査	×	2 人目不妊通院配慮	△
調節卵巣刺激法	●	子宮鏡検査	●	女性医師がいる	●
自然・低刺激周期法	●	勉強会・説明会	●		

❖ 中野レディースクリニック

柏市

Tel.04-7162-0345　柏市柏 2-10-11-1F　since 2005.4

医師 1 名　培養士 2 名
心理士 0 名

診療日	月	火	水	木	金	土	日	祝祭日
am	●	●	●	●	●	●	-	-
pm	●	▲	●	▲	●	●	-	-

予約受付時間	8	9	10	11	12	13	14	15	16	17	18	19	20	21 時

▲火・木曜は 17:00 まで

料金目安

初診費用　-
体外受精費用　40 万～ 50 万円
顕微授精費用　50 万～ 60 万円

タイミング療法	●	漢方薬の扱い	○	治療費の公開	○
人工授精	●	男性不妊	●連携施設あり	カウンセリング	△
人工授精 (AID)	×	不育症	×	運動指導	△
体外受精	●	着床不全	△	食事指導	△
顕微授精	●	卵管鏡下卵管形成術 (FT)	×	妊婦健診	○ 12～14 週まで
凍結保存	●	腹腔鏡検査	×	2 人目不妊通院配慮	○
調節卵巣刺激法	●	子宮鏡検査	×	女性医師がいる	×
自然・低刺激周期法	●	勉強会・説明会	△		

❖ パークシティ吉田レディースクリニック

浦安市

Tel.047-316-3321　浦安市明海 5-7-5 パークシティ東京ベイ新浦安ドクターズベイ　since 2004.5

医師 1 名　培養士 2 名
心理士 0 名

診療日	月	火	水	木	金	土	日	祝祭日
am	●	●	●	●	●	●	▲	▲
pm	●	●	●	-	●	-	-	-

予約受付時間	8	9	10	11	12	13	14	15	16	17	18	19	20	21 時

▲日曜・祝日は予約診療。

料金目安

初診費用　5,000 円～
体外受精費用　30 万～ 45 万円
顕微授精費用　–

タイミング療法	●	漢方薬の扱い	●	治療費の公開	●
人工授精	●	男性不妊	●連携施設あり	カウンセリング	○
人工授精 (AID)	×	不育症	○	運動指導	○
体外受精	●	着床不全	○	食事指導	○
顕微授精	△	卵管鏡下卵管形成術 (FT)	×	妊婦健診	○ 34 週まで
凍結保存	●	腹腔鏡検査	×	2 人目不妊通院配慮	○
調節卵巣刺激法	○	子宮鏡検査	×	女性医師がいる	×
自然・低刺激周期法	●	勉強会・説明会	×		

東京都

男性不妊専門　エス・セット クリニック

千代田区

Tel.03-6262-0745　千代田区神田岩本町 1-5 清水ビル 7F　since 2012.9

医師 6 名　培養士 0 名
心理士 0 名

診療日	月	火	水	木	金	土	日	祝祭日
am	-	-	-	-	-	●	●	●
pm	●	●	●	●	●	●	●	●

予約受付時間	8	9	10	11	12	13	14	15	16	17	18	19	20	21 時

※完全予約制

料金目安

初診費用　5,400 円～
体外受精費用　-
顕微授精費用　-

タイミング療法	×	漢方薬の扱い	●	治療費の公開	●
人工授精	×	男性不妊	●	カウンセリング	●
人工授精 (AID)	×	不育症	×	運動指導	○
体外受精	×	着床不全	×	食事指導	●
顕微授精	×	卵管鏡下卵管形成術 (FT)	×	妊婦健診	×
凍結保存	●	腹腔鏡検査	×	2 人目不妊通院配慮	●
調節卵巣刺激法	×	子宮鏡検査	×	女性医師がいる	×
自然・低刺激周期法	×	勉強会・説明会	●		

❖Natural ART Clinic 日本橋

中央区

Tel.03-6262-5757　中央区日本橋 2-7-1 東京日本橋タワー 8F　since 2016.2

医師 8 名 培養士 18 名
心理士 0 名

診療日	月	火	水	木	金	土	日	祝祭日
am	●	●	●	●	●	●	●	●
pm	-	●	●	●	●	-	-	-

予約受付時間	8	9	10	11	12	13	14	15	16	17	18	19	20	21 時

料金目安

HP を参照
https://www.naturalart.or.jp

タイミング療法	●	漢方薬の扱い	×	治療費の公開	●
人工授精	●	男性不妊	●連携施設あり	カウンセリング	×
人工授精 (AID)	×	不育症	×	運動指導	×
体外受精	●	着床不全	×	食事指導	×
顕微授精	●	卵管鏡下卵管形成術 (FT)	×	妊婦健診	○ 10 週まで
凍結保存	●	腹腔鏡検査	×	2 人目不妊通院配慮	○
調節卵巣刺激法	×	子宮鏡検査	×	女性医師がいる	○
自然・低刺激周期法	●	勉強会・説明会	●		

❖ 新橋夢クリニック

港区

Tel.03-3593-2121　港区新橋 2-5-1 EXCEL 新橋　since 2007.4

医師 7 名 培養士 15 名
心理士 0 名

診療日	月	火	水	木	金	土	日	祝祭日
am	●	●	●	●	●	●	●	●
pm	●	●	-	●	●	-	-	-

予約受付時間	8	9	10	11	12	13	14	15	16	17	18	19	20	21 時

料金目安

HP を参照
https://www.yumeclinic.net

タイミング療法	●	漢方薬の扱い	●	治療費の公開	●
人工授精	●	男性不妊	●	カウンセリング	×
人工授精 (AID)	×	不育症	○	運動指導	×
体外受精	●	着床不全	○	食事指導	×
顕微授精	●	卵管鏡下卵管形成術 (FT)	×	妊婦健診	○ 10 週まで
凍結保存	●	腹腔鏡検査	×	2 人目不妊通院配慮	○
調節卵巣刺激法	×	子宮鏡検査	×	女性医師がいる	○
自然・低刺激周期法	●	勉強会・説明会	●		

❖ 峯レディースクリニック

目黒区

Tel.03-5731-8161　目黒区自由が丘 2-10-4 ミルシェ自由が丘 4F　since 2017.6

医師 1 名　培養士 4 名
心理士 0 名

診療日	月	火	水	木	金	土	日	祝祭日
am	●	●	●	●	●	●	-	-
pm	●	●	●	●	-	-	-	-

予約受付時間	8	9	10	11	12	13	14	15	16	17	18	19	20	21 時

料金目安

初診費用　2,660 円～
体外受精費用　30 万～40 万円
顕微授精費用　35 万～50 万円

タイミング療法	●	漢方薬の扱い	○	治療費の公開	●
人工授精	●	男性不妊	●	カウンセリング	○
人工授精 (AID)	×	不育症	●	運動指導	×
体外受精	●	着床不全	●	食事指導	×
顕微授精	●	卵管鏡下卵管形成術 (FT)	×	妊婦健診	○ 10 週まで
凍結保存	●	腹腔鏡検査	×	2 人目不妊通院配慮	△
調節卵巣刺激法	●	子宮鏡検査	●	女性医師がいる	×
自然・低刺激周期法	●	勉強会・説明会	●		

［各項目のチェックについて］ ○ … 実施している　● … 常に力を入れて実施している　△ … 検討中である　× … 実施していない

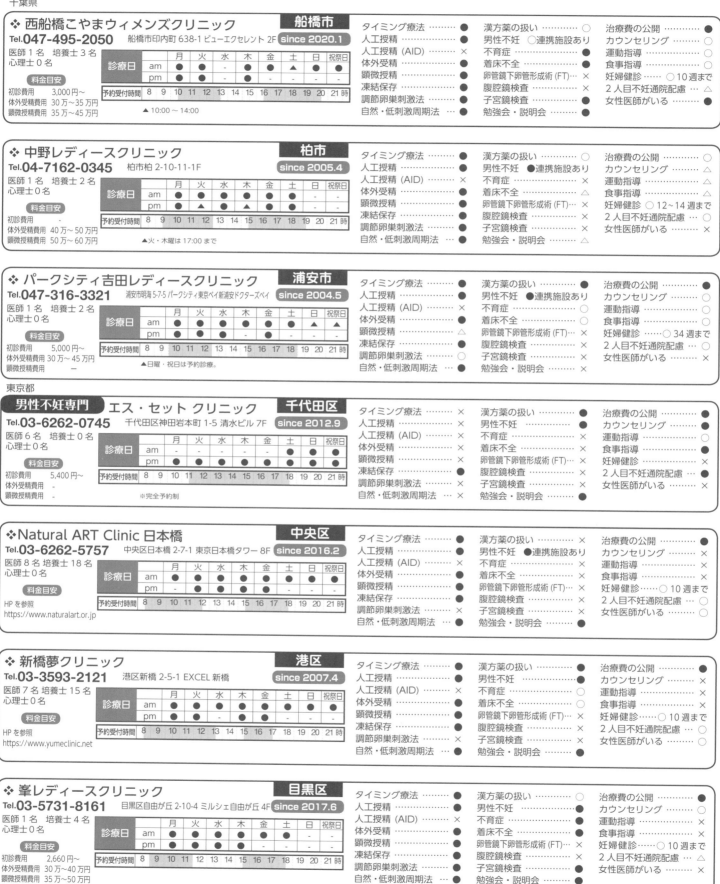

関東地方 / ピックアップ クリニック

東京都

❖ 三軒茶屋ウィメンズクリニック

世田谷区　since 2011.2

Tel.03-5779-7155　世田谷区太子堂 1-12-34-2F

医師 1 名　培養士 3 名
心理士 0 名

診療日		月	火	水	木	金	土	日	祝祭日
	am	●	●	●	●	●	●	-	-
	pm	●	●	●	-	●	-	-	-

予約受付時間	8	9	10	11	12	13	14	15	16	17	18	19	20	21 時

料金目安
初診費用　2,500 円~
体外受精費用　21 万~28 万円
顕微授精費用　36 万~38 万円

タイミング療法 ……… ●	漢方薬の扱い ………… ○	治療費の公開 ………… ●
人工授精 ……………… ●	男性不妊　○連携施設あり	カウンセリング ……… ○
人工授精 (AID) ……… ×	不育症 ………………… ○	運動指導 ……………… ×
体外受精 ……………… ●	着床不全 ……………… ○	食事指導 ……………… ×
顕微授精 ……………… ●	卵管鏡下卵管形成術 (FT)… ×	妊婦健診………○ 8 週まで
凍結保存 ……………… ●	腹腔鏡検査 …………… ×	2 人目不妊通院配慮 … ○
調節卵巣刺激法 ……… ●	子宮鏡検査 …………… ×	女性医師がいる ……… ×
自然・低刺激周期法 … ●	勉強会・説明会 ……… ●	

❖ 虹クリニック

杉並区　since 2008.12

Tel.03-5335-6577　杉並区荻窪 4-32-2 東洋時計ビル 8F/9F

医師 9 名　培養士 6 名
心理士 1 名

診療日		月	火	水	木	金	土	日	祝祭日
	am	●	●	●	●	●	●	-	-
	pm	●	●	●	●	●	-	-	-

予約受付時間	8	9	10	11	12	13	14	15	16	17	18	19	20	21 時

初診の予約・問合せは 11:00 ~ 15:00

料金目安
初診費用　4,000 円~
体外受精費用　30 万~50 万円
顕微授精費用　30 万~60 万円

タイミング療法 ……… ●	漢方薬の扱い ………… ○	治療費の公開 ………… ●
人工授精 ……………… ●	男性不妊　●連携施設あり	カウンセリング ……… ●
人工授精 (AID) ……… ×	不育症 ………………… ●	運動指導 ……………… ○
体外受精 ……………… ●	着床不全 ……………… ●	食事指導 ……………… ○
顕微授精 ……………… ●	卵管鏡下卵管形成術 (FT)… ●	妊婦健診 ……………… ○
凍結保存 ……………… ●	腹腔鏡検査 …………… ○	2 人目不妊通院配慮 … △
調節卵巣刺激法 ……… ●	子宮鏡検査 …………… ●	女性医師がいる ……… ●
自然・低刺激周期法 … ○	勉強会・説明会 ……… ○	

❖ 明大前アートクリニック

杉並区　since 2017.12

Tel.03-3325-1155　杉並区和泉 2-7-1 甘酒屋ビル 2F

医師 1 名　培養士 3 名
心理士 1 名

診療日		月	火	水	木	金	土	日	祝祭日
	am	●	●	●	●	●	●	-	-
	pm	●	★	●	★	●	▲	-	-

予約受付時間	8	9	10	11	12	13	14	15	16	17	18	19	20	21 時

★火・木曜は 18:00 まで、▲土曜は 17:00 まで

料金目安
初診費用　9,000 円~
体外受精費用　30 万~50 万円
顕微授精費用　40 万~60 万円

タイミング療法 ……… ●	漢方薬の扱い ………… ○	治療費の公開 ………… ●
人工授精 ……………… ●	男性不妊　●連携施設あり	カウンセリング ……… ●
人工授精 (AID) ……… ×	不育症 ………………… ○	運動指導 ……………… △
体外受精 ……………… ●	着床不全 ……………… ●	食事指導 ……………… △
顕微授精 ……………… ●	卵管鏡下卵管形成術 (FT)… ×	妊婦健診………○ 8 週まで
凍結保存 ……………… ●	腹腔鏡検査 …………… ×	2 人目不妊通院配慮 … △
調節卵巣刺激法 ……… ●	子宮鏡検査 …………… ●	女性医師がいる ……… ×
自然・低刺激周期法 … ●	勉強会・説明会 ……… ●	

❖ 松本レディースリプロダクションオフィス

豊島区　since 1999.12

Tel.03-6907-2555　豊島区東池袋 1-41-7 池袋東口ビル 7F

医師 15 名 培養士 9 名
心理士 1 名

診療日		月	火	水	木	金	土	日	祝祭日
	am	●	●	●	●	●	★	▲	▲
	pm	●	●	-	●	●	★	-	-

予約受付時間	8	9	10	11	12	13	14	15	16	17	18	19	20	21 時

★土曜は 8:15 ~ 11:30、13:45 ~ 16:00
▲日・祝日は 8:15 ~ 11:30（予約のみ）

料金目安
初診費用　3,000 円~
体外受精費用　27 万円~
顕微授精費用　29 万円~

タイミング療法 ……… ●	漢方薬の扱い ………… ●	治療費の公開 ………… ●
人工授精 ……………… ●	男性不妊 ……………… ●	カウンセリング ……… ○
人工授精 (AID) ……… ×	不育症 ………………… ×	運動指導 ……………… ×
体外受精 ……………… ●	着床不全 ……………… ●	食事指導 ……………… ×
顕微授精 ……………… ●	卵管鏡下卵管形成術 (FT)… ×	妊婦健診 ……………… ×
凍結保存 ……………… ●	腹腔鏡検査 …………… ×	2 人目不妊通院配慮 … ○
調節卵巣刺激法 ……… ●	子宮鏡検査 …………… ○	女性医師がいる ……… ●
自然・低刺激周期法 … ●	勉強会・説明会 ……… ●	

❖ 幸町 IVF クリニック

府中市　since 1990.4

Tel.042-365-0341　府中市府中町 1 丁目 18-17 コンテント府中 1F2F

医師 3 名　培養士 3 名
心理士 0 名

診療日		月	火	水	木	金	土	日	祝祭日
	am	-	●	●	●	●	●	●	-
	pm	-	●	●	●	●	▲	▲	-

予約受付時間	8	9	10	11	12	13	14	15	16	17	18	19	20	21 時

▲土日の受付時間は 15:00 ~ 16:00

料金目安
初診費用　860 円~
体外受精費用　33万~36万円
顕微授精費用　39万~55万円

タイミング療法 ……… ×	漢方薬の扱い ………… ○	治療費の公開 ………… ●
人工授精 ……………… ○	男性不妊　●連携施設あり	カウンセリング ……… △
人工授精 (AID) ……… ×	不育症 ………………… ○	運動指導 ……………… △
体外受精 ……………… ●	着床不全 ……………… ●	食事指導 ……………… △
顕微授精 ……………… ●	卵管鏡下卵管形成術 (FT)… ×	妊婦健診………○10 週まで
凍結保存 ……………… ●	腹腔鏡検査 …………… ×	2 人目不妊通院配慮 … △
調節卵巣刺激法 ……… ●	子宮鏡検査 …………… ●	女性医師がいる ……… ×
自然・低刺激周期法 … ●	勉強会・説明会 ……… ●	

❖ みむろウィメンズクリニック

町田市　since 2006.7

Tel.042-710-3609　町田市中町 1-2-5 SHELL MIYAKO V 2F

医師 5 名　培養士 7 名
心理士 0 名

診療日		月	火	水	木	金	土	日	祝祭日
	am	●	●	●	●	●	●	-	-
	pm	●	▲	●	▲	●	-	-	-

予約受付時間	8	9	10	11	12	13	14	15	16	17	18	19	20	21 時

▲火・木曜午後は再診患者さんのための相談及び検査の時間

料金目安
初診費用　860 円~
体外受精費用　20 万円~
顕微授精費用　30 万円~

タイミング療法 ……… ●	漢方薬の扱い ………… ●	治療費の公開 ………… ●
人工授精 ……………… ●	男性不妊　●連携施設あり	カウンセリング ……… ●
人工授精 (AID) ……… ×	不育症 ………………… ●	運動指導 ……………… ×
体外受精 ……………… ●	着床不全 ……………… ●	食事指導 ……………… ●
顕微授精 ……………… ●	卵管鏡下卵管形成術 (FT)… ×	妊婦健診 ……………… ×
凍結保存 ……………… ●	腹腔鏡検査 …………… ×	2 人目不妊通院配慮 … ●
調節卵巣刺激法 ……… ●	子宮鏡検査 …………… ×	女性医師がいる ……… ●
自然・低刺激周期法 … ●	勉強会・説明会 ……… ●	

神奈川県

❖ みなとみらい夢クリニック

横浜市　since 2008.2

Tel.045-228-3131　横浜市西区みなとみらい 3-6-3 MM パークビル 2F・3F

医師 6名　培養士 22名
心理士 0 名

診療日		月	火	水	木	金	土	日	祝祭日
	am	●	●	●	▲	●	●	■	▲
	pm	●	★	●	-	●	★	-	-

予約受付時間	8	9	10	11	12	13	14	15	16	17	18	19	20	21 時

★火・土曜午後は 14:30 ~ 16:30、■指定患者様のみ
▲木・祝日は 8:30 ~ 13:00 ※診療時間に準ずる

料金目安
初診費用　4,000 円~
体外受精費用　34.5 万円~
顕微授精費用　上記+3.2万円~

タイミング療法 ……… ○	漢方薬の扱い ………… ○	治療費の公開 ………… ●
人工授精 ……………… ○	男性不妊 ……………… ●	カウンセリング ……… ○
人工授精 (AID) ……… ×	不育症 ………………… ●	運動指導 ……………… ○
体外受精 ……………… ●	着床不全 ……………… ●	食事指導 ……………… ○
顕微授精 ……………… ●	卵管鏡下卵管形成術 (FT)… ×	妊婦健診 ……………… ×
凍結保存 ……………… ●	腹腔鏡検査 …………… ×	2 人目不妊通院配慮 … ●
調節卵巣刺激法 ……… ×	子宮鏡検査 …………… ×	女性医師がいる ……… ●
自然・低刺激周期法 … ●	勉強会・説明会 ……… ●	

［各項目のチェックについて］ ○ … 実施している　● … 常に力を入れて実施している　△ … 検討中である　× … 実施していない

神奈川県

❖ 神奈川レディースクリニック

横浜市

Tel.045-290-8666　横浜市神奈川区西神奈川1-11-5 ARTVISTA横浜ビル　since 2003.6

医師 5名　培養士 20名
心理士 0 名

料金目安
初診費用　6,000～2万円
体外受精費用 46 万～49 万円
顕微授精費用 52万～56 万円

診療日	月	火	水	木	金	土	日	祝祭日
am	●	●	●	▲	●	●	●	●
pm	●	●	●	▲	●	-	-	-

予約受付時間　8　9　10　11　12　13　14　15　16　17　18　19　20　21 時

※受付順番システム導入（携帯で順番確認可能）　▲予約制

タイミング療法 ……… ●
人工授精 ……………… ●
人工授精（AID）……… ×
体外受精 ……………… ●
顕微授精 ……………… ●
凍結保存 ……………… ●
調節卵巣刺激法 ……… ●
自然・低刺激周期法 … ●
漢方薬の扱い ………… ●
男性不妊　●連携施設あり
不育症 ………………… ●
着床不全 ……………… ●
卵管鏡下卵管形成術（FT）… ●
腹腔鏡検査 …………… ×
子宮鏡検査 …………… ●
勉強会・説明会 ……… ●
治療費の公開 ………… ●
カウンセリング ……… ●
運動指導 ……………… ○
食事指導 ……………… ○
妊婦健診 ……………… ×
2 人目不妊通院配慮 … ●
女性医師がいる ……… △

❖ 馬車道レディスクリニック

横浜市

Tel.045-228-1680　横浜市中区相生町4-65-3 馬車道メディカルスクエア5F　since 2001.4

医師 2名　培養士 5名
心理士 0 名

料金目安
初診費用　5,000 円～
体外受精費用 25万～30万円
顕微授精費用 32万～37万円

診療日	月	火	水	木	金	土	日	祝祭日
am	●	-	●	●	●	●	●	-
pm	●	-	●	●	●	-	-	-

予約受付時間　8　9　10　11　12　13　14　15　16　17　18　19　20　21 時

※予約受付は WEB にて 24 時間対応

タイミング療法 ……… ●
人工授精 ……………… ●
人工授精（AID）……… ×
体外受精 ……………… ●
顕微授精 ……………… ●
凍結保存 ……………… ●
調節卵巣刺激法 ……… ●
自然・低刺激周期法 … ●
漢方薬の扱い ………… ●
男性不妊　○連携施設あり
不育症 ………………… ×
着床不全 ……………… ×
卵管鏡下卵管形成術（FT）… ×
腹腔鏡検査 …………… ×
子宮鏡検査 …………… ×
勉強会・説明会 ……… ●
治療費の公開 ………… ●
カウンセリング ……… ○
運動指導 ……………… ○
食事指導 ……………… ○
妊婦健診………○12週まで
2 人目不妊通院配慮 … ●
女性医師がいる ……… ○

❖ メディカルパーク横浜

横浜市

Tel.045-232-4741　横浜市中区桜木町1-1-8 日石横浜ビル4F　since 2019.5

医師 1名　培養士 5名
心理士 0 名

料金目安
HP を参照
https://medicalpark-yokohama.com

診療日	月	火	水	木	金	土	日	祝祭日
am	●	●	●	-	●	●	-	●
pm	●	●	●	-	●	●	-	●

予約受付時間　8　9　10　11　12　13　14　15　16　17　18　19　20　21 時

タイミング療法 ……… ●
人工授精 ……………… ●
人工授精（AID）……… ×
体外受精 ……………… ●
顕微授精 ……………… ●
凍結保存 ……………… ●
調節卵巣刺激法 ……… ●
自然・低刺激周期法 … ●
漢方薬の扱い ………… ×
男性不妊　○連携施設あり
不育症 ………………… ○
着床不全 ……………… ○
卵管鏡下卵管形成術（FT）… ×
腹腔鏡検査 …………… ×
子宮鏡検査 …………… ○
勉強会・説明会 ……… ●
治療費の公開 ………… ●
カウンセリング ……… ○
運動指導 ……………… ○
食事指導 ……………… ○
妊婦健診 ……………… ×
2 人目不妊通院配慮 … ○
女性医師がいる ……… ○

❖ 福田ウイメンズクリニック

横浜市

Tel.045-825-5525　横浜市戸塚区品濃町549-2 三宅ビル7F　since 1993.8

医師 1名　培養士 4名
心理士 0 名

料金目安
初診費用　4,620 円～
体外受精費用 25万～30万円
顕微授精費用 30万～35万円

診療日	月	火	水	木	金	土	日	祝祭日
am	●	●	●	●	●	●	-	-
pm	●	●	●	-	●	-	-	-

予約受付時間　8　9　10　11　12　13　14　15　16　17　18　19　20　21 時

※卵巣刺激のための注射は日曜日・祝日も行います

タイミング療法 ……… ●
人工授精 ……………… ●
人工授精（AID）……… ×
体外受精 ……………… ●
顕微授精 ……………… ●
凍結保存 ……………… ●
調節卵巣刺激法 ……… ●
自然・低刺激周期法 … ●
漢方薬の扱い ………… ●
男性不妊　●連携施設あり
不育症 ………………… ●
着床不全 ……………… ●
卵管鏡下卵管形成術（FT）… ×
腹腔鏡検査 …………… ×
子宮鏡検査 …………… ×
勉強会・説明会 ……… △
治療費の公開 ………… ●
カウンセリング ……… ○
運動指導 ……………… △
食事指導 ……………… △
妊婦健診 ……………… ○
2 人目不妊通院配慮 … ●
女性医師がいる ……… ○

❖ 湘南レディースクリニック

藤沢市

Tel.0466-55-5066　藤沢市鵠沼花沢町1-12 第5相澤ビル5F 6F　since 2007.9

医師 3名　培養士 5名
心理士 0 名

料金目安
初診費用　5,000 円～
体外受精費用 16万～30万円
顕微授精費用 20万～37万円

診療日	月	火	水	木	金	土	日	祝祭日
am	●	●	●	●	●	●	●	-
pm	●	●	●	●	●	-	-	-

予約受付時間　8　9　10　11　12　13　14　15　16　17　18　19　20　21 時

※予約受付は WEB にて 24 時間対応

タイミング療法 ……… ●
人工授精 ……………… ●
人工授精（AID）○連携施設あり
体外受精 ……………… ●
顕微授精 ……………… ●
凍結保存 ……………… ●
調節卵巣刺激法 ……… ●
自然・低刺激周期法 … ●
漢方薬の扱い ………… ●
男性不妊　●連携施設あり
不育症 ………………… ●
着床不全 ……………… ●
卵管鏡下卵管形成術（FT）… ×
腹腔鏡検査 …………… ×
子宮鏡検査 …………… ●
勉強会・説明会 ……… ●
治療費の公開 ………… ●
カウンセリング ……… ●
運動指導 ……………… ○
食事指導 ……………… ○
妊婦健診………○32週まで
2 人目不妊通院配慮 … ●
女性医師がいる ……… ●

[各項目のチェックについて]　○ … 実施している　● … 常に力を入れて実施している　△ … 検討中である　× … 実施していない

関塚医院
Tel.0254-26-1405　新発田市小舟町

富山県

かみいち総合病院
Tel.076-472-1212　中新川郡上市町

富山赤十字病院
Tel.076-433-2222　富山市牛島本町

小嶋ウィメンズクリニック
Tel.076-432-1788　富山市五福

富山県立中央病院
Tel.0764-24-1531　富山市西長江

女性クリニック We! TOYAMA
Tel.076-493-5533　富山市根塚町

富山市民病院
Tel.0764-22-1112　富山市今泉北部町

高岡市民病院
Tel.0766-23-0204　高岡市宝町

あい ART クリニック
Tel.0766-27-3311　高岡市下伏間江

源川産婦人科クリニック
Tel.025-272-5252　新潟市東区

木戸病院
Tel.025-273-2151　新潟市東区

新津産科婦人科クリニック
Tel.025-384-4103　新潟市江南区

ミアグレースクリニック新潟
Tel.025-246-1122　新潟市中央区

産科・婦人科ロイヤルハートクリニック
Tel.025-244-1122　新潟市中央区

新潟大学医歯学総合病院
Tel.025-227-2320　新潟市中央区

ART クリニック白山
Tel.025-378-3065　新潟市中央区

済生会新潟病院
Tel.025-233-6161　新潟市西区

荒川レディースクリニック
Tel.0256-72-2785　新潟市西蒲区

レディスクリニック石黒
Tel.0256-33-0150　三条市荒町

中部・東海地方

新潟県

立川綜合病院生殖医療センター
Tel.0258-33-3111　長岡市旭岡

長岡レディースクリニック
Tel.0258-22-7780　長岡市新保

セントポーリアウィメンズクリニック
Tel.0258-21-0800　長岡市南七日町

大島クリニック
Tel.025-522-2000　上越市鴨島

菅谷ウイメンズクリニック
Tel.025-546-7660　上越市新光町

愛知県

● 豊橋市民病院
Tel.0532-33-6111　豊橋市青竹町

● つつじが丘ウイメンズクリニック
Tel.0532-66-5550　豊橋市つつじが丘

● 竹内産婦人科 ART センター
Tel.0532-52-3463　豊橋市新本町

豊川市民病院
Tel.0533-86-1111　豊川市八幡町

● ART クリニックみらい
Tel.0564-24-9293　岡崎市大樹寺

稲垣レディスクリニック
Tel.0563-54-1188　西尾市横手町

● 八千代病院
Tel.0566-97-8111　安城市住吉町

ジュンレディースクリニック安城
Tel.0566-71-0308　安城市篠目町

● G&O レディスクリニック
Tel.0566-27-4103　刈谷市泉田町

セントソフィアクリニック
Tel.052-551-1595　名古屋市中村区

● 浅田レディース名古屋駅前クリニック
Tel.052-551-2203　名古屋市中村区

かとうのりこレディースクリニック
Tel.052-587-2888　名古屋市中村区

● レディースクリニックミュウ
Tel.052-551-7111　名古屋市中村区

かなくらレディスクリニック
Tel.052-587-3111　名古屋市中村区

● 名古屋第一赤十字病院
Tel.052-481-5111　名古屋市中村区

なごや ART クリニック
Tel.052-451-1103　名古屋市中村区

● ダイヤビルレディースクリニック
Tel.052-561-1881　名古屋市中村区

川合産婦人科
Tel.052-502-1501　名古屋市西区

● 野崎クリニック
Tel.052-303-3811　名古屋市中川区

● 金山レディースクリニック
Tel.052-681-2241　名古屋市熱田区

● 山口レディスクリニック
Tel.052-823-2121　名古屋市南区

名古屋市立緑市民病院
Tel.052-892-1331　名古屋市緑区

● ロイヤルベルクリニック不妊センター
Tel.052-879-6673　名古屋市緑区

● おち夢クリニック名古屋
Tel.052-968-2203　名古屋市中区

● いくたウィメンズクリニック
Tel.052-263-1250　名古屋市中区

● 可世木婦人科 ART クリニック
Tel.052-251-8801　名古屋市中区

● 成田産婦人科
Tel.052-221-1595　名古屋市中区

● おかだウィメンズクリニック
Tel.052-683-0018　名古屋市中区

AOI 名古屋病院
Tel.052-932-7128　名古屋市東区

上野レディスクリニック
Tel.052-981-1184　名古屋市北区

平田レディースクリニック
Tel.052-914-7277　名古屋市北区

● 稲垣婦人科
Tel.052-910-5550　名古屋市北区

星ケ丘マタニティ病院
Tel.052-782-6211　名古屋市千草区

咲江レディスクリニック
Tel.052-757-0222　名古屋市千草区

● さわだウイメンズクリニック
Tel.052-788-3588　名古屋市千草区

● まるた ART クリニック
Tel.052-764-0010　名古屋市千草区

レディースクリニック山原
Tel.052-731-8181　名古屋市千草区

若葉台クリニック
Tel.052-777-2888　名古屋市名東区

● あいこ女性クリニック
Tel.052-777-8080　名古屋市名東区

● 名古屋大学医学部附属病院
Tel.052-741-2111　名古屋市昭和区

● 名古屋市立大学病院
Tel.052-851-5511　名古屋市瑞穂区

● 八事レディースクリニック
Tel.052-834-1060　名古屋市天白区

● 平針北クリニック
Tel.052-803-1103　日進市赤池町

● このはなクリニック
Tel.0265-98-8814　伊那市上新田

平岡産婦人科
Tel.0266-72-6133　茅野市ちの

● 諏訪マタニティークリニック
Tel.0266-28-6100　諏訪郡下諏訪町

ひろおか さくらレディースウィメンズクリニック
Tel.0263-85-0013　塩尻市広丘吉田

岐阜県

● 高橋産婦人科
Tel.058-263-5726　岐阜市梅ケ枝町

● 古田産科婦人科クリニック
Tel.058-265-2395　岐阜市金町

● 岐阜大学医学部附属病院
Tel.058-230-6000　岐阜市柳戸

● 操レディスホスピタル
Tel.058-233-8811　岐阜市津島町

● おおのレディースクリニック
Tel.058-233-0201　岐阜市光町

● クリニックママ
Tel.0584-73-5111　大垣市今宿

● 大垣市民病院
Tel.0584-81-3341　大垣市南頬町

東海中央病院
Tel.0583-82-3101　各務原市蘇原東島町

久美愛厚生病院
Tel.0577-32-1115　高山市中切町

● 中西ウィメンズクリニック
Tel.0572-25-8882　多治見市大正町

とまつレディースクリニック
Tel.0574-61-1138　可児市広見

● 松波総合病院
Tel.058-388-0111　羽島郡笠松町

静岡県

● いながきレディースクリニック
Tel.055-926-1709　沼津市宮前町

● 沼津市立病院
Tel.055-924-5100　沼津市東椎路春ノ木

● 岩端医院
Tel.055-962-1368　沼津市大手町

● かぬき岩端医院
Tel.055-932-8189　沼津市下香貫前原

聖隷沼津病院
Tel.055-952-1000　沼津市本字松下

こまきウィメンズクリニック
Tel.055-972-1057　三島市西若町

● 三島レディースクリニック
Tel.055-991-0770　三島市南本町

● 富士市立中央病院
Tel.0545-52-1131　富士市高島町

● 長谷川産婦人科医院
Tel.0545-53-7575　富士市吉原

● 望月産婦人科医院
Tel.0545-34-0445　富士市比奈

宮崎クリニック
Tel.0545-66-3731　富士市松岡

静岡市立静岡病院
Tel.054-253-3125　静岡市葵区

レディースクリニック古川
Tel.054-249-3733　静岡市葵区

● 静岡レディースクリニック
Tel.054-251-0770　静岡市葵区

● 菊池レディースクリニック
Tel.054-272-4124　静岡市葵区

● 俵 IVF クリニック
Tel.054-288-2882　静岡市駿河区

静岡市立清水病院
Tel.054-336-1111　静岡市清水区

● 焼津市立総合病院
Tel.054-623-3111　焼津市道原

● 聖隷浜松病院
Tel.053-474-2222　浜松市中区

● アクトタワークリニック
Tel.053-413-1124　浜松市中区

● 西村ウイメンズクリニック
Tel.053-479-0222　浜松市中区

水本レディスクリニック
Tel.053-433-1103　浜松市東区

● 浜松医科大学病院
Tel.053-435-2309　浜松市東区

● 聖隷三方原病院リプロダクションセンター
Tel.053-436-1251　浜松市北区

● 可睡の杜レディースクリニック
Tel.0538-49-5656　袋井市可睡の杜

● 西垣 ART クリニック
Tel.0538-33-4455　磐田市中泉

済生会高岡病院
Tel.0766-21-0570　高岡市二塚

厚生連高岡病院
Tel.0766-21-3930　高岡市永楽町

黒部市民病院
Tel.0765-54-2211　黒部市三日市

● あわの産婦人科医院
Tel.0765-72-0588　下新川郡入善町

津田産婦人科医院
Tel.0763-33-3035　砺波市寿町

石川県

● 石川県立中央病院
Tel.076-237-8211　金沢市鞍月東

吉澤レディースクリニック
Tel.076-266-8155　金沢市稚日野町

あい ART クリニック金沢
Tel.050-5873-3935　金沢市堀川新町

金沢大学附属病院
Tel.076-265-2000　金沢市宝町

金沢医療センター
Tel.076-262-4161　金沢市石引

● 金沢たまごクリニック
Tel.076-237-3300　金沢市諸江町

うきた産婦人科医院
Tel.076-291-2277　金沢市新神田

● 鈴木レディスホスピタル
Tel.076-242-3155　金沢市寺町

金沢医科大学病院
Tel.076-286-2211　河北郡内灘町

やまぎしレディスクリニック
Tel.076-287-6066　野々市市藤平田

● 永遠幸レディスクリニック
Tel.0761-23-1555　小松市小島町

荒木クリニック
Tel.0761-22-0301　小松市若杉町

川北レイクサイドクリニック
Tel.0761-22-0232　小松市今江町

恵寿総合病院
Tel.0767-52-3211　七尾市富岡町

深江レディースクリニック
Tel.076-294-3336　野々市市郷町

福井県

● 本多レディースクリニック
Tel.0776-24-6800　福井市宝永

● 西ウイミンズクリニック
Tel.0776-33-3663　福井市木田

公立丹南病院
Tel.0778-51-2260　鯖江市三六町

● 福井大学医学部附属病院
Tel.0776-61-3111　吉田郡永平寺町

山梨県

● このはな産婦人科
Tel.055-225-5500　甲斐市西八幡

● 薬袋レディースクリニック
Tel.055-226-3711　甲府市飯田

● 甲府昭和婦人クリニック
Tel.055-226-5566　中巨摩郡昭和町

● 山梨大学医学部附属病院
Tel.055-273-1111　中央市下河東

長野県

● 吉澤産婦人科医院
Tel.026-226-8475　長野市七瀬中町

長野赤十字病院
Tel.026-226-4131　長野市若里

● 長野市民病院
Tel.026-295-1199　長野市富竹

● OKA レディースクリニック
Tel.026-285-0123　長野市下氷鉋

● 南長野医療センター篠ノ井総合病院
Tel.026-292-2261　長野市篠ノ井会

● 佐久市立国保浅間総合病院
Tel.0267-67-2295　佐久市岩村田

● 佐久平エンゼルクリニック
Tel.0267-67-5816　佐久市長土呂

● 三浦産婦人科
Tel.0268-22-0350　上田市中央

● 西澤産婦人科クリニック
Tel.0265-24-3800　飯田市本町

● わかばレディス＆マタニティクリニック
Tel.0263-45-0103　松本市浅間温泉

● 信州大学医学部附属病院
Tel.0263-35-4600　松本市旭

● 北原レディースクリニック
Tel.0263-48-3186　松本市島立

● … 体外受精以上の生殖補助医療実施施設

- IVF 白子クリニック Tel.059-388-2288 鈴鹿市南江島町
- ヨナハレディースクリニック Tel.0594-27-1703 桑名市大字和泉イノ割
- 金丸産婦人科 Tel.059-229-5722 津市観音寺町
- 三重大学病院 Tel.059-232-1111 津市江戸橋
- 西山産婦人科 不妊治療センター Tel.059-229-1200 津市栄町
- 済生会松阪総合病院 Tel.0598-51-2626 松阪市朝日町
- 本橋産婦人科 Tel.0596-23-4103 伊勢市一之木
- 武田産婦人科 Tel.0595-64-7655 名張市鴻之台
- 森川病院 Tel.0595-21-2425 伊賀市上野忍町

- 浅田レディース勝川クリニック Tel.0568-35-2203 春日井市松新町
- 公立陶生病院 Tel.0561-82-5101 瀬戸市西追分町
- 中原クリニック Tel.0561-88-0311 瀬戸市山手町
- 一宮市立市民病院 Tel.0586-71-1911 一宮市文京
- つかはらレディースクリニック Tel.0586-81-8000 一宮市浅野居森野
- 可世木レディスクリニック Tel.0586-47-7333 一宮市平和

三重県

- こうのとり WOMAN'S CARE クリニック Tel.059-355-5577 四日市市諏訪栄町
- 慈芳産婦人科・内科・リウマチ科 Tel.059-353-0508 四日市市ときわ
- みのうらレディースクリニック Tel.0593-80-0018 鈴鹿市磯山

愛知県

- 森脇レディースクリニック Tel.0561-33-5512 みよし市三好町
- 藤田医科大学病院 Tel.0562-93-2111 豊明市沓掛町
- グリーンベル ART クリニック Tel.0120-822-229 豊田市喜多町
- トヨタ記念病院不妊センター Tel.0565-28-0100 豊田市平和町
- 常滑市民病院 Tel.0569-35-3170 常滑市飛香台
- ふたばクリニック Tel.0569-20-5000 半田市吉田町
- 原田レディースクリニック Tel.0562-36-1103 知多市寺本新町
- 江南厚生病院 Tel.0587-51-3333 江南市高屋町
- 小牧市民病院 Tel.0568-76-4131 小牧市常普請

中部・東海地方 / ピックアップ クリニック

長野県

❖ 吉澤産婦人科医院

長野市 since 1966.2

Tel.026-226-8475 長野市七瀬中町 96

医師 1 名 培養士 4 名
不妊カウンセラー 0 名

診療日	月	火	水	木	金	土	日	祝祭日
am	●	●	●	●	●	●	-	-
pm	●	●	-	●	●	-	-	-

予約受付時間 8 9 10 11 12 13 14 15 16 17 18 19 20 21 時

料金目安
初診費用 ー
体外受精費用 25万円～
顕微授精費用 30万円～

タイミング療法 ……… ○	漢方薬の扱い ………… ○	治療費の公開 ………… ○
人工授精 ……………… ●	男性不妊 ……………… ○	カウンセリング ……… △
人工授精 (AID) ……… ×	不育症 ………………… ○	運動指導 …………… ×
体外受精 ……………… ●	着床不全 ……………… ○	食事指導 …………… ×
顕微授精 ……………… ●	卵管鏡下卵管形成術 (FT)… ×	妊婦健診 …………… ×
凍結保存 ……………… ●	腹腔鏡検査 …………… ×	2 人目不妊通院配慮 … ○
調節卵巣刺激法 ……… ●	子宮鏡検査 …………… ×	女性医師がいる ……… ×
自然・低刺激周期法 … ×	勉強会・説明会 ……… ○	

❖ 佐久平エンゼルクリニック

佐久市 since 2014.4

Tel.0267-67-5816 佐久市長土呂 1210-1

医師 1 名 培養士 3 名
心理士 4 名

診療日	月	火	水	木	金	土	日	祝祭日
am	●	●	●	●	●	●	-	-
pm	●	●	-	●	●	-	-	-

予約受付時間 8 9 10 11 12 13 14 15 16 17 18 19 20 21 時

料金目安
初診費用 12,000円～
体外受精費用 125,200円～
顕微授精費用 137,700円～

タイミング療法 ……… ●	漢方薬の扱い ………… ●	治療費の公開 ………… ●
人工授精 ……………… ●	男性不妊 ……………… ●	カウンセリング ……… ●
人工授精 (AID) ……… ×	不育症 ………………… ●	運動指導 …………… ×
体外受精 ……………… ●	着床不全 ……………… ●	食事指導 …………… ●
顕微授精 ……………… ●	卵管鏡下卵管形成術 (FT)… ×	妊婦健診………○10週まで
凍結保存 ……………… ●	腹腔鏡検査 …………… ×	2 人目不妊通院配慮 … ●
調節卵巣刺激法 ……… ●	子宮鏡検査 …………… ×	女性医師がいる ……… ×
自然・低刺激周期法 … ●	勉強会・説明会 ……… ●	

岐阜県

❖ 操レディスホスピタル

岐阜市 since 2001.1

Tel.058-233-8811 岐阜市津島町 6-19

医師 4 名 培養士 5 名
心理士 0 名

診療日	月	火	水	木	金	土	日	祝祭日
am	●	●	●	●	●	●	-	-
pm	●	●	●	-	●	●	-	-

予約受付時間 8 9 10 11 12 13 14 15 16 17 18 19 20 21 時

料金目安
初診費用 ー
体外受精費用 18万円～
顕微授精費用 上記＋3万円～

タイミング療法 ……… ●	漢方薬の扱い ………… ●	治療費の公開 ………… ●
人工授精 ……………… ●	男性不妊 ●連携施設あり	カウンセリング ……… ●
人工授精 (AID) ……… ×	不育症 ………………… ●	運動指導 …………… ●
体外受精 ……………… ●	着床不全 ……………… ●	食事指導 …………… ●
顕微授精 ……………… ●	卵管鏡下卵管形成術 (FT)… ×	妊婦健診 …… ●出産まで
凍結保存 ……………… ●	腹腔鏡検査 …………… ×	2 人目不妊通院配慮 … ●
調節卵巣刺激法 ……… ●	子宮鏡検査 …………… ×	女性医師がいる ……… ●
自然・低刺激周期法 … ●	勉強会・説明会 ……… ●	

❖ 中西ウィメンズクリニック

多治見市 since 2003.7

Tel.0572-25-8882 多治見市大正町 1-45

医師 4 名 培養士 5 名
心理士 0 名

診療日	月	火	水	木	金	土	日	祝祭日
am	●	●	●	●	●	●	-	-
pm	●	●	●	-	●	-	-	-

予約受付時間 8 9 10 11 12 13 14 15 16 17 18 19 20 21 時

料金目安
初診費用 3,000円～
体外受精費用 24 万円～
顕微授精費用 上記＋55,000円～

R4 年 2 月より午前中の受付時間が 9:00 ～ 12:00 に変更となります。

タイミング療法 ……… ●	漢方薬の扱い ………… ●	治療費の公開 ………… ●
人工授精 ……………… ●	男性不妊 ○連携施設あり	カウンセリング ……… ●
人工授精 (AID) ……… ×	不育症 ………………… ○	運動指導 …………… ○
体外受精 ……………… ●	着床不全 ……………… ●	食事指導 …………… ○
顕微授精 ……………… ●	卵管鏡下卵管形成術 (FT)… ×	妊婦健診 …… ●出産まで
凍結保存 ……………… ●	腹腔鏡検査 …………… ×	2 人目不妊通院配慮 … ●
調節卵巣刺激法 ……… ●	子宮鏡検査 …………… ×	女性医師がいる ……… ×
自然・低刺激周期法 … ○	勉強会・説明会 ……… ○	

静岡県

❖ 可睡の杜レディースクリニック

袋井市 since 2003.11

Tel.0538-49-5656 袋井市可睡の杜 31-6

医師 1 名 培養士 2 名
心理士 0 名

診療日	月	火	水	木	金	土	日	祝祭日
am	●	●	●	●	●	●	-	-
pm	●	●	-	●	●	-	-	-

予約受付時間 8 9 10 11 12 13 14 15 16 17 18 19 20 21 時

料金目安
初診費用 3,450円～
体外受精費用 20万～45万円
顕微授精費用 上記＋5万円～

タイミング療法 ……… ●	漢方薬の扱い ………… ○	治療費の公開 ………… ●
人工授精 ……………… ●	男性不妊 ……………… ○	カウンセリング ……… ×
人工授精 (AID) ……… ×	不育症 ………………… ○	運動指導 …………… ×
体外受精 ……………… ●	着床不全 ……………… ○	食事指導 …………… ×
顕微授精 ……………… ●	卵管鏡下卵管形成術 (FT)… ×	妊婦健診 …………… ×
凍結保存 ……………… ●	腹腔鏡検査 …………… ×	2 人目不妊通院配慮 … ○
調節卵巣刺激法 ……… ●	子宮鏡検査 …………… ×	女性医師がいる ……… ×
自然・低刺激周期法 … ○	勉強会・説明会 ……… ×	

[各項目のチェックについて] ○ … 実施している ● … 常に力を入れて実施している △ … 検討中である × … 実施していない

中部・東海地方 / ピックアップ クリニック

愛知県

❖ ダイヤビルレディースクリニック

名古屋市 since 2004.4

Tel.052-561-1881 名古屋市西区名駅 1-1-17 名駅ダイヤメイテツビル 2F

医師 5 名 培養士 4 名
心理士 1 名 (外部)

料金目安
初診費用 2,750円～
体外受精費用 14 万～42万円
顕微授精費用 16 万～45万円

診療日	月	火	水	木	金	土	日	祝祭日
am	●	●	●	●	●	●	-	-
pm	●	●	●	●	●	-	-	-

予約受付時間 8 9 10 11 12 13 14 15 16 17 18 19 20 21 時

タイミング療法 ……… ○
人工授精 ……………… ○
人工授精 (AID) ……… ×
体外受精 ……………… ●
顕微授精 ……………… ●
凍結保存 ……………… ●
調節卵巣刺激法 ……… ●
自然・低刺激周期法 … ○
漢方薬の扱い ………… ○
男性不妊 ○連携施設あり
不育症 ………………… ●
着床不全 ……………… ○
卵管鏡下卵管形成術 (FT)… ×
腹腔鏡検査 …………… ×
子宮鏡検査 …………… ●
勉強会・説明会 ……… ●
治療費の公開 ………… ○
カウンセリング ……… ○
運動指導 ……………… ○
食事指導 ……………… ○
妊婦健診………○12週まで
2 人目不妊通院配慮 … ○
女性医師がいる ……… ○

❖ いくたウィメンズクリニック

名古屋市 since 2003.5

Tel.052-263-1250 名古屋市中区栄 3-15-27 いちご栄ビル 3F

医師 1 名 培養士 1 名
心理士 1 名 (外部)

料金目安
初診費用 5,000円～
体外受精費用 37万円～
顕微授精費用 42万円～

診療日	月	火	水	木	金	土	日	祝祭日
am	●	●	●	●	●	●	-	-
pm	●	●	●	-	●	-	-	-

予約受付時間 8 9 10 11 12 13 14 15 16 17 18 19 20 21 時

タイミング療法 ……… ○
人工授精 ……………… ○
人工授精 (AID) ……… ×
体外受精 ……………… ●
顕微授精 ……………… ●
凍結保存 ……………… ○
調節卵巣刺激法 ……… ○
自然・低刺激周期法 … ○
漢方薬の扱い ………… ○
男性不妊 ……………… ○
不育症 ………………… ○
着床不全 ……………… ○
卵管鏡下卵管形成術 (FT)… ×
腹腔鏡検査 …………… ×
子宮鏡検査 …………… ○
勉強会・説明会 ……… ×
治療費の公開 ………… ○
カウンセリング ……… ○
運動指導 ……………… ×
食事指導 ……………… ×
妊婦健診………○16週まで
2 人目不妊通院配慮 … △
女性医師がいる ……… ×

❖ おかだウィメンズクリニック

名古屋市 since 2014.4

Tel.052-683-0018 名古屋市中区正木 4-8-7 れんが橋ビル 3F

医師 1 名 培養士 2 名
心理士 0 名

料金目安
初診費用 2,500円～
体外受精費用 50 万～55万円
顕微授精費用 55 万～60万円

診療日	月	火	水	木	金	土	日	祝祭日
am	●	●	●	●	●	●	-	-
pm	●	●	-	●	●	-	-	-

予約受付時間 8 9 10 11 12 13 14 15 16 17 18 19 20 21 時

タイミング療法 ……… ●
人工授精 ……………… ●
人工授精 (AID) ……… ×
体外受精 ……………… ●
顕微授精 ……………… ●
凍結保存 ……………… ●
調節卵巣刺激法 ……… ●
自然・低刺激周期法 … ●
漢方薬の扱い ………… ○
男性不妊 ○連携施設あり
不育症 ………………… ○
着床不全 ……………… ●
卵管鏡下卵管形成術 (FT)… ×
腹腔鏡検査 …………… ×
子宮鏡検査 …………… ●
勉強会・説明会 ……… ●
治療費の公開 ………… ○
カウンセリング ……… ●
運動指導 ……………… ○
食事指導 ……………… ○
妊婦健診………○12週まで
2 人目不妊通院配慮 … ○
女性医師がいる ……… ×

❖ さわだウィメンズクリニック 名古屋不妊センター

名古屋市 since 2001.4

Tel.052-788-3588 名古屋市千種区四谷通 1-18-1 RICCA11 ビル 3F

医師 2 名 培養士 5 名
心理士 0 名

料金目安
初診費用 7,000～8,000円
体外受精費用 ～30万円
顕微授精費用 上記+5万～7万円

診療日	月	火	水	木	金	土	日	祝祭日
am	●	●	●	●	●	●	-	-
pm	●	●	-	●	●	-	-	-

予約受付時間 8 9 10 11 12 13 14 15 16 17 18 19 20 21 時

タイミング療法 ……… ○
人工授精 ……………… ●
人工授精 (AID) ○紹介あり
体外受精 ……………… ●
顕微授精 ……………… ●
凍結保存 ……………… ●
調節卵巣刺激法 ……… ●
自然・低刺激周期法 … ●
漢方薬の扱い ………… ●
男性不妊 ○連携施設あり
不育症 ………………… ●
着床不全 ……………… ●
卵管鏡下卵管形成術 (FT)… ●
腹腔鏡検査 … ○紹介あり
子宮鏡検査 … ○紹介あり
勉強会・説明会 ……… ●
治療費の公開 ………… ○
カウンセリング ……… ●
運動指導 ……………… ○
食事指導 ……………… ○
妊婦健診 ………○8 週まで
2 人目不妊通院配慮 … △
女性医師がいる ……… ●

[各項目のチェックについて] ○ … 実施している ● … 常に力を入れて実施している △ … 検討中である × … 実施していない

近畿地方

滋賀県

● リプロダクション浮田クリニック
Tel.077-572-7624 大津市真野

● 木下レディースクリニック
Tel.077-526-1451 大津市打出浜

● 桂川レディースクリニック
Tel.077-511-4135 大津市御殿浜

● 竹林ウィメンズクリニック
Tel.077-547-3557 大津市大萱

● 滋賀医科大学医学部附属病院
Tel.077-548-2111 大津市瀬田月輪町

● 希望が丘クリニック
Tel.077-586-4103 野洲市三宅

甲西 野村産婦人科
Tel.0748-72-6633 湖南市柑子袋

山崎クリニック
Tel.0748-42-1135 東近江市山路町

● 神野レディスクリニック
Tel.0749-22-6216 彦根市中央町

足立レディースクリニック
Tel.0749-22-2155 彦根市佐和町

● 草津レディースクリニック
Tel.077-566-7575 草津市渋川

● 清水産婦人科
Tel.077-562-4332 草津市野村

南草津 野村病院
Tel.077-561-3788 草津市野路

産科・婦人科ハピネスバースクリニック
Tel.077-564-3101 草津市矢橋町

京都府

志馬クリニック四条烏丸
Tel.075-221-6821 京都市下京区

● 京都 IVF クリニック
Tel.077-526-1451 京都市下京区

南部産婦人科
Tel.075-313-6000 京都市下京区

● 醍醐渡辺クリニック
Tel.075-571-0226 京都市伏見区

● 京都府立医科大学病院
Tel.075-251-5560 京都市上京区

● 田村秀子婦人科医院
Tel.075-213-0523 京都市中京区

● 足立病院
Tel.075-253-1382 京都市中京区

京都第一赤十字病院
Tel.075-561-1121 京都市東山区

日本バプテスト病院
Tel.075-781-5191 京都市左京区

● 京都大学医学部附属病院
Tel.075-751-3712 京都市左京区

● IDA クリニック
Tel.075-583-6515 京都市山科区

細田クリニック
Tel.075-322-0311 京都市右京区

● 身原病院
Tel.075-392-3111 京都市西京区

桂駅前 Mihara Clinic
Tel.075-394-3111 京都市西京区

田村産婦人科医院
Tel.0771-24-3151 亀岡市安町

大阪府

● 大阪 New ART クリニック
Tel.06-6341-1556 大阪市北区

オーク梅田レディースクリニック
Tel.06-6348-1511 大阪市北区

● HORAC グランフロント大阪クリニック
Tel.06-6377-8824 大阪市北区

● … 体外受精以上の生殖補助医療実施施設

明和病院 Tel.0798-47-1767 西宮市上鳴尾町

木内女性クリニック Tel.0798-63-2271 西宮市高松町

● レディースクリニック Taya Tel.072-771-7717 伊丹市伊丹

● 近畿中央病院 Tel.072-781-3712 伊丹市車塚

● 小原ウイメンズクリニック Tel.0797-82-1211 宝塚市山本東

● シオタニレディースクリニック Tel.079-561-3500 三田市中央町

● 中林産婦人科 Tel.079-282-6581 姫路市白国

● koba レディースクリニック Tel.079-223-4924 姫路市北条口

● 西川産婦人科 Tel.079-253-2195 姫路市花田町

● 親愛産婦人科 Tel.079-271-6666 姫路市網干区

久保みずきレディースクリニック 明石診療所 Tel.078-913-9811 明石市本町

二見レディースクリニック Tel.078-942-1783 明石市二見町

● 博愛産科婦人科 Tel.078-941-8803 明石市二見町

● 親愛レディースクリニック Tel.079-421-5511 加古川市加古川町

ちくご・ひらまつ産婦人科 Tel.079-424-5163 加古川市加古川町

● 小野レディースクリニック Tel.0794-62-1103 小野市西本町

● 福田産婦人科麻酔科 Tel.0791-43-5357 赤穂市加里屋

● 赤穂中央病院 Tel.0791-45-7290 赤穂市惣門町

公立神崎総合病院 Tel.0790-32-1331 神崎郡神河町

奈良県

好川婦人科クリニック Tel.0743-75-8600 生駒市東新町

高山クリニック Tel.0742-35-3611 奈良市柏木町

● ASKA レディース・クリニック Tel.0742-51-7717 奈良市北登美ヶ丘

すぎはら婦人科 Tel.0742-46-4127 奈良市中登美ヶ丘

● 富雄産婦人科 Tel.0742-43-0381 奈良市三松

● 久永婦人科クリニック Tel.0742-32-5505 奈良市西大寺東町

● 赤崎クリニック　高度生殖医療センター Tel.0744-43-2468 桜井市谷

桜井病院 Tel.0744-43-3541 桜井市桜井

奈良県立医科大学病院 Tel.0744-22-3051 橿原市四条町

● ミズクリニックメイワン Tel.0744-20-0028 橿原市四条町

● 三橋仁美レディースクリニック Tel.0743-51-1135 大和郡山市矢田町

和歌山県

● 日赤和歌山医療センター Tel.073-422-4171 和歌山市小松原通

● うつのみやレディースクリニック Tel.073-474-1987 和歌山市美園町

● 岩橋産科婦人科 Tel.073-444-4060 和歌山市関戸

いくこレディースクリニック Tel.073-482-0399 海南市日方

榎本産婦人科 Tel.0739-22-0019 田辺市湊

● 奥村レディースクリニック Tel.0736-32-8511 橋本市東家

● 関西医科大学附属病院 Tel.072-804-0101 枚方市新町

● 天の川レディースクリニック Tel.072-892-1124 交野市私部西

● IVF 大阪クリニック Tel.06-4308-8824 東大阪市長田東

なかじまレディースクリニック Tel.072-929-0506 東大阪市長田東

平松産婦人科クリニック Tel.072-955-8881 藤井寺市藤井寺

船内クリニック Tel.072-955-0678 藤井寺市藤井寺

● てらにしレディースクリニック Tel.072-367-0666 大阪狭山市池尻自由丘

● 近畿大学病院 Tel.072-366-0221 大阪狭山市大野東

● ルナレディースクリニック　不妊・更年期センター Tel.072-224-6317 堺市堺区

● いしかわクリニック Tel.072-232-8751 堺市堺区

● KAWA レディースクリニック Tel.072-297-2700 堺市南区

小野クリニック Tel.072-285-8110 堺市東区

● 府中のぞみクリニック Tel.0725-40-5033 和泉市府中町

● 谷口病院 Tel.072-463-3232 泉佐野市大西

● レオゲートタワーレディースクリニック Tel.072-460-2800 泉佐野市りんくう往来北

兵庫県

神戸大学医学部附属病院 Tel.078-382-5111 神戸市中央区

● 英ウィメンズクリニック Tel.078-392-8723 神戸市中央区

● 神戸元町夢クリニック Tel.078-325-2121 神戸市中央区

● 山下レディースクリニック Tel.078-265-6475 神戸市中央区

● 神戸 ART レディスクリニック Tel.078-261-3500 神戸市中央区

● 神戸アドベンチスト病院 Tel.078-981-0161 神戸市北区

● 中村レディースクリニック Tel.,078-925-4103 神戸市西区

● 久保みずきレディースクリニック 菅原記念診療所 Tel.078-961-3333 神戸市西区

英ウイメンズクリニック たるみ Tel.078-704-5077 神戸市垂水区

● くぼたレディースクリニック Tel.078-843-3261 神戸市東灘区

プリュームレディースクリニック Tel.078-600-2675 神戸市東灘区

● レディースクリニックごとう Tel.0799-45-1131 南あわじ市山添

● オガタファミリークリニック Tel.0797-25-2213 芦屋市松ノ内町

吉田レディースクリニック Tel.06-6483-6111 尼崎市西大物町

武庫之荘レディースクリニック Tel.06-6435-0488 尼崎市南武庫之荘

産科・婦人科衣笠クリニック Tel.06-6494-0070 尼崎市東園田町

JUN レディースクリニック Tel.06-4960-8115 尼崎市潮江

● 徐クリニック・ART センター Tel.0798-54-8551 西宮市松籟荘

● スギモトレディースクリニック Tel.0798-63-0325 西宮市甲風園

● すずきレディースクリニック Tel.0798-39-0555 西宮市田中町

● レディース＆ARTクリニック サンタクルス ザ ニシキタ Tel.0798-62-1188 西宮市高松町

● 兵庫医科大学病院 Tel.0798-45-6111 西宮市武庫川町

山田産婦人科 Tel.0798-41-0272 西宮市甲子園町

大阪府

● リプロダクションクリニック大阪 Tel.06-6136-3344 大阪市北区

● レディース＆ARTクリニック サンタクルス ザ ウメダ Tel.06-6374-1188 大阪市北区

● 越田クリニック Tel.06-6316-6090 大阪市北区

● 扇町レディースクリニック Tel.06-6311-2511 大阪市北区

● うめだファティリティ—クリニック Tel.06-6371-0363 大阪市北区

● レディースクリニックかたかみ Tel.06-6100-2525 大阪市淀川区

かわばたレディスクリニック Tel.06-6308-7660 大阪市淀川区

● 小林産婦人科 Tel.06-6924-0934 大阪市都島区

● レディースクリニック北浜 Tel.06-6202-8739 大阪市中央区

● 西川婦人科内科クリニック Tel.06-6201-0317 大阪市中央区

● ウィメンズクリニック本町 Tel.06-6251-8686 大阪市中央区

● 春木レディースクリニック Tel.06-6281-3788 大阪市中央区

● 脇本産婦人科・麻酔科 Tel.06-6761-5537 大阪市天王寺区

大阪赤十字病院 Tel.06-6771-5131 大阪市天王寺区

聖バルナバ病院 Tel.06-6779-1600 大阪市天王寺区

おおつかレディースクリニック Tel.06-6776-8856 大阪市天王寺区

都竹産婦人科医院 Tel.06-6754-0333 大阪市生野区

大阪市立大学病院 Tel.06-6645-2121 大阪市阿倍野区

● 大阪鉄道病院 Tel.06-6628-2221 大阪市阿倍野区

● IVF なんばクリニック Tel.06-6534-8824 大阪市西区

● オーク住吉産婦人科 Tel.0120-009-345 大阪市西成区

● 岡本クリニック Tel.06-6696-0201 大阪市住吉区

沢井産婦人科医院 Tel.06-6694-1115 大阪市住吉区

● 大阪急性期総合医療センター Tel.06-6692-1201 大阪市住吉区

たかせ産婦人科 Tel.06-6855-4135 豊中市上野東

● 園田桃代 ART クリニック Tel.06-6155-1511 豊中市新千里東町

● たまごクリニック　内分泌センター Tel.06-4865-7017 豊中市曽根西町

松崎産婦人科クリニック Tel.072-750-2025 池田市菅原町

● なかむらレディースクリニック Tel.06-6378-7333 吹田市豊津町

● 吉本婦人科クリニック Tel.06-6337-0260 吹田市片山町

市立吹田市民病院 Tel.06-6387-3311 吹田市片山町

● 奥田産婦人科 Tel.072-622-5253 茨木市竹橋町

サンタマリア病院 Tel.072-627-3459 茨木市新庄町

● 大阪医科薬科大学病院 Tel.072-683-1221 高槻市大学町

● 後藤レディースクリニック Tel.072-683-8510 高槻市白梅町

● イワサクリニック香里診療所 セントマリー不妊センター Tel.072-831-1666 寝屋川市香里本通町

● ひらかた ART クリニック Tel.072-804-4124 枚方市大垣内町

折野産婦人科 Tel.072-857-0243 枚方市楠葉朝日

● … 体外受精以上の生殖補助医療実施施設

近畿地方 / ピックアップ クリニック

滋賀県

❖ リプロダクション浮田クリニック

大津市　since 2020.10

Tel.077-572-7624　大津市真野 1 丁目 45-8

医師 3 名　培養士 3 名
心理士 1 名

診療日	月	火	水	木	金	土	日	祝祭日
am	●	●	●	●	●	●	-	-
pm	●	●	▲	●	●	-	-	-

予約受付時間	8	9	10	11	12	13	14	15	16	17	18	19	20	21	時

※ 14:00 ～ 16:00 は検査・処置、▲は漢方外来

料金目安
初診費用　3 ～ 4,000 円
体外受精費用　30 ～ 35 万円
顕微授精費用　35 ～ 40 万円

タイミング療法 ……… ●
人工授精 ……………… ●
人工授精 (AID) ……… ×
体外受精 ……………… ●
顕微授精 ……………… ●
凍結保存 ……………… ●
調節卵巣刺激法 ……… ●
自然・低刺激周期法 … ●
漢方薬の扱い ………… ●
男性不妊　●連携施設あり
不育症 ………………… ●
着床不全 ……………… ●
卵管鏡下卵管形成術 (FT)… ×
腹腔鏡検査 …………… ×
子宮鏡検査 …………… ●
勉強会・説明会 ……… ●
治療費の公開 ………… ●
カウンセリング ……… ●
運動指導 ……………… ○
食事指導 ……………… ○
妊婦健診………○ 8 週まで
2 人目不妊通院配慮 … ●
女性医師がいる ……… ○

京都府

❖ 醍醐渡辺クリニック

京都市　since 1971.9

Tel.075-571-0226　京都市伏見区醍醐高畑町 30-15

医師 6 名　培養士 8 名
心理士 1 名

診療日	月	火	水	木	金	土	日	祝祭日
am	●	●	●	●	●	●	▲	▲
pm	●	-	●	-	●	-	-	-

予約受付時間	8	9	10	11	12	13	14	15	16	17	18	19	20	21	時

※電話受付は月・水・金は 9:00～20:30、火・木・土は 9:00～17:00
日・祝は 9:30～11:00(予約のみ)

料金目安
初診費用　2,500円～
体外受精費用　20万～40万円
顕微授精費用　30万～50万円

タイミング療法 ……… ●
人工授精 ……………… ●
人工授精 (AID) ……… ×
体外受精 ……………… ●
顕微授精 ……………… ●
凍結保存 ……………… ●
調節卵巣刺激法 ……… ●
自然・低刺激周期法 … ●
漢方薬の扱い ………… ●
男性不妊 ……………… ○
不育症 ………………… ●
着床不全 ……………… ○
卵管鏡下卵管形成術 (FT)… ×
腹腔鏡検査 …………… ×
子宮鏡検査 …………… ○
勉強会・説明会 ……… ●
治療費の公開 ………… ●
カウンセリング ……… ●
運動指導 ……………… ×
食事指導 ……………… ×
妊婦健診 …… ●出産まで
2 人目不妊通院配慮 … ●
女性医師がいる ……… ●

大阪府

❖ 園田桃代 ART クリニック

豊中市　since 2010.9

Tel.06-6155-1511　豊中市新千里東町 1-5-3 千里朝日阪急ビル 3F

医師 2 名　培養士 9 名
心理士 0 名

診療日	月	火	水	木	金	土	日	祝祭日
am	●	●	●	●	●	●	-	-
pm	●	-	●	-	●	-	-	-

予約受付時間	8	9	10	11	12	13	14	15	16	17	18	19	20	21	時

料金目安
初診費用　13,000円～
体外受精費用　21万円～
顕微授精費用　26万円～

タイミング療法 ……… ●
人工授精 ……………… ●
人工授精 (AID) ……… ×
体外受精 ……………… ●
顕微授精 ……………… ●
凍結保存 ……………… ●
調節卵巣刺激法 ……… ●
自然・低刺激周期法 … ●
漢方薬の扱い ………… ●
男性不妊 ……………… ●
不育症 ………………… ●
着床不全 ……………… ●
卵管鏡下卵管形成術 (FT)… ●
腹腔鏡検査 …………… ×
子宮鏡検査 …………… ×
勉強会・説明会 ……… ●
治療費の公開 ………… ●
カウンセリング ……… ●
運動指導 ……………… ○
食事指導 ……………… ○
妊婦健診………○初期まで
2 人目不妊通院配慮 … ●
女性医師がいる ……… ●

❖ 岡本クリニック

大阪市　since 1993.5

Tel.06-6696-0201　大阪市住吉区長居東 3-4-28

医師 3 名　培養士 3 名
心理士 0 名

診療日	月	火	水	木	金	土	日	祝祭日
am	●	●	●	●	●	●	-	-
pm	●	-	●	-	●	-	-	-

予約受付時間	8	9	10	11	12	13	14	15	16	17	18	19	20	21	時

料金目安
初診費用　1,000円～
体外受精費用 27.61 万～46.86 万円
顕微授精費用 32.61 万～51.86 万円

タイミング療法 ……… ●
人工授精 ……………… ●
人工授精 (AID) ……… ×
体外受精 ……………… ●
顕微授精 ……………… ●
凍結保存 ……………… ●
調節卵巣刺激法 ……… ●
自然・低刺激周期法 … ●
漢方薬の扱い ………… ●
男性不妊　●連携施設あり
不育症 ………………… ●
着床不全 ……………… ●
卵管鏡下卵管形成術 (FT)… ●
腹腔鏡検査 …………… ×
子宮鏡検査 …………… ●
勉強会・説明会 ……… ●
治療費の公開 ………… ●
カウンセリング ……… ○
運動指導 ……………… ○
食事指導 ……………… ○
妊婦健診………○ 8 週まで
2 人目不妊通院配慮 … ○
女性医師がいる ……… ○

兵庫県

❖ 神戸元町 夢クリニック

神戸市　since 2008.11

Tel.078-325-2121　神戸市中央区明石町 44 神戸御幸ビル 3F

医師 6 名 培養士 12 名
心理士 0 名

診療日	月	火	水	木	金	土	日	祝祭日
am	●	●	●	●	●	●	●	●
pm	●	●	●	●	●	-	▲	-

予約受付時間	8	9	10	11	12	13	14	15	16	17	18	19	20	21	時

▲男性不妊外来 第 2・4 日曜は 15:00～17:00

料金目安
HP を参照
https://www.yumeclinic.or.jp

タイミング療法 ……… ○
人工授精 ……………… ○
人工授精 (AID) ……… ×
体外受精 ……………… ●
顕微授精 ……………… ●
凍結保存 ……………… ●
調節卵巣刺激法 ……… ×
自然・低刺激周期法 … ●
漢方薬の扱い　紹介施設あり
男性不妊 ……………… ●
不育症 ………………… ○
着床不全 ……………… ●
卵管鏡下卵管形成術 (FT)… ×
腹腔鏡検査 … 紹介施設あり
子宮鏡検査 …………… ×
勉強会・説明会 ……… ●
治療費の公開 ………… ●
カウンセリング ……… ○
運動指導 ……………… ×
食事指導 ……………… ×
妊婦健診………○10 週まで
2 人目不妊通院配慮 … ○
女性医師がいる ……… ○

❖ Koba レディースクリニック

姫路市　since 2003.6

Tel.079-223-4924　姫路市北条口 2-18 宮本ビル 1F

医師 2 名　培養士 4 名
心理士 1 名 (内部)

診療日	月	火	水	木	金	土	日	祝祭日
am	●	●	●	●	●	●	-	-
pm	●	●	-	●	●	-	-	-

予約受付時間	8	9	10	11	12	13	14	15	16	17	18	19	20	21	時

料金目安
初診費用　1,000～3,000円
体外受精費用　30万～35万円
顕微授精費用　35万～40万円

タイミング療法 ……… ○
人工授精 ……………… ○
人工授精 (AID) ……… ×
体外受精 ……………… ●
顕微授精 ……………… ●
凍結保存 ……………… ●
調節卵巣刺激法 ……… ○
自然・低刺激周期法 … ○
漢方薬の扱い ………… ○
男性不妊　●連携施設あり
不育症 ………………… ○
着床不全 ……………… ○
卵管鏡下卵管形成術 (FT)… ×
腹腔鏡検査 … ●他施設で
子宮鏡検査 …………… ○
勉強会・説明会 ……… ●
治療費の公開 ………… ○
カウンセリング ……… ●
運動指導 ……………… ×
食事指導 ……………… ×
妊婦健診 ……8～10週まで
2 人目不妊通院配慮 … ●
女性医師がいる ……… ○

[各項目のチェックについて]　○ … 実施している　● … 常に力を入れて実施している　△ … 検討中である　× … 実施していない

中国・四国地方

徳島県鳴門病院
Tel.088-683-1857　鳴門市撫養町

木下産婦人科内科医院
Tel.0884-23-3600　阿南市学原町

香川県

● 高松市立みんなの病院
Tel.087-813-7171　高松市仏生山町

● 高松赤十字病院
Tel.087-831-7101　高松市番町

● よつばウィメンズクリニック
Tel.087-885-4103　高松市円座町

● 安藤レディースクリニック
Tel.087-815-2833　高松市多肥下町

香川大学医学部附属病院
Tel.087-898-5111　木田郡三木町

回生病院
Tel.0877-46-1011　坂出市室町

● 厚仁病院
Tel.0877-85-5353　丸亀市通町

● 四国こどもとおとなの医療センター
Tel.0877-62-1000　善通寺市仙遊町

谷病院
Tel.0877-63-5800　善通寺市原田町

高瀬第一医院
Tel.0875-72-3850　三豊市高瀬町

愛媛県

● 梅岡レディースクリニック
Tel.089-943-2421　松山市竹原町

● 矢野産婦人科
Tel.089-921-6507　松山市昭和町

● 福井ウイメンズクリニック
Tel.089-969-0088　松山市星岡町

● つばきウイメンズクリニック
Tel.089-905-1122　松山市北土居

● ハートレディースクリニック
Tel.089-955-0082　東温市野田

● 愛媛大学医学部附属病院
Tel.089-964-5111　東温市志津川

● こにしクリニック
Tel.0897-33-1135　新居浜市庄内町

● 愛媛労災病院
Tel.0897-33-6191　新居浜市南小松原町

サカタ産婦人科
Tel.0897-55-1103　西条市下島山甲

県立今治病院
Tel.0898-32-7111　今治市石井町

高知県

愛宕病院
Tel.088-823-3301　高知市愛宕町

● レディスクリニックコスモス
Tel.088-861-6700　高知市杉井流

● 高知医療センター
Tel.088-837-3000　高知市池

小林レディスクリニック
Tel.088-805-1777　高知市竹島町

北村産婦人科
Tel.0887-56-1013　香南市野市町

● 高知大学医学部附属病院
Tel.088-886-5811　南国市岡豊町

広島県

まつなが産婦人科
Tel.084-923-0145　福山市三吉町

● 幸の鳥レディスクリニック
Tel.084-940-1717　福山市春日町

● よしだレディースクリニック内科・小児科
Tel.084-954-0341　福山市新涯町

● 広島中央通り　香月産婦人科
Tel.082-546-2555　広島市中区

● 絹谷産婦人科
Tel.082-247-6399　広島市中区

● 広島 HART クリニック
Tel.082-567-3866　広島市南区

● IVF クリニックひろしま
Tel.082-264-1131　広島市南区

● 県立広島病院
Tel.082-254-1818　広島市南区

● 香月産婦人科
Tel.082-272-5588　広島市西区

藤東クリニック
Tel.082-284-2410　安芸郡府中町

● 笠岡レディースクリニック
Tel.0823-23-2828　呉市西中央

松田医院
Tel.0824-28-0019　東広島市八本松町

山口県

周東総合病院
Tel.0820-22-3456　柳井市古開作

● 山下ウイメンズクリニック
Tel.0833-48-0211　下松市瑞穂町

● 徳山中央病院
Tel.0834-28-4411　周南市孝田町

● 山口県立総合医療センター
Tel.0835-22-4411　防府市大崎

● 関門医療センター
Tel.083-241-1199　下関市長府外浦町

● 済生会下関総合病院
Tel.083-262-2300　下関市安岡町

総合病院山口赤十字病院
Tel.083-923-0111　山口市八幡馬場

● 新山口こうのとりクリニック
Tel.083-902-8585　山口市小郡花園町

● 山口大学医学部附属病院
Tel.0836-22-2522　宇部市南小串

なかむらレディースクリニック
Tel.0838-22-1557　萩市熊谷町

都志見病院
Tel.0838-22-2811　萩市江向

徳島県

● 蕙愛レディースクリニック
Tel.0886-53-1201　徳島市佐古三番町

● 徳島大学病院
Tel.088-631-3111　徳島市蔵本町

春名産婦人科
Tel.088-652-2538　徳島市南二軒屋町

徳島市民病院
Tel.088-622-5121　徳島市北常三島町

● 中山産婦人科
Tel.0886-92-0333　板野郡藍住町

鳥取県

● タグチ IVF レディースクリニック
Tel.0857-39-2121　鳥取市覚寺区

● 鳥取県立中央病院
Tel.0857-26-2271　鳥取市江津区

● ミオ　ファティリティクリニック
Tel.0859-35-5211　米子市車尾南区

● 鳥取大学医学部附属病院
Tel.0859-33-1111　米子市西町区

● 彦名レディスライフクリニック
Tel.0859-29-0159　米子市彦名町区

島根県

● 内田クリニック
Tel.0852-55-2889　松江市浜乃木区

● 八重垣レディースクリニック
Tel.0852-52-7790　松江市東出雲町

家族・絆の吉岡医院
Tel.0854-22-2065　安来市安来町

● 島根大学医学部附属病院
Tel.0853-20-2389　出雲市塩冶町

島根県立中央病院
Tel.0853-22-5111　出雲市姫原

大田市立病院
Tel.0854-82-0330　大田市大田町

岡山県

くにかたウィメンズクリニック
Tel.086-255-0080　岡山市北区

● 岡山大学病院
Tel.086-223-7151　岡山市北区

● 名越産婦人科リプロダクションセンター
Tel.086-293-0553　岡山市北区

● 岡山二人クリニック
Tel.086-256-7717　岡山市北区

さくらクリニック
Tel.086-241-8188　岡山市南区

● 三宅医院生殖医療センター
Tel.086-282-5100　岡山市南区

● 岡南産婦人科医院
Tel.086-264-3366　岡山市南区

● ペリネイト母と子の病院
Tel.086-276-8811　岡山市中区

● 赤堀クリニック
Tel.0868-24-1212　津山市椿高下

石井医院
Tel.0868-24-4333　津山市沼

● 倉敷中央病院
Tel.086-422-0210　倉敷市美和

● 倉敷成人病センター
Tel.086-422-2111　倉敷市白楽町

落合病院
Tel.0867-52-1133　真庭市落合垂水

四国地方 / ピックアップ クリニック

高知県

❖ レディスクリニックコスモス

高知市

since 2001.1

Tel.088-861-6700　高知市杉井流 6-27

医師 3 名　培養士 4 名
心理士 0 名

診療日	月	火	水	木	金	土	日	祝祭日
am	●	●	●	●	●	●	-	-
pm	●	●	-	●	●	●	-	-

予約受付時間　8　9　10　11　12　13　14　15　16　17　18　19　20　21 時

料金目安

初診費用　－
体外受精費用　30 万～40 万円
顕微授精費用　40 万～50万円

タイミング療法 ……… ○
人工授精 ……………… ○
人工授精 (AID) ……… ×
体外受精 ……………… ●
顕微授精 ……………… ●
凍結保存 ……………… ○
調節卵巣刺激法 ……… ●
自然・低刺激周期法 … ○
漢方薬の扱い ………… ○
男性不妊 ……………… ○
不育症 ………………… ○
着床不全 ……………… ○
卵管鏡下卵管形成術 (FT)… ×
腹腔鏡検査 …………… ×
子宮鏡検査 …………… ○
勉強会・説明会 ……… ○
治療費の公開 ………… ○
カウンセリング ……… ○
運動指導 ……………… ×
食事指導 ……………… ○
妊婦健診 ……………… ×
2 人目不妊通院配慮 … ○
女性医師がいる ……… ○

[各項目のチェックについて]　○ … 実施している　● … 常に力を入れて実施している　△ … 検討中である　× … 実施していない

九州・沖縄地方

宮崎県

- ● 古賀総合病院　Tel.0985-39-8888　宮崎市池内町
- ● ゆげレディスクリニック　Tel.0985-77-8288　宮崎市橘通東
- ● ART レディスクリニックやまうち　Tel.0985-32-0511　宮崎市高千穂通
- ● 渡辺病院　Tel.0982-57-1011　日向市大字平岩
- ● 野田産婦人科医院　Tel.0986-24-8553　都城市蔵原町
- ● 丸田病院　Tel.0986-23-7060　都城市八幡町
- 宮崎大学医学部附属病院　Tel.0985-85-1510　宮崎市清武町

鹿児島県

- ● 徳永産婦人科　Tel.099-202-0007　鹿児島市田上
- ● あかつき ART クリニック　Tel.099-296-8177　鹿児島市中央町
- 中江産婦人科　Tel.099-255-9528　鹿児島市中央町
- ● 鹿児島大学病院　Tel.099-275-5111　鹿児島市桜ケ丘
- マミィクリニック伊集院　Tel.099-263-1153　鹿児島市中山町
- ● レディースクリニックあいいく　Tel.099-260-8878　鹿児島市小松原
- ● 松田ウイメンズクリニック 不妊生殖医療センター　Tel.099-224-4124　鹿児島市山之口町
- 中村（哲）産婦人科内科　Tel.099-223-2236　鹿児島市樋之口町
- ● 境田医院　Tel.0996-67-2600　出水市米ノ津町
- みつお産婦人科　Tel.0995-44-9339　霧島市隼人町
- ● フィオーレ第一病院　Tel.0995-63-2158　姶良市加治木町
- ● 竹内レディースクリニック附設高度生殖医療センター　Tel.0995-65-2296　姶良市東餅田

沖縄県

- ● ウイメンズクリニック糸数　Tel.098-869-8395　那覇市泊
- ● 友愛医療センター　Tel.098-850-3811　豊見城市与根
- ● 空の森クリニック　Tel.098-998-0011　島尻郡八重瀬町
- Ｎａｏｋｏ女性クリニック　Tel.098-988-9811　浦添市経塚
- ● うえむら病院　リプロ・センター　Tel.098-895-3535　中頭郡中城村
- ● 琉球大学医学部附属病院　Tel.098-895-3331　中頭郡西原町
- ● やびく産婦人科・小児科　Tel.098-936-6789　中頭郡北谷町

● … 体外受精以上の生殖補助医療実施施設

- ● 高木病院　Tel.0944-87-0001　大川市酒見
- ● メディカルキューブ平井外科産婦人科　Tel.0944-54-3228　大牟田市明治町

佐賀県

- ● 谷口眼科婦人科　Tel.0954-23-3170　武雄市武雄町
- ● おおくま産婦人科　Tel.0952-31-6117　佐賀市高木瀬西

長崎県

- ● 岡本ウーマンズクリニック　Tel.095-820-2864　長崎市江戸町
- ● 長崎大学病院　Tel.095-849-7363　長崎市坂本
- ● みやむら女性のクリニック　Tel.095-849-5507　長崎市川口町
- 杉田レディースクリニック　Tel.095-849-3040　長崎市松山町
- まつお産科・婦人科クリニック　Tel.095-845-1721　長崎市石神町
- 山崎医院　Tel.0957-64-1103　島原市湊町
- レディースクリニックしげまつ　Tel.0957-54-9200　大村市古町
- 佐世保共済病院　Tel.0956-22-5136　佐世保市島地町

熊本県

- ● 福田病院　Tel.096-322-2995　熊本市中央区
- ● 熊本大学医学部附属病院　Tel.096-344-2111　熊本市中央区
- ● ソフィアレディースクリニック水道町　Tel.096-322-2996　熊本市中央区
- ● 森川レディースクリニック　Tel.096-381-4115　熊本市中央区
- ● ART 女性クリニック　Tel.096-360-3670　熊本市中央区
- ● 伊井産婦人科病院　Tel.096-364-4003　熊本市中央区
- 下川産婦人科医院　Tel.0968-73-3527　玉名市中
- 熊本労災病院　Tel.0965-33-4151　八代市竹原町
- ● 片岡レディスクリニック　Tel.0965-32-2344　八代市本町
- 愛甲産婦人科麻酔科医院　Tel.0966-22-4020　人吉市駒井田町

大分県

- ● セント・ルカ産婦人科　Tel.097-547-1234　大分市東大道
- ● 大川産婦人科・高砂　Tel.097-532-1135　大分市高砂町
- 別府医療センター　Tel.0977-67-1111　別府市大字内竈
- ● 大分大学医学部附属病院　Tel.097-549-4411　由布市挾間町

福岡県

- 産婦人科麻酔科いわさクリニック　Tel.093-371-1131　北九州市門司区
- ● 石松ウイメンズクリニック　Tel.093-474-6700　北九州市小倉南区
- ● ほりたレディースクリニック　Tel.093-513-4122　北九州市小倉北区
- ● セントマザー産婦人科医院　Tel.093-601-2000　北九州市八幡西区
- ● 齋藤シーサイドレディースクリニック　Tel.093-701-8880　遠賀郡芦屋町
- 野崎ウイメンズクリニック　Tel.092-733-0002　福岡市中央区
- ● 井上　善レディースクリニック　Tel.092-406-5302　福岡市中央区
- ● アイブイエフ詠田クリニック　Tel.092-735-6655　福岡市中央区
- ● 古賀文敏ウイメンズクリニック　Tel.092-738-7711　福岡市中央区
- ● 中央レディスクリニック　Tel.092-736-3355　福岡市中央区
- MR しょうクリニック ＜男性不妊専門＞　Tel.092-739-8688　福岡市中央区
- ● en 婦人科クリニック　Tel.092-791-2533　福岡市中央区
- ガーデンヒルズウィメンズクリニック小笹　Tel.092-521-7500　福岡市中央区
- ● 日浅レディースクリニック　Tel.092-726-6105　福岡市中央区
- さの ウィメンズクリニック　Tel.092-739-1717　福岡市中央区
- ● 浜の町病院　Tel.092-721-0831　福岡市中央区
- ● 蔵本ウイメンズクリニック　Tel.092-482-5558　福岡市博多区
- 原三信病院　Tel.092-291-3434　福岡市博多区
- ● 九州大学病院　Tel.092-641-1151　福岡市東区
- ● 福岡山王病院　Tel.092-832-1100　福岡市早良区
- すみい婦人科クリニック　Tel.092-534-2301　福岡市南区
- ● 婦人科永田おさむクリニック　Tel.092-938-2209　糟屋郡粕屋町
- ● 福岡東医療センター　Tel.092-943-2331　古賀市千鳥
- ● 久留米大学病院　Tel.0942-35-3311　久留米市旭町
- ● いでウィメンズクリニック　Tel.0942-33-1114　久留米市天神町

九州地方 / ピックアップ クリニック

福岡県

❖ アイブイエフ詠田クリニック

福岡市　since 1999.4

Tel.092-735-6655　福岡市中央区天神1-12-1 日之出福岡ビル 6F

医師４名　培養士８名
公認心理師１名

料金目安

初診費用　約5,000円～
体外受精費用　24万円～
顕微授精費用　32万円～

診療日	月	火	水	木	金	土	日	祝祭日
am	●	●	●	●	●	●	-	-
pm	●	●	-	●	-	▲	-	-

受付時間	8	9	10	11	12	13	14	15	16	17	18	19	20	21 時

※完全予約制　▲土曜日は 9:00～15:00

- タイミング療法 ……… △
- 人工授精 ……………… ●
- 人工授精 (AID) ……… ×
- 体外受精 ……………… ●
- 顕微授精 ……………… ●
- 凍結保存 ……………… ●
- 調節卵巣刺激法 ……… ●
- 自然・低刺激周期法 … ●
- 漢方薬の扱い ………… ○
- 男性不妊　●連携施設あり
- 不育症 ………………… ●
- 着床不全 ……………… ●
- 卵管鏡下卵管形成術 (FT)… ×
- 腹腔鏡検査 …………… ×
- 子宮鏡検査 …………… ×
- 勉強会・説明会 ……… ●
- 治療費の公開 ………… ●
- カウンセリング ……… ●
- 運動指導 ……………… ●
- 食事指導 ……………… ○
- 妊婦健診 ………○8週まで
- 2人目不妊通院配慮 … △
- 女性医師がいる ……… ●

[各項目のチェックについて]　○ … 実施している　● … 常に力を入れて実施している　△ … 検討中である　× … 実施していない

特定治療支援事業
問合せ窓口

＜各地区の助成金などの問合せ窓口です＞

都道府県、政令指定都市、中核市

2021 年 11 月現在（注：編集部では定期的に更新作業をしていますが、発行期間中に名称や電話番号に変更が生じることもあります）

北海道・東北地方

北海道	子ども未来推進局 子育て支援課	tel：011-231-4111
札幌市	不妊専門相談センター	tel：011-622-4500
函館市	子ども未来部 母子保健課	tel：0138-32-1533
旭川市	子育て支援部 母子保健課	tel：0166-26-2395
青森県	こどもみらい課 家庭支援グループ	tel：017-734-9303
青森市	保健所 あおもり親子はぐくみプラザ	tel：017-718-2987
岩手県	保健福祉部 子ども子育て支援室	tel：019-629-5456
八戸市	健康部 健康づくり推進課	tel：0178-38-0710
盛岡市	保健所 母子健康課	tel：019-603-8304
宮城県	保健福祉部 子ども・家庭支援課	tel：022-211-2633
仙台市	子供未来局 子供保険福祉課	tel：022-214-8189
秋田県	健康推進課 母子・健康増進班	tel：018-860-1426
秋田市	子ども未来部 子ども健康課	tel：018-883-1172
山形県	子ども家庭課 母子保健担当	tel：023-630-2260
山形市	健康医療部 母子保健課 母子保健第一係	tel：023-647-2280
福島県	こども未来局 子育て支援課	tel：024-521-8205
福島市	こども未来部 こども政策課	tel：024-525-7671
郡山市	子ども部 子ども家庭支援課	tel：024-924-3691
いわき市	子ども家庭課 母子保健係	tel：0246-27-8597

関東地方

茨城県	少子化対策課・母子保健グループ	tel：029-301-3257
水戸市	水戸市保健センター	tel：029-243-7311
栃木県	こども政策課	tel：028-623-3064
宇都宮市	子ども家庭課 子ども給付グループ	tel：028-632-2296
群馬県	生活こども部 児童福祉・青少年課	tel：027-226-2606
前橋市	前橋保健センター 子育て支援課	tel：027-220-5704
高崎市	健康課	tel：027-381-6113
埼玉県	保健医療部 健康長寿課 母子保健担当	tel：048-830-3561
さいたま市	保健福祉局 保健所 地域保健支援課	tel：048-840-2218
川越市	保健医療部 総合保健センター 健康管理課	tel：049-229-4124
川口市	保健所地域保健センター母子保健係	tel：048-256-2022
越谷市	保健所 感染症保健対策課	tel：048-973-7531
千葉県	児童家庭課 母子保健担当	tel：043-223-2332
千葉市	健康支援課	tel：043-238-9925
船橋市	保健所 地域保健課	tel：047-409-3274
柏市	保健所 地域保健課	tel：04-7167-1257
東京都	家庭支援課 母子医療助成担当	tel：03-5320-4375
八王子市	健康部 保健対策課	tel：042-645-5162
神奈川県	保健医療部 健康増進課	tel：045-210-4786
横浜市	こども家庭課 親子保健係 治療費助成担当	tel：045-671-3874
川崎市	こども支援部 こども保健福祉課	tel：044-200-2450
相模原市	こども家庭課	tel：042-769-8345
横須賀市	こども健康課	tel：046-824-7141

中部・東海地方

新潟県	福祉保健部 健康づくり支援課	tel：025-280-5197
新潟市	こども未来部 こども家庭課	tel：025-226-1205
富山県	厚生部 健康課	tel：076-444-3226
富山市	こども家庭部 こども健康課	tel：076-443-2248
石川県	健康福祉部 少子化対策監室 子育て支援課	tel：076-225-1424
金沢市	健康政策課	tel：076-220-2233
〃	泉野福祉保健センター	tel：076-242-1131
〃	元町福祉健康センター	tel：076-251-0200
〃	駅西福祉健康センター	tel：076-234-5103
福井県	健康福祉部 子ども家庭課	tel：0776-20-0341
福井市	福井市保健所 保健支援室	tel：0776-33-5185
山梨県	子育て支援局 子育て政策課 母子保健担当	tel：055-223-1425
甲府市	母子保健課	tel：055-237-8950
長野県	健康福祉部 保健疾病対策課	tel：026-235-7141
長野市	健康課	tel：026-226-9963
松本市	松本市保健所 健康づくり課	tel：0263-34-3217
岐阜県	健康福祉部 子ども・女性局 子育て支援課	tel：058-272-1111
岐阜市	岐阜市保健所 子ども支援課	tel：058-214-2146
静岡県	健康福祉部 こども未来局 こども家庭課	tel：054-221-2993
静岡市	子ども未来部 子ども家庭課	tel：054-354-2649
浜松市	健康福祉部 健康増進課	tel：053-453-6117
愛知県	健康福祉部健康対策課 母子保健グループ	tel：052-954-6283
名古屋市	子ども青少年局 子育て支援課	tel：052-972-2629
豊橋市	保健所 こども保健課	tel：0532-39-9160
岡崎市	保健所 健康増進課	tel：0564-23-6084
一宮市	保健総務課　総務企画グループ	tel：0586-52-3851
豊田市	子ども部 子ども家庭課	tel：0565-34-6636
三重県	健康福祉部 こども家庭局 子育て支援課	tel：059-224-2248

近畿地方

滋賀県	健康医療福祉部 健康寿命推進課	tel：077-528-3653
大津市	大津市総合保健センター 母子保健グループ	tel：077-528-2748
京都府	健康福祉部 こども青少年総合対策室	tel：075-414-4727
京都市	子ども若者未来部 子ども家庭支援課	tel：075-746-7625
大阪府	健康医療部 保健医療室 地域保健課	tel：06-6944-6698
大阪市	子ども青少年局 子育て支援部	tel：06-6208-9966
堺市	子ども青少年育成部 子ども育成課	tel：072-228-7612
豊中市	保健所 母子保健課	tel：06-6858-2800
高槻市	子ども未来部 子ども保健課	tel：072-648-3272
枚方市	保健予防課	tel：072-807-7625
八尾市	健康まちづくり部 保健予防課	tel：072-994-6644
寝屋川市	保険事業室	tel：072-812-2363
東大阪市	保健所 母子保健・感染症課	tel：072-970-5820
吹田市	健康医療部 地域保険課	tel：06-6339-2227
兵庫県	健康福祉部健康局 健康増進課	tel：078-341-7711
神戸市	こども家庭局 家庭支援課	tel：078-322-6513
姫路市	保健所 健康課	tel：0792-89-1641
尼崎市	保健所 健康増進課	tel：06-4869-3033
明石市	福祉局 保健総務課	tel：078-918-5414
西宮市	健康増進課	tel：0798-26-3667
奈良県	健康増進課	tel：0742-27-8661
奈良市	母子保健課	tel：0742-34-1978
和歌山県	健康推進課 母子保健班、各保健所	tel：073-441-2642
和歌山市	和歌山市保健所 地域保健課	tel：073-488-5120

中国・四国地方

鳥取県	子育て・人財局 家庭支援課	tel：0857-26-7687
鳥取市	保健所 健康・子育て推進課 子育て支援係	tel：0857-30-8584
島根県	健康福祉部 健康推進課	tel：0852-22-6130
松江市	子育て部 子育て支援課	tel：0852-55-5326
岡山県	保健福祉部 健康推進課	tel：086-226-7329
岡山市	保健所健康づくり課 母子歯科保健係	tel：086-803-1264
倉敷市	健康づくり課 健康管理係	tel：086-434-9820
呉市	呉市保健所 地域保健課	tel：0823-25-3540
広島県	健康福祉局 子供未来応援課	tel：082-513-3171
広島市	こども家庭支援課	tel：082-504-2623
福山市	福山市保健所 健康推進課	tel：084-928-3421
山口県	こども・子育て応援局 こども政策課	tel：083-933-2947
下関市	保健部　健康推進課	tel：083-231-1447
徳島県	保健福祉部 健康づくり課	tel：088-621-2220
香川県	子ども家庭課	tel：087-832-3285
高松市	健康づくり推進課	tel：087-839-2363
愛媛県	健康衛生局 健康増進課	tel：089-912-2400
松山市	健康づくり推進課	tel：089-911-1870
高知県	子ども福祉政策部 子ども・子育て支援課	tel：088-823-9659
高知市	母子保健課	tel：088-855-7795

九州・沖縄地方

福岡県	保健医療介護部 健康増進課	tel：092-643-3307
北九州市	子ども家庭部 子育て支援課	tel：093-582-2410
福岡市	こども未来局 子ども発達支援課	tel：092-711-4178
〃	各区の保健福祉センター 健康課	
久留米市	子ども未来部子ども子育てサポートセンター	tel：0942-30-9731
佐賀県	健康福祉部 男女参画・こども局 こども家庭課	tel：0952-25-7056
長崎県	こども家庭課	tel：095-895-2442
長崎市	こども健康課	tel：095-829-1255
佐世保市	子ども未来部 子ども保健課	tel：0956-24-1111
熊本県	子ども未来課	tel：096-383-2209
熊本市	健康福祉局 子ども政策課	tel：096-328-2156
大分県	福祉保健部 こども未来課	tel：097-506-2672
大分市	大分市保健所 健康課	tel：097-536-2562
宮崎県	福祉保健部 健康増進課	tel：0985-44-2621
宮崎市	宮崎市保健所 親子保健課	tel：0985-73-8200
鹿児島県	くらし保健福祉部 子育て支援課	tel：099-286-2466
鹿児島市	母子保健課	tel：099-216-1485
沖縄県	保健医療部 地域保健課	tel：098-866-2215
那覇市	那覇市保健所 地域保健課	tel：098-853-7962

全国の不妊専門相談センター一覧

都道府県、指定都市、中核市が設置している不妊専門相談センターでは、不妊に悩む夫婦に対し、不妊に関する医学的・専門的な相談や不妊による心の悩み等について医師・助産師等の専門家が相談に対応したり、診療機関ごとの不妊治療の実施状況などに関する情報提供を行っています。（各センターの受付は祝祭日と年末年始を除きます）

厚生労働省一覧より（2020 年 8 月 1 日現在）

北海道・東北地方

実 施	開設場所	相談方式			電話番号、相談日及び時間など
		電話	面接	メール	
北海道	国立大学法人旭川医科大学	○	○	×	火曜日　11：00 ～ 16：00 電話相談　☎ 0166-68-2568 火曜日　11：00 ～ 16：00 面接相談　※要予約　☎ 0166-68-2568　月～金曜日　10：00 ～ 16：00
札幌市	札幌市不妊専門相談センター	○	○	×	月～金曜日　9：00 ～ 12：15　13：00 ～ 17：00　一般相談：電話・面接　☎ 011-622-4500（専用） 毎月第 1・3 火曜日 / 午後　専門相談：面接相談／医師による相談　※要予約　☎ 011-622-4500 毎月第 2・4 月曜日 / 午後　専門相談：面接相談／不妊カウンセラーによる相談　※要予約　☎ 同上
青森県	弘前大学医学部附属病院 産科婦人科	×	○	○	金曜日　14：00 ～ 16：00　※要予約　☎ 017-734-9303　青森県こどもみらい課 メール相談　http://www.pref.aomori.lg.jp/life/family/funincenter.html
青森市	青森市保健所	×	○	×	月 1 回　産婦人科医師等による面接　※要予約　☎ 017-718-2987　青森市保健所あおもり親子はぐくみプラザ
八戸市	八戸市保健所　健康づくり推進課（八戸市総合保健センター内）	○	○	×	月 1 回指定日　産婦人科医による面接相談　※要予約　☎ 0178-38-0710
岩手県	岩手医科大学附属病院	○	○	×	火・水曜日　14：30 ～ 16：30　電話相談　☎ 019-653-6251 木曜日　14：30 ～ 16：30　面接相談　※要予約　電話相談実施日に受付 ウェブ予約は随時　https://reserva.be/iwatefuninsoudan
宮城県	東北大学病院産婦人科	○	○	×	水曜日　9：00 ～ 10：00 ／ 毎週木曜日　15：00 ～ 17：00　電話相談　☎ 022-728-5225 木曜日　15：00 ～ 17：00　面接相談　※要予約　☎ 022-728-5225
仙台市	東北大学病院産婦人科	○	○	×	水曜日　9：00 ～ 10：00 ／ 毎週木曜日　15：00 ～ 17：00　電話相談　☎ 022-728-5225 毎週木曜日　15：00 ～ 17：00　面接相談　※要予約　☎ 022-728-5225
秋田県	秋田大学医学部附属病院婦人科	○	○	○	毎週水・金曜日　12：00 ～ 14：00　電話相談　☎ 018-884-6234 月～金曜日　9：00 ～ 17：00　☎ 018-884-6666　面接相談予約専用 毎週月曜日と金曜日　14：00 ～ 16：00　治療・費用等 第 1・3 水曜日　14：00 ～ 16：00　心理的な相談 URL：https://common3.pref.akita.lg.jp/kokokara/　メール相談 ホームページ上の専用フォーム使用
山形県	山形大学医学部附属病院産婦人科	○	○	×	月・水・金曜日　9：00 ～ 12：00　面接相談予約受付　☎ 023-628-5571 火・金曜日　15：00 ～ 16：00　電話及び面接相談　☎ 023-628-5571
福島県	専門相談 福島県立医科大学附属病院 生殖医療センター内 一般相談 各保健福祉事務所	○	○	×	毎週木曜日　13：30 ～ 16：30　専門相談　※要予約　予約は以下の各保健福祉事務所で受付 月～金曜日　9：00 ～ 17：00　一般相談 県北保健福祉事務所　☎ 024-535-5615　県中保健福祉事務所　☎ 0248-75-7822 県南保健福祉事務所　☎ 0248-21-0067　会津保健福祉事務所　☎ 0242-27-4550 南会津保健福祉事務所　☎ 0241-62-1700　相双保健福祉事務所　☎ 0244-26-1186
郡山市	郡山市こども総合支援センター	×	○	×	☎ 024-924-3691 奇数月に専門相談日を開設（休止中）　事前予約制　不妊症看護認定看護師等対応

関東地方

茨城県	茨城県三の丸庁舎 茨城県県南生涯学習センター	×	○	○	月～金曜日　9：00 ～ 15：00　※要予約　☎ 029-241-1130 第 1·4 日曜日 14：00 ～ 17：00 ／第 2·3 木曜日 17：30 ～ 20：30　県三の丸庁舎 第 1·3 木曜日 18：00 ～ 21：00 ／第 2·4 日曜日　9：00 ～ 12：00　県南生涯学習センター URL：http://www.ibaog.jp　メール相談 ホームページ上の専用フォーム使用
栃木県	とちぎ男女共同参画センター（パルティ）	○	○	○	火～土曜日及び第 4 日曜日　10：00 ～ 12：30、13：30 ～ 16：00　助産師による電話相談 毎月 1 回　14：00 ～ 16：00　医師による面接相談　※要予約　☎ 028-665-8099 メール相談　funin.fuiku-soudan@air.ocn.ne.jp
群馬県	群馬県不妊・不育専門相談センター （群馬大学医学部附属病院内）	×	○	×	第 2 金曜日、第 4 水曜日　14：00 ～ 16：00 ※要予約 / 月～金曜日　9：00 ～ 16：00　☎ 027 - 220 - 8425
埼玉県	埼玉医科大学総合医療センター	×	○	×	火曜日・金曜日　16：00 ～ 17：30　医師による面接相談　※要予約　☎ 049-228-3674
	一般社団法人埼玉県助産師会	○	×	×	月曜日・金曜日　10：00 ～ 15：00 第 1・3 土曜日　11：00 ～ 15：00、16：00 ～ 19：00　☎ 048-799-3613
さいたま市	さいたま市保健所	○	○	×	月・木・金曜日　10：00 ～ 16：00 月 1 回　10：00 ～ 11：35　カウンセラーによる面接相談　※要予約　☎ 048-840-2233
川越市	埼玉医科大学総合医療センター	×	○	×	火曜日・金曜日　16：00 ～　※要予約　月～金曜日 14：00 ～ 16：30　☎ 049-228-3674
川口市	埼玉医科大学総合医療センター	×	○	×	火・金曜日 16：00 ～ 18：00　※要予約　月～金曜日 14：00 ～ 16：30　☎ 049-228-3674
越谷市	埼玉医科大学総合医療センター	×	○	×	火・金曜日 16：00 ～、16：30 ～、17：00 ～　※要予約　月～金曜日 14：00 ～ 16：30　☎ 049-228-3674

実施	開設場所	相談方式			電話番号、相談日及び時間など
		電話	面接	メール	
千葉県	千葉県不妊・不育オンライン相談	○	○	×	火曜日　10:00 ～ 14:00、木曜日　18:00 ～ 22:00、土曜日　10:00 ～ 14:00（Zoom による音声相談） 第 2・4 日曜日　11：00 ～ 14：45　（1 日 4 組）（Zoom によるビデオ通話）
千葉市	千葉市助産師会（電話相談） 千葉市保健所（健康支援課）（面接相談）	○	○	×	木曜日 15：30 ～ 20：00（最終受付 19：30）　助産師による電話相談　☎ 090-6307-1122 毎月 1 回水曜日（午後）、年 3 回金曜日（夜間）　※要予約　☎ 043 － 238-9925
船橋市	船橋市保健所 地域保健課	○	○	×	医師による面接相談　※要予約　☎ 047-409-3274 助産師による面接・電話相談（要予約）　☎ 047-409-3274
東京都	不妊・不育ホットライン	○	×	×	火曜日　10：00 ～ 16：00　☎ 03-3235-7455
八王子市＊	八王子市保健所＊	○	○	×	月～金曜日　9：00 ～ 16：30　保健師による電話相談　☎ 042-645-5196
神奈川県	神奈川県不妊・不育専門相談センター （神奈川県平塚保健福祉事務所内）	○	○	×	毎月 2 ～ 3 回　9：00 ～ 11：30　助産師による電話相談　☎ 0463-34-6717 毎月 2 ～ 3 回　14：00 ～ 16：00　医師・臨床心理士等面接相談 ※要予約　☎ 045-210-4786 神奈川県健康増進課　8：30 ～ 17：15(来所または Zoom)
横浜市	横浜市立大学附属市民総合医療センター	×	○	×	月 2 ～ 3 回　第 1 水曜日（奇数月）、第 2 水曜日、第 4 水曜日　16：00 ～ 17：00　※要予約 ☎（予約）045-671-3874 月～金曜日 8:45 ～ 17:00（こども青少年局こども家庭課親子保健係） 第 3 水曜日　年 4 回　16：30 ～ 17：00　男性不妊専門相談日あり
川崎市	川崎市ナーシングセンター （川崎市不妊・不育専門相談センター）	×	○	×	毎月 1 回 土曜日　9：30 ～ 11：30　専門医師や不妊症看護認定看護師による面接相談 ☎（予約）：044-711-3995　9：30 ～ 16：30 月～金曜日
相模原市	妊活サポート相談（不妊·不育専門相談）	○	○	×	月 1 回　9：00 ～ 11：30　電話相談　☎ 042-769-8345（相模原市こども家庭課、面接予約兼用） 月 1 回　13：00 ～ 15：30　※要予約　☎ 042-769-8345
横須賀市	横須賀市不妊・不育専門相談センター （こども健康課内）	○	○	○	月～金曜日　8：30 ～ 17：00　電話相談　☎ 046-822-9818 月 1 回程度　医師による面接相談　※要予約 メール相談：chaw-cfr@city.yokosuka.kanagawa.jp

中部・東海地方

新潟県	新潟大学医歯学総合病院	○	○	○	火曜日　15：00 ～ 17：00　電話相談　面接相談　※要予約 平日 10：00 ～ 16：00　☎ 025-225-2184 メール相談：sodan@med.niigata-u.ac.jp
富山県	富山県不妊専門相談センター	○	○	×	火、木、土曜日　9：00 ～ 13：00　水、金曜日　14：00 ～ 18：00　電話相談　☎ 076-482-3033 火、木、土曜日 14：00 ～ 18：00　水、金曜日　9：00 ～ 13：00　面接相談　※要予約
石川県	石川県不妊相談センター	○	○	○	月～土曜日　9：30 ～ 12：30　火曜日　18：00 ～ 21：00　助産師による（電話・面接・メール） 年 4 回　14：00 ～ 16：00　＜泌尿器科医師による男性不妊専門 面接相談＞ ※面接要予約　☎ 076-237-1871　メール相談：funin@pref.ishikawa.lg.jp
福井県＊	福井県看護協会＊	○	○	×	月・水曜日　13：30 ～ 16：00　電話相談　☎ 0776-54-0080 水曜日　16：00 ～ 17：00、毎月第 2 火　15：00 ～ 16：00　医師による面接相談　※要予約 水曜日　13：30 ～ 16：00　助産師による面接相談　※要予約
山梨県	山梨県福祉プラザ 3 階　ルピナス	○	○	○	水曜日　15：00 ～ 17：00　保健師による電話相談　☎ 055-254-2001 第 2、第 4 水曜日　15：00 ～ 17：00　専門医師、心理カウンセラーによる面接相談　※要予約 メール相談：kosodate@pref.yamanashi.lg.jp
長野県	長野県看護協会会館 ((公社) 長野県看護協会内)	○	○	○	火・木曜日　10：00 ～ 16：00　毎月第 3 土曜日　13：00 ～ 16：00　電話相談　☎ 026-226-9963 ／不妊相談コーディネーターによる面接相談　※要予約 / 電話相談日 第 4 木曜日　13：30 ～ 16：00　産婦人科医師による面接相談　※要予約 / 電話相談日 メール相談：funin@nursen.or.jp
長野市	長野市保健所	○	○	×	平日 8：30 ～ 17：00　保健師による電話相談　☎ 026-226-9963 毎月第 3 水曜日　13：00 ～ 16：00　不妊カウンセラーによる面接相談　※要予約
岐阜県	岐阜県健康科学センター内	○	○	○	月・金曜日　10：00 ～ 12：00　13：00 ～ 16：00　電話相談　☎ 058-389-8258　※面接要予約 メール相談：c11223a@pref.gifu.lg.jp
静岡県	静岡県不妊・不育専門相談センター （一般社団法人静岡県助産師会内）	○	○	×	火曜日　10：00 ～ 19：00　木・土曜日　10：00 ～ 15：00　☎ 080-3636-3229 年 3 回（開設日は電話でお問い合わせください）　医師による面接相談　※要予約 問い合わせ先：静岡県庁こども家庭課　☎ 054-221-3309
浜松市	健康増進課	×	○	×	開催日等詳細はお問合せください　医師による面接相談　※要予約 ☎ 053-453-6188　はままつ女性の健康相談　月～金曜日　13：00 ～ 16：00
愛知県	名古屋大学医学部附属病院	○	○	○	月曜日 10：00 ～ 14：00　木曜日 10：00 ～ 13：00、第 3 水曜日 18：00 ～ 21：00 電話相談　☎ 052-741-7830 火曜日 16：00 ～ 17：30　医師による面接相談　※要予約 第 1・3 月曜日 14：30 ～ 15：30、第 2・4 木曜日 13：30 ～ 14：30 カウンセラーによる面接相談　※要予約 メール相談：http://www.med.nagoya-u.ac.jp/obgy/afsc/aichi/
名古屋市	名古屋市立大学病院内	○	×	×	火曜日　12：00 ～ 15：00　金曜日　9：00 ～ 12：00　☎ 052-851-4874
豊田市	豊田市役所	×	○	×	広報とよた・市ホームページに日時を掲載　不妊症看護認定看護師による面接相談　☎ 0565-34-6636
豊橋市	豊橋市不妊・不育専門相談センター （豊橋市保健所こども保健課内）	○	○	×	月～金曜日　8：30 ～ 17：15　予約不要、随時相談可　☎ 0532-39-9160
岡崎市	岡崎市保健所	×	○	×	毎月第 4 金曜日の午後　※ 2 日前までの事前予約必要　☎ 0564-23-6084
三重県	三重県不妊専門相談センター （三重県立看護大学内）	○	○	×	相談専用ダイヤル　☎ 059-211-0041 火曜日 10：00 ～ 16：00（第 3 火曜日のみ 10:00 ～ 20:00）　電話相談　☎ 059-211-0041 火曜日　面接相談　※要予約

＊は国庫補助を受けず、自治体単独で実施している事業　※相談日及び時間は変更することがあります

近畿地方

実施	開設場所	相談方式			電話番号、相談日及び時間など
		電話	面接	メール	
滋賀県	滋賀県不妊専門相談センター （滋賀医科大学附属病院内）	○	○	○	月～金曜日　9：00～16：00 電話相談　☎ 077-548-9083 毎週水曜日　15：00～　面接相談　※要予約 メール相談フォーム：http://www.sumsog.jp/consulting-a-doctor/advice-for-sterility
大津市	大津市総合保健センター内	○	○	×	平日 10：00～16：00　☎ 077-528-2748　※要予約
京都府	きょうと子育てピアサポートセンター	○	○	×	妊娠出産・不妊ほっとメール 月～金曜日　9：15～13：15、14：00～16：00 ☎ 075-692-3449 電話相談 予約不要 / 面接相談 要予約 仕事と不妊治療の両立支援コール 月～金曜日　9：00～21：00 ☎ 075-692-3467（ホームページから要予約） 毎月 第1金曜日 9：15～13：15 は予約不要 / 面接相談 要予約
京都市	京都府助産師会（京都府助産師会館）	×	○	×	助産師による面接相談・交流会　要予約　受付　☎ 075-841-1521（月～金曜日 10：00～15：00） 相談日　第1木曜日・第3土曜日　14：00～16：00（7、9、12、3月は第1木曜日のみ） 交流会　7、9、12、3月の第3土曜日　14：00～16：00
大阪府 大阪市	おおさか不妊専門相談センター （ドーンセンター）	○	○	×	☎ 06-6910-8655（電話相談専用）　☎ 06-6910-1310（面接相談予約電話） 電話相談　第1・3水曜日 10：00～19：00　第2・4水曜日 10：00～16：00　第1～4金曜日 10：00～16：00　第4土曜日 13：00～16：00　（第5水曜日、第5金曜日、平日の祝日は除く） 面接相談　第4土曜日 14：00～17：00（30分/4組）　※要予約　火～金曜日 13：30～18：00　18：45～21：00、土・日曜日　9：30～13：00　13：45～18：00
堺市	堺市役所等	×	○	×	助産師・不妊カウンセラーによる面接相談　（要予約）各保健センター受付 相談日時　月1回（第4木曜日）13：00～16：00（相談時間 45 分間）　日時変更されることもあり
兵庫県	兵庫県立男女共同参画センター （神戸クリスタルタワー7階）	○	○	×	不妊・不育専門相談 電話相談　☎ 078-360-1388　第1、3土曜日 10：00～16：00 助産師（不妊症看護認定看護師） 面接相談（完全予約制予約専用　☎ 078-362-3250） 第2土曜日 14：00～17：00 助産師（不妊症看護認定看護師） 第4水曜日 14：00～17：00 産婦人科医師
	兵庫医科大学病院内	×	○	×	不妊・不育専門相談　面接相談（完全予約制 ☎ 078-362-3250） 第1火曜日 14：00～15：00　産婦人科医師
	男性不妊専門相談：神戸市内	○	○	×	男性不妊専門相談　☎ 078-360-1388 第1、3土曜日 10：00～16：00 助産師（不妊症看護認定看護師） 面接相談（完全予約制）予約専用　☎ 078-362-3250 第1水曜日 15:00～17:00 泌尿器科医師　第2土曜日 14:00～17:00 助産師（不妊症看護認定看護師）
西宮市＊	西宮市保健所＊	○	×	×	月～金曜日 9：00～17：30　☎ 0798-26-3667
明石市	あかし保健所	×	○	×	毎月第4水曜日 13：30～16：30（一人1時間まで）予約受付　☎ 078-918-5414（保健総務課） （広報あかしに日時を掲載）市の委託保健師による面接相談（不育症相談窓口を兼ねる）
奈良県	奈良県医師会館内	○	○	×	金曜日 13:00～16:00　電話相談（助産師）　☎ 0744-22-0311 毎月第2金曜日 13:00～16:00　面接相談（産婦人科医師）要予約
和歌山県	県内3保健所（岩出、湯浅、田辺）	○	○	○	相談受付（予約兼用）岩出 ☎ 0736-61-0049　湯浅 ☎ 0737-64-1294　田辺 ☎ 0739-26-7952 電話相談　月～金曜日 9：00～17：45（保健師）　面接相談　（医師）要予約 メール相談：e0412004@pref.wakayama.lg.jp
和歌山市＊	和歌山市保健所 地域保健課＊	○	○	×	月～金　8：30～17：15　☎ 073-488-5120　保健師による電話相談 医師による面接相談（予約制）　毎月第1水曜日 13：00～15：15

中国地方

鳥取県	鳥取県東部不妊専門相談センター はぐてらす （鳥取県立中央病院内）	○	○	○	火・金・土曜日 8：30～17：00　☎ 0857-26-2271 水・木曜日 13：00～17：00（メール・電話のみ）　※面接要予約 メール相談：funinsoudan@pref.tottori.lg.jp　FAX 相談：0857-29-3227
	鳥取県西部不妊専門相談センター はぐてらす （イオンモール日吉津店内）	○	○	○	10：00～19：00（年末年始を除き年中無休）☎ 0120-0874-15 メール相談：info@hug-terrace.com ZOOM による遠隔相談も行っています。（要予約）
島根県	島根県立中央病院	○	○	○	月～金曜日　15：00～17：00　電話相談　☎ 0853-21-3584 医師による面接　※要予約　☎ 0853-21-3584 メール相談：funinshimane@spch.izumo.shimane.jp
岡山県	岡山大学病院	○	○	○	月・水・金曜日 13：00～17：00 毎月 第1土・日曜日 10：00～13：00　電話／面接　※面接相談は要予約　☎ 086-235-6542 メール相談：funin@okayama-u.ac.jp
広島県	広島県不妊専門相談センター	○	○	○	月・木・土曜日　10：00～12：30　火・水・金曜日 15：00～17：30　☎ 082-870-5445 金曜日　15：00～17：00　助産師による面接相談　※要予約 心理士による面接相談　※要予約 予約申込・詳細は：https://www.pref.hiroshima.lg.jp/soshiki/248/funinsenmonsoudan.html ※ FAX 相談・メール相談／原則1週間以内に返信
山口県	山口県立総合医療センター	○	○	○	9：30～16：00　保健師又は助産師　電話相談　☎ 0835-22-8803 第1・第3月曜日　14：00～16：00　臨床心理士による面接相談　☎ 0835-22-8803 産婦人科医師による面接相談　※要予約　☎ 0835-22-8803 メール相談：nayam119@ymghp.jp
下関市	下関市役所	○	○	×	産婦人科医師・泌尿器科医師・臨床心理士による専門相談　※要予約 詳細は、URL：　http://www.city.shimonoseki.lg.jp/www/contents/1133251371142/index_k.html 保健師による一般相談　☎ 083-231-1447 下関市保健部健康推進課

＊は国庫補助を受けず、自治体単独で実施している事業　　※相談日及び時間は変更することがあります

四国地方

実 施	開設場所	相談方式			電話番号、相談日及び時間など
		電話	面接	メール	
徳島県	徳島県不妊・不育相談室	×	○	×	月・金曜日 15：00 ～ 17：00 ※要予約　火曜　9：30 ～ 12：00　月曜日、木曜日　13：30 ～ 17：00　☎ 088-633-7227
香川県	不妊・不育症相談センター	○	○	○	専用ダイヤル　☎ 087-816-1085（相談と予約） 月～金曜日　10：00 ～ 16：00　電話相談 月 1 ～ 2 回　専門医による面接相談　※要予約 月 2 回　13：30 ～ 16：00　心理カウンセラーによる面接相談　※要予約 メール相談：サイト内フォームより　https://www.pref.kagawa.lg.jp/kosodate/baby/index.html
愛媛県	愛媛県心と体の健康センター	○	○	×	水曜日　13：00 ～ 16：00　電話相談　☎ 089-927-7117 月 1 回　面接相談　※要予約 / 毎週水曜日 13：00 ～ 16：00　☎ 089-927-7117
	休日不妊相談ダイヤル＊ （愛媛助産師会）	○	×	×	土曜日　13：00 ～ 17：00　☎ 080-4359-8187（2020 年 7 月～ 2021 年 3 月まで実施）
松山市	松山市保健所　健康づくり推進課	○	○	×	平日 8：30 ～ 17：15　☎ 089-911-1870
高知県	高知県・高知市病院企業団立高知医療センター内 「ここから相談室」	○	○	×	水曜日、毎月第 3 土曜日　9：00 ～ 12：00　電話相談　☎ 088-837-3704 毎月第 1 水曜日 13：00 ～ 16：20　面接相談　※要予約 / 水曜日、毎月第 3 土曜日　9：00 ～ 12：00 2021 年度 10 月・1 月に男性不妊専門相談　※要予約　水曜日、毎月第 3 土曜日　9：00 ～ 12：00 予約専用アドレス：kokokara@khsc.or.jp

九州・沖縄地方

福岡県	県内３保健福祉環境事務所 （宗像・遠賀、嘉穂・鞍手、北筑後）	○	○	×	月～金曜日　9：00 ～ 17：00　電話相談　※面接相談は要予約 宗像・遠賀保健福祉環境事務所　☎ 0940-37-4070 …… 第 3 金曜日 13：00 ～ 16：00 嘉穂・鞍手保健福祉環境事務所　☎ 0948-29-0277 …… 第 1 水曜日 13：30 ～ 16：30 北筑後保健福祉環境事務所　☎ 0946-22-4211 ………… 偶数月の第 3 金曜日 13：30 ～ 16：30
北九州市	小倉北区役所健康相談コーナー内	○	○	×	月～金曜日　9：00 ～ 12：00　13：00 ～ 17：00　電話相談・助産師による面接相談　☎ 093-571-2305 月 1 回　医師による面接相談　※要予約
福岡市	福岡市不妊専門相談センター	○	○	×	月、火、木曜日　10：00 ～ 18：00　水、金曜日　13：00 ～ 19：00 第 2・4 土曜日　13：00 ～ 17：00　不妊カウンセラーによる面接相談　※要予約　☎ 080-3986-8872
	各区保健福祉センター健康課				助産師による面接相談　※要予約　☎ 各区保健福祉センター健康課
佐賀県	佐賀中部保健福祉事務所（専門相談）	○	○	×	月～金曜日　9：00 ～ 17：00　☎ 0952-33-2298 第 3 水曜日　15：00 ～ 17：00　専門医・カウンセラー面接相談　※要予約 月～金曜日　9：00 ～ 17：00　保健師面接相談
	各保健福祉事務所（一般相談）				月～金曜日　9：00 ～ 17：00　電話 / 面接相談　（面接相談は要事前連絡） 鳥栖　☎ 0942-83-2172　伊万里　☎ 0955-23-2102　唐津　☎ 0955-73-4228　杵藤　☎ 0954-23-3174
長崎県	各保健所	○	○	×	月曜日～金曜日　9：00 ～ 17：45　電話／面接相談 西彼保健所 ☎ 095-856-5159　県央保健所 ☎ 0957-26-3306 県南保健所 ☎ 0957-62-3289　県北保健所 ☎ 0950-57-3933 五島保健所 ☎ 0959-72-3125　上五島保健所 ☎ 0959-42-1121 壱岐保健所 ☎ 0920-47-0260　対馬保健所 ☎ 0920-52-0166
熊本県	熊本県女性相談センター	○	○	×	月～土曜日　9：00 ～ 20：00　電話相談　☎ 096-381-4340 第 4 金曜　14：00 ～ 16：00　産婦人科医師による面接相談　※要予約　☎ 096-381-4340
大分県	大分県不妊専門相談センター （大分大学医学部附属病院）	○	○	○	☎ 097-586-6368（直通）　☎ 080-1542-3268（携帯） 火曜日～土曜日　10：00 ～ 16：00　電話相談 随時　不妊カウンセラー（専任助産師）による面接相談 週 1 回　医師による面接相談 月 2 ～ 3 回　臨床心理士による面接相談 月 2 回　胚培養士による面接相談　※面接相談は要予約 メール相談：hopeful@oita-u.ac.jp
宮崎県	宮崎県中央保健所	○	○	×	月～金曜日　9：30 ～ 15：30　☎ 0985-22-1018（専用）　※面接は要予約
	宮崎県都城保健所 宮崎県延岡保健所	×	○	×	都城保健所　9：30 ～ 15：30　☎ 0986-23-4504　※要予約 延岡保健所　9：30 ～ 15：30　☎ 0982-33-5373　※要予約
鹿児島県	鹿児島大学病院（専門相談）	○	×	○	月・金曜日　15：00 ～ 17：00　電話相談　☎ 099-275-6839 メール相談：funin@pref.kagoshima.lg.jp
	各保健所（一般相談）	○	○	×	月～金曜日　8：30 ～ 17：15　電話相談／面接相談 指宿保健所 ☎ 0993-23-3854　志布志保健所 ☎ 099-472-1021　加世田保健所 ☎ 0993-53-2315 鹿屋保健所 ☎ 0994-52-2105　伊集院保健所 ☎ 099-273-2332　西之表保健所 ☎ 0997-22-0012 川薩保健所 ☎ 0996-23-3165　屋久島保健所 ☎ 0997-46-2024　出水保健所 ☎ 0996-62-1636 名瀬保健所 ☎ 0997-52-5411　大口保健所 ☎ 0995-23-5103　徳之島保健所 ☎ 0997-82-0149 姶良保健所 ☎ 0995-44-7953
鹿児島市	鹿児島県助産師会 （鹿児島中央助産院）	○	○	○	水曜日　10：00 ～ 17：00　☎ 099-210-7559　※面接相談は要予約 メール相談：so-dan@k-midwife.or.jp
沖縄県	沖縄県看護研修センター内	○	○	○	水・木・金曜日　13：30 ～ 16：30　電話相談　☎ 098-888-1176（直通） 月 1 ～ 2 回　14：00 ～ 17：00　面接相談　☎ 098-888-1176（直通）　※要予約 メール相談：woman.h@oki-kango.or.jp

〔 編集後記 〕

「卵と胚と着床」を知ることは、妊娠を望むうえでとても大切なことです。卵子が成熟し、胚が順調に発育し、無事に着床してくれること。体外受精に臨むふたりにとっては、思い通りにいかないことの連続かもしれません。みなさん心配し、祈りながら治療を進めていることでしょう。

かつての私もそうでした。

排卵誘発に祈り、胚培養に祈り、移植に祈り、それでも妊娠判定が陰性になれば、神様はいないんだと嘆いたものです。

けれど、「何か方法があるだろう」「どう選択すべきだったんだろう」「次は、何を先生と話し合えばいいのだろう」と切り替えて、次の治療周期へ臨んだことを思い出します。

今では以前と違い、排卵誘発方法のバリエーションは増え、培養液やインキュベーターも良いものが登場し、着床に関しても新しい検査や治療方法が増えてきました。治療の選択肢が増え、より個別化した治療が受けられるようになり、治療環境は格段に良くなっています。

でも、「赤ちゃんを授かりたい」「ママ＆パパになりたい」と願い治療に臨む人の気持ちは、今も昔も変わらないことでしょう。

そして、その願いを叶えるための第一歩は、基本を知ることだと思っています。

今回は、ふたりが治療を選択するときの参考になるよう、特集では「卵」「胚」「着床」に関する基本的なことを、治療現場の先生方からの記事では専門的なこと、具体的なことをまとめています。

ふたりにとって必要なことから、また疑問や不安に思っていることから読み進めてみてください。

2022 年度からは不妊治療、体外受精に保険が適用される予定です。さらに治療環境が良くなっていくことを願っていますが、ふたりにとって、また医療現場にとって新たな負担を強いることにつながらないものかと心配しています。

私たち編集部の祈りは、さらに治療環境が良くなり、多くのカップルに赤ちゃんが授かることです。この「卵のこと・胚のこと・着床のこと」が少しでもみなさまのお役に立てば幸いです。（松島）

i-wish... ママになりたい

卵のこと・胚のこと・着床のこと

発行日	2021 年 12 月 20 日
発行人	谷高　哲也
構成 & 編集	不妊治療情報センター・funin.info
発行所	株式会社シオン　電話 03-3397-5877 〒 167- 0042 東京都杉並区西荻北 2-3-9 グランピア西荻窪 6 F
発売所	丸善出版株式会社　電話 03-3512-3256 〒 101- 0051 東京都千代田区神田神保町 2-17 神田神保町ビル 6F
印刷・製本	シナノ印刷株式会社

ISBN978-4-903598-80-2

i-wish ママになりたい　次号のご案内

vol.66

不妊治療のヒント

〔 特集 〕

★　不妊治療をこれからはじめるカップルに！

★　すでに不妊治療をはじめているカップルに！

★　治療方法の選択に悩んでいるカップルに！

★　なかなか妊娠しないと焦っているカップルに！

★　日常生活で何かプラスアルファはと探しているカップルに！

これからの治療と妊活を考えるときのヒントを盛りだくさんでお届けします！

〔 不妊治療 最前線 〕

★ ドクター・インタビュー

〔 そのほか 〕

★ ママなり応援レシピ

★ 全国不妊治療施設一覧

★ 不妊相談センター一覧

ほか

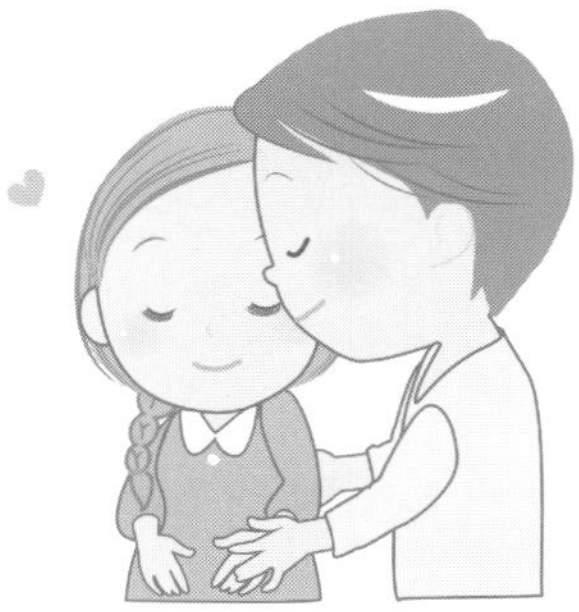

発売予定　　2022 年 3 月

内容は、変更になることがあります。

i-wish ママになりたい は、どこで買えるの？

i-wish ママになりたい は、年に 4 回発行しております。

全国の書店やインターネット書店などでお買い求めいただけます。

★ i-wish ショップ 楽天市場店

https://www.rakuten.co.jp/i-wishshop/

★ i-wish ショップ

http://funin.shop-pro.jp/